EL YOGA CURA

Si este libro le ha interesado y desea que lo mantengamos
informado de nuestras publicaciones, puede escribirnos a
comunicacion@editorialsirio.com,
o bien suscribirse a nuestro boletín de novedades en:
www.editorialsirio.com

Título original: Yoga Cures: Simple Routines to Conquer More Than 50 Common Ailments and
Live Pain-Free
Traducido del inglés por Julia Fernández Treviño
Diseño de portada: Editorial Sirio, S.A.

© de la edición original
2012, Tara Stiles

Publicado en español por acuerdo con Harmony Books, un sello de Crown Publishing Group,
división de Penguin Random House LLV

© de la presente edición
EDITORIAL SIRIO, S.A.

EDITORIAL SIRIO, S.A.	NIRVANA LIBROS S.A. DE C.V.	DISTRIBUCIONES DEL FUTURO
C/ Rosa de los Vientos, 64	Camino a Minas, 501	Paseo Colón 221, piso 6
Pol. Ind. El Viso	Bodega nº 8,	C1063ACC
29006-Málaga	Col. Lomas de Becerra	Buenos Aires
España	Del.: Alvaro Obregón	(Argentina)
	México D.F., 01280	

www.editorialsirio.com
sirio@editorialsirio.com

I.S.B.N.: 978-84-16579-09-9
Depósito Legal: MA-7-2016

Impreso en Imagraf Impresores, S. A.
c/ Nabucco, 14 D - Pol. Alameda
29006 - Málaga

Impreso en España

Puedes seguirnos en Facebook, Twitter, YouTube e Instagram.

Tara Stiles

EL YOGA CURA

editorial 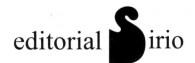irio

Deepak Chopra

El trabajo, la educación de los hijos y el hecho de tener que hacer frente a una economía incierta han provocado que el estrés se haya convertido en una parte «normal» de la vida diaria para la mayoría de las personas. Esto podría explicar por qué tantos norteamericanos (alrededor de 16 millones según los últimos recuentos) han empezado a asistir a clases de yoga o han decidido practicarlo en casa. El yoga puede ofrecer beneficios reales y duraderos a todos aquellos que buscan un remedio de larga duración para la ansiedad y otros trastornos de salud y una mayor sensación de estar conectados consigo mismos, siempre que lo practiquen con asiduidad. Este antiguo sistema conecta la mente y el cuerpo por medio de una serie de posturas, ejercicios respiratorios y meditación. Mediante la práctica del yoga estiramos y tonificamos la musculatura, flexibilizamos la columna vertebral y dirigimos la mente hacia el interior. Esto nos ayuda a reducir el estrés y, en consecuencia, a mejorar el estado general de nuestra salud. El estrés interviene, al menos parcialmente, en muchas enfermedades; a modo de ejemplo diré que algunos estudios demuestran que el estrés crónico duplica el riesgo de sufrir un ataque cardíaco.

La investigación sobre los beneficios que tiene el yoga para la salud está aún en pañales. Sin embargo, estudios piloto realizados recientemente señalan una dirección promisoria. Está demostrado que reduce la tensión sanguínea y el ritmo de los latidos del corazón, lo que puede ayudar a disminuir el riesgo de sufrir un ataque cardíaco. También pueden existir otros beneficios para el corazón: un estudio realizado en 2006 descubrió que el yoga ayuda a bajar los niveles de colesterol y mejora la circulación en personas que padecen trastornos cardiovasculares. Algunos hospitales han incorporado su práctica en sus programas de rehabilitación para pacientes cardíacos.

Aunque las pruebas realizadas demuestran que existen diferencias en cuanto al éxito del yoga para reducir la masa corporal, un estudio concluyó que puede ayudar a perder peso y, por tanto, mejorar el estilo de vida. El estudio informó que las personas que practicaron yoga de forma asidua comenzaron a comer más lentamente y a elegir alimentos más sanos, razón por la cual llegaron a tener menos trastornos alimenticios.

Muchos afirman tener una sensación general de bienestar desde que practican yoga. Las investigaciones demuestran que también puede ayudar a aliviar ciertos dolores específicos, como por ejemplo migrañas, jaquecas, lumbalgias, artritis y dolores de parto. Los investigadores no saben a ciencia cierta cuál es el mecanismo, pero una teoría sostiene que las posturas de yoga funcionan de la misma forma que un masaje. Una postura envía rápidamente la señal de «presión» al cerebro a través de fibras nerviosas mielinizadas (aisladas) y, al mismo tiempo, la señal de «dolor» llega al cerebro más lentamente a través de fibras nerviosas menos mielinizadas. La señal de «presión» cierra la puerta del receptor y bloquea el estímulo «doloroso». Otra teoría afirma que el yoga aumenta la serotonina, que actúa como un analgésico natural del cuerpo.

Aunque es necesario que se realicen más investigaciones en estas áreas, los practicantes de yoga también han comunicado que sufren menos insomnio y tienen mejores digestiones. En particular, las mujeres embarazadas parecen dormir mejor cuando practican yoga; además, tienen menos probabilidades de sufrir tensión alta durante la gestación o dar a luz prematuramente.

El trabajo del yoga incluye la mente y el cuerpo, por lo cual no debe sorprendernos que ayude a paliar la ansiedad y la depresión, especialmente en personas cuya ansiedad se asocia a una enfermedad grave, como puede ser el cáncer. Un estudio piloto sugiere que puede mejorar la depresión al aumentar las ondas cerebrales alfa, asociadas a la relajación. Otra explicación posible es que el yoga reduce la cantidad de cortisol, una hormona que el cuerpo libera en respuesta al estrés. Algunos científicos creen que los niveles altos de cortisol pueden estar relacionados con la depresión y también con trastornos de la función inmunitaria.

Si los beneficios potenciales del yoga para la salud no resultan suficientes para convencerte de que lo pruebes, considera lo siguiente: el yoga puede tonificar tu cuerpo y mejorar tu estado físico, además de favorecer que te muevas con más soltura, especialmente cuando te haces mayor. Un estudio de 2007 sobre Hatha yoga reveló que aumenta la fuerza muscular, la flexibilidad y la resistencia. En la actualidad, muchos deportistas recurren a esta disciplina para que su entrenamiento sea integral.

Es evidente que el yoga no puede curar todas tus dolencias, ni conseguir que tu jefe sea más amable, pero te ayudará a reducir el estrés y a encontrar más fácilmente el camino que debes seguir para sentirte más a gusto con tu vida. Esto representa una enorme diferencia para tu salud general.

Así que... vamos a respirar larga y profundamente para iniciar el mejor camino hacia la salud y la felicidad.

Introducción

El yoga te lleva nuevamente a ti mismo... donde está todo lo bueno.

Cualquier persona puede practicar yoga y aprovechar todos sus beneficios. No necesitas flexionar tu cuerpo como un *pretzel*[1] ni pasar un año entero en silenciosa devoción para beneficiarte de la práctica. Si puedes respirar, puedes hacer yoga. Es así de simple. Si crees conocer el yoga, o nunca lo has probado porque piensas que está demasiado centrado en el «om», es demasiado místico y está lleno de cánticos (traduzco: ¡oh, Dios mío, qué aburrimiento!), deberías echarle un vistazo a este libro. El yoga es algo mejor que todo eso, y también más simple, y tiene un efecto intenso en tu vida y tu salud.

¿Qué necesitas saber para comenzar?

Inhalar. Exhalar. Repetir.

No dejes que nadie te engañe. Es así de sencillo. En cuanto consigas concentrarte en tu respiración, todo lo demás

---

1. N. de la T.: Un *pretzel* es un tipo de galleta o bollo horneado y retorcido en forma de lazo, de origen alemán.

comenzará a desplegarse fácilmente. No hay necesidad de recurrir a un ser sublime para que te conceda lo que necesitas. Tú mismo puedes serlo. Estoy segura de que alguna vez has escuchado la vieja expresión: «A dondequiera que vayas, ahí estás». Es absolutamente cierta. ¡Podemos dedicarnos a hacer del lugar donde nos encontramos un gran lugar!

INSPIRACIÓN ZEN

Imagina tener tu propia habitación personal para respirar, que no deja de aumentar de tamaño cada vez que practicas. Eso es el yoga.

El yoga puede curar tu cuerpo, calmar tu mente y propulsar tu energía hacia los niveles que tenías cuando ibas a preescolar. Y si en este momento levantas una ceja y te preguntas: «¿Será verdad?», sigue leyendo. ¿Por qué no ser una persona descabelladamente feliz con un cuerpo supersano y una mente atenta y relajada? El yoga puede tratar desde la depresión hasta la ansiedad, desde las antiguas lesiones deportivas y el dolor de espalda hasta las alergias, también el síndrome premenstrual e incluso la resaca. Considerando los increíbles beneficios que aporta una práctica asidua, no se me ocurre ninguna razón por la cual alguien podría negarse a probarlo. Y este libro tiene por objeto dar a conocer remedios fáciles, originales y divertidos que el yoga nos ofrece para aliviar o curar malestares comunes.

¿Una cura para el agotamiento? Aquí la encontrarás.

¿Sufres de «afición al sofá» (falta de voluntad para abandonarlo)? Sí, también está aquí.

¿Te sientes como el jorobado de Notre Dame después de pasar una semana en la oficina? ¿Te molesta la espalda, te duelen el cuello y los hombros, te escuecen los ojos? Busca aquí la solución.

¿Sientes la cabeza embotada por pasar mucho tiempo en tu escritorio y tu cerebro está sobreestimulado, estresado y exhausto? Unas pocas posturas sencillas y respirar profundamente pueden ayudarte a mejorar la situación.

Si necesitas ayuda para resolver un pequeño ataque de pánico; si tienes las nalgas flácidas, los hombros caídos, el cuerpo desproporcionado o la barriga prominente; si padeces el síndrome «no llego a tocarme los dedos de los pies», en este libro hay algo para ti. No obstante, *El yoga cura* también incluye a los sospechosos habituales, como la tensión sanguínea alta, los catarros, la gripe, el vértigo, el desequilibrio tiroideo, el síndrome premenstrual, la artritis y muchos más.

Si sientes que has llevado tu energía hasta el límite, deja que estos más de cincuenta remedios y las rutinas asociadas a ellos te liberen del estrés.

AHORA HABLARÉ UN POCO DE MÍ

Siempre he sido una *hippy* un poco salvaje que se siente mucho más cómoda llevando pantalones de deporte y una sudadera con capucha que un sofisticado equipo de yoga. No me gusta decir que soy maestra de yoga porque eso implica una relación maestro-discípulo, y eso me sugiere que necesito una regla y una libreta de notas para darme aires mientras me paseo por la sala. Prefiero decir que me ofrezco como guía para enseñarte a conocer la práctica del yoga, pero no me debes nada. No debes jurarme lealtad ni donarme tu primogénito, ni nada que se le parezca. Solo limitarte a trabajar, a mantenerte sano y feliz, y al final del día serás tu mejor maestro. Eso es más que suficiente para mí; estoy aquí simplemente para sentarme en el asiento del acompañante en tu viaje de retorno a ti mismo.

Mi objetivo es conectarte otra vez con tu propio ser, donde encontrarás toda la intuición que necesitas para alcanzar tu potencial y vivir una vida sana, inspirada, creativa y feliz. Una maestra de yoga me dijo en una ocasión que sería muy útil y positivo para mí conectarme con «el hombre de la calle». Esa afirmación ilustra uno de los principales problemas relacionados con la forma en que ha evolucionado el yoga. La cuestión es que no estamos separados del hombre de la calle; de hecho, todos lo somos.

Siempre he pensado en mí misma como una persona en estrecha interrelación con todos los demás habitantes de este planeta. Yo dependo de ti. Tú dependes de mí. Todos estamos conectados. En esto no hay ningún misterio, se trata simplemente de algo natural. Cuando ignoramos las leyes de la naturaleza, nos desequilibramos. Por el contrario, cuando actuamos en armonía con la naturaleza, nos sentimos conectados y notamos que todo fluye y empieza a encajar y a cobrar sentido. Cuando les damos el poder a los demás, a un maestro de yoga o a quienquiera que sea, dejamos de seguir nuestra intuición y nos apartamos de nosotros mismos. Y eso no es nada bueno.

A lo largo de mi vida he sido una *hippy* que vivía en el campo, bailarina de ballet y modelo de Ford. Más adelante me convertí en usuaria de YouTube, bloguera y propietaria de un estudio de yoga. Y ahora me siento muy afortunada de poder tener a Deepak Chopra como amigo, maestro y alumno. Además, estoy rodeada de muchas personas extraordinarias que están materializando sus sueños. Si yo puedo vivir mi sueño, tú también puedes hacerlo.

Si has tenido la fortuna de que alguien te dijera: «Puedes hacer lo que quieras con tu vida» cuando eras un niño, como adulto posiblemente te relaciones con muchas personas que te animan y te apoyan en todo lo que emprendes. Si no es así, déjame ser esa persona. A lo largo del camino, todos aquellos que te digan que nunca serás capaz de conseguir tus propósitos únicamente tendrán razón si tú lo permites. En última instancia, eres el único que puede detenerte o, por lo contrario, estimularte para realizar tus objetivos, deseos y sueños.

¿Qué tiene que ver todo esto con el yoga y su capacidad para curarnos? Precisamente es aquí donde el yoga entra en juego. Tú haces el trabajo. Tú obtienes los resultados. Cuanto más te comprometes con tus objetivos, más rápido adviertes que el destino final es el proceso. La buena noticia es que tú inicias ese proceso ahí donde estás; de modo que ya te encuentras exactamente donde debes estar.

Solemos pasar gran parte de nuestra vida luchando por adornar y mejorar lo que nos rodea, una casa más grande, un coche más moderno…, y con ese objetivo podemos pasar toda la vida adquiriendo objetos. Pero cuando practicamos yoga dirigimos la atención hacia el interior y recordamos que nuestro primer hogar (nuestro cuerpo y nuestra mente) necesita que lo limpiemos, lo remodelemos, lo renovemos y lo cuidemos para seguir siendo fuerte. Cuando nos ocupamos de nuestro mundo interior, el mundo exterior refleja ese cuidado y, adcmás, creamos una base sólida sobre la que podemos crecer y desarrollarnos. Insisto una vez más en que todo lo que necesitas para tener la vida, la salud y el cuerpo que deseas se encuentra dentro de ti.

SENTIRSE FELIZ, DESCABELLADAMENTE FELIZ

Todos hemos tenido momentos en que nos hemos sentido absolutamente fantásticos; mejor que fantásticos, invencibles. Plenamente felices y vitales. Quizás esa sensación sea ahora un recuerdo lejano de la infancia, o también puede ser que experimentemos ese tipo de sensación tan solo algunas veces, que no sea frecuente ni común. Cuando practicas yoga de forma asidua, esos momentos descabelladamente felices comienzan a producirse más a menudo, hasta que se unen y se convierten en tu propia vida. ¿Crees que estoy prometiendo demasiado? Pues no es así. Todos estamos diseñados para tener un gran potencial y ese diseño se puede mejorar si elegimos un estilo de vida saludable.

El recorrido del nervio vago va desde lo más profundo del tronco cerebral hasta el abdomen. *Vago* deriva del verbo *vagar*, que significa «deambular», «errar». El nervio recorre el cuerpo portando impulsos y abriéndose camino desde el abdomen, por el diafragma, el pecho y el cuello y, pasando por la parte externa de la columna vertebral, se dirige hacia el cerebro. Este nervio se ocupa concretamente de la conexión entre la mente y el cuerpo. La terapia de estimulación del nervio vago se viene aplicando en pacientes epilépticos desde 1997 y utiliza un dispositivo similar a un marcapasos que se implanta en el pecho. Se la considera también un tratamiento para la depresión clínica. Afortunadamente, es un método no invasivo de estimulación que consiste en agilizar la conexión entre la mente y el cuerpo. La respiración Ujjayi del yoga, a menudo llamada respiración de Darth Vader, también estimula el nervio vago que, literalmente, activa señales que te hacen sentir feliz. Cuando respiras profundamente mientras practicas yoga, este nervio intercambia mensajes entre el sistema nervioso central y los órganos principales y se libera la hormona oxitocina, que favorece la relajación y reduce la tensión sanguínea y los niveles de cortisol (estrés crónico). En todo momento contamos con nuestro propio sistema antiestrés, listo para ponerse en marcha. Lo único que tenemos que hacer es respirar.

Cuando llegamos al mundo, estamos llenos de potencial en bruto. A raíz de ahí, nuestro trabajo puede ser negar ese potencial y ocultarnos tras nuestras tensiones y miedos, o luchar por desarrollar nuestra individualidad y perfeccionar nuestros talentos para ver cuáles son nuestras posibilidades en la vida. Creo firmemente que cuando un número suficiente de personas comprenda y experimente el poder transformador y sanador que tiene una práctica asidua de yoga, no solo llegaremos a ser deslumbrantemente sanos, sino también más compasivos con nosotros mismos y con los demás, más alegres, más felices y más vitales.

¿Estás preparado para probarlo?

LOS SIETE GRANDES BENEFICIOS DEL YOGA

Físicos: los movimientos de yoga te modelarán un cuerpo esbelto, fuerte y seguro.

Mentales: las respiraciones profundas devuelven tu mente a su estado natural, es decir, a un estado mental sereno, centrado y agudo.

Psicológicos: el hecho de dirigir la mente hacia el interior ilumina nuestra conducta y nuestras inclinaciones. Los mismos hábitos que tenemos sobre la esterilla de yoga son los que tenemos en la vida real. Cuando nos damos cuenta de ello, somos más libres para elegir. ¿Quién quiero llegar a ser? Cada día nos creamos o recreamos a nosotros mismos. Una práctica asidua te procura claridad mental y te otorga inspiración y coraje para estar en constante expansión y mejorar tu vida.

Neurológicos: cuando tu cerebro se conecta con el yoga, tu sistema neurológico vuelve a equilibrarse y puede guiarte naturalmente hacia un estilo de vida saludable. Nuestro cuerpo está permanentemente preparado para facilitar cada vez más todo lo que emprendamos. Cuando trabajamos para tener una vida sana y equilibrada, llegamos a conseguirlo.

Intuitivos: cuando la mente y el cuerpo están tensos, tu intuición queda enterrada y tu cuerpo se pone en «modo supervivencia». La práctica del yoga abre espacios físicos en el cuerpo, libera tensiones y calma la mente para que tu intuición pueda emerger a la superficie y guiarte.

Creativos: la vena creativa comienza a fluir cuando tu cuerpo y tu mente se van liberando de bloqueos. La creatividad no puede salir a escena cuando hay factores que producen estrés, sea debido a tensiones físicas o a obnubilación mental. Cuando dichos factores desaparecen, ella sale a jugar.

Conectividad: el yoga es la práctica de sentirse conectado. Independientemente de cuáles sean tus ideas sobre la espiritualidad, cuando practicas yoga recuerdas que todos estamos interrelacionados para ayudarnos mutuamente, y que nuestro potencial aumenta cuando somos amables y solidarios con los demás.

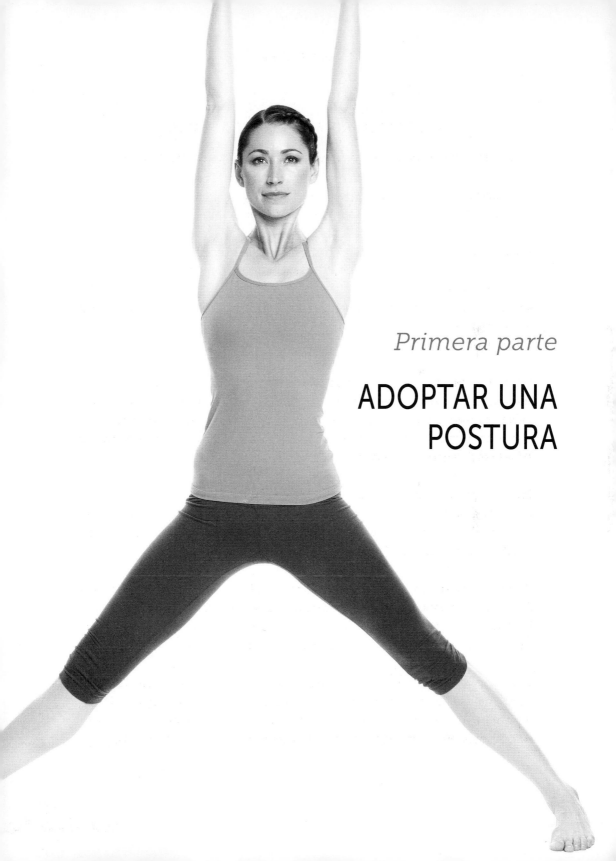

Primera parte

ADOPTAR UNA POSTURA

El yoga está compuesto por una serie de posturas fluidas, diseñadas para curar tu cuerpo y tu mente utilizando la respiración como guía. Las posturas son ricas en movimientos, más allá de que la acción requiera fluir hacia la siguiente postura o respirar mientras mantienes cada una de ellas. Las inhalaciones y exhalaciones profundas y completas dan vida a las posturas y te conectan con tu ser total.

Cuando respiras acompañando el movimiento, todo fluye con facilidad. El cuerpo puede abrirse y estirarse sin resistencia, y la mente se calma y se concentra. Concentrarse en la respiración y tener conciencia del movimiento distingue el poder terapéutico del yoga de otras formas de ejercicio, como son los deportes, la gimnasia y la danza.

El yoga es una meditación en movimiento que une tu parte interior con la exterior. Lo esencial en cualquier estado meditativo es concentrarse en la respiración. Y también en yoga. En el yoga nada es estático ni fijo.

En términos de seguridad y objetivos terapéuticos, es importante tener un enfoque adecuado de la alineación corporal, pero el fin de la práctica no es llevar las cosas hasta el extremo. Si realizas los movimientos acompañándolos con la respiración, el cuerpo te hará saber cuándo está listo para moverse y te sentirás lo suficientemente a gusto como para no forzarlo. Cuando practicas yoga, empiezas respetando las posibilidades de movimiento que tienes en ese momento puntual y pronto comienzas a observar que en cada sesión avanzas un poco más.

INSPIRACIÓN ZEN

No hay ninguna prisa. Tienes toda la vida para practicar, de modo que disfruta de estar donde estás en este momento. Cada vez que practicas yoga eres alguien completamente diferente.

Capítulo 1

¿Qué es el yoga?

No eres una simple gota en el océano, eres
el poderoso océano que hay en la gota.

Rumi

Yoga significa «unión». La palabra sánscrita *yoga* tiene varios significados: «unir», «juntar», «contemplar» y «ser absorbido». Cuando lo practicamos de forma asidua, unificamos la mente, el cuerpo y el espíritu. Nos conectamos con nosotros mismos y somos capaces de relacionarnos más profundamente con otras personas y con el mundo en el que vivimos. Es algo parecido a convocar una reunión con tu ser total para ponerte en contacto contigo mismo.

El yoga es el acto final del estudio de uno mismo. Equivale a zambullirse diariamente en nuestro interior y regresar frescos y revitalizados, preparados para recibir a todo el mundo. El yoga va mucho más allá de los estiramientos. La forma que tienes de habitar tu cuerpo y las sensaciones que vives de él es la forma que tienes de habitar tu mente. Y a la inversa. ¿Qué quiero decir con esto? Si tu mente está tensa, tu cuerpo también lo está, y el efecto dominó puede producirse durante el resto de tu vida. Si tu mente está desequilibrada, tu cuerpo también lo está, y tu vida puede llegar a descontrolarse. Si tu mente está serena, abierta y centrada, tu cuerpo y tu vida lo reflejan y, en consecuencia, se expanden.

El yoga nos enseña a lidiar con la mente para que sea nuestra aliada a lo largo de nuestra vida. De lo contrario, puede desbocarse en muchas direcciones destructivas. Si eres capaz de sujetar esa mente de mono, tu potencial será ilimitado. Los límites se desvanecen y la vida se expande cuanto más practicas.

¿Por qué deberías creerme? No soy la única que habla de los beneficios del yoga. Investigadores de todo el mundo han estudiado el yoga y la meditación y han confirmado lo que ya sabemos todos los que los practicamos: una práctica asidua reduce el estrés, calma la mente, te hace sentir más feliz, reduce el dolor, aumenta la agudeza mental y previene y cura todo tipo de malestares y enfermedades. El yoga es una práctica que nos ayuda a vivir mejor respirando profunda y lentamente, de aliento en aliento.

BREVE HISTORIA DEL YOGA –MUY BREVE

Nadie sabe exactamente cuándo se inició la práctica del yoga; esto parece tener sentido, pues es algo que siempre ha existido y que se encuentra en nuestro interior. Tradicionalmente, el yoga es una práctica dedicada a unirnos con lo Absoluto, considerando que lo Absoluto está dentro de todos nosotros. El yoga unifica el cuerpo, la mente y el espíritu. Es un elemento que todos tenemos, como el agua, el aire y la tierra. En el valle del Indo, al noroeste de la India, se encontraron figuras esculpidas en piedra que representan posturas de yoga; se cree que tienen cinco mil años de antigüedad, o incluso más. Existe la idea equivocada de que el yoga proviene del hinduismo; sin embargo, las estructuras religiosas hinduistas se desarrollaron posteriormente e incorporaron prácticas e ideas que son tradiciones del yoga. Es probable que el yoga llegase a Estados Unidos a finales de 1800, pero no se divulgó ampliamente hasta los años sesenta del siglo XX, cuando se hizo popular en los ambientes intelectuales y artísticos de la cultura pop y del hippismo. El interés de George Harrison por el misticismo oriental surgió al conocer a Swami Visnu Devananda, fundador de los centros de Sivananda yoga en todo el mundo. Devananda le dio una copia de su libro *The Illustrated book of Yoga* cuando los Beatles estaban en las Bahamas filmando *Help.* Los Beatles empezaron a estudiar meditación trascendental con Maharishi Mahesh Yogui en Londres y

Gales, y finalmente en su *ashram* de Rishikesh en los Himalayas. Mia Farrow, Donovan y Mike Love (de los Beach Boys) se sumaron a ellos y también se subieron al carro de esa moda.

Aproximadamente en la misma época, el profesor de Harvard Richard Alpert, conocido ahora como Ram Dass, realizó experimentos psicodélicos y de meditación con presos. Debido a sus experimentos no ortodoxos, se le solicitó que abandonara la Universidad de Harvard. Alpert viajó a la India para ver a Neem Karoili Bab, que se convertiría en su gurú y que le cambió el nombre por el de Ram Dass, que significa «siervo del Señor Rama». Los yoguis Krishnamacharya, Swami Sivananda, Shri Yogendra y Swami Kuvalayananda decidieron empezar a incluir entre sus discípulos a mujeres y extranjeros, que siempre habían sido excluidos de la práctica. Ellos también pensaban que la filosofía hindú podía coexistir con la ciencia y la medicina occidentales, una idea innovadora y muy actual. Swami Satchidananda, uno de los discípulos de Sivananda, hizo una demostración de yoga en Woodstock. La práctica de esta disciplina se divulgó aún más en Occidente cuando el influyente B. K. S Iyengar inició una relación maestro-discípulo con el famoso violinista Yehudi Menuhin en 1954. Hoy en día se gastan más de 6 mil millones de dólares anuales en yoga y aproximadamente 15 millones de personas lo practican en Estados Unidos.

Las posturas han sido diseñadas para que la curación se genere en el interior de tu cuerpo y luego se manifieste exteriormente. Cada una de ellas tiene propósitos y beneficios específicos, que abarcan desde mejorar la circulación, regular la digestión, equilibrar el metabolismo y mejorar la amplitud de los movimientos hasta el control, el equilibrio y mucho más. Las posturas de yoga favorecen el funcionamiento óptimo del cuerpo y de la mente. Estiran, alargan y modelan tus músculos del mejor modo posible para potenciar todo el sistema. Una ventaja adicional es que tu cuerpo se fortalece, tonifica y revitaliza. La piel se vuelve más brillante y clara. Para decirlo en pocas palabras, las posturas desarrollan tu energía corporal desde dentro hacia fuera. Desafortunadamente, la historia del yoga no ha sido inmune a obstáculos, malos entendidos y corrupción. Menoscabada por falsos gurús, trasfondos religiosos, estilos agresivos, intentos de apropiación y rígidos prerrequisitos, muchos no han podido aprovechar los innumerables beneficios de una práctica que constituye un regalo para cualquier persona.

Patanjali fue un sabio y un erudito que recopiló uno de los textos más antiguos de yoga, los Yoga Sutras, textos que pueden haberse escrito desde el siglo I o II antes de Cristo hasta el V después de Cristo. Las fechas exactas son desconocidas. En ellos Patanjali describe los *yamas* y *niyamas*, que constituyen un código ético de conducta que todos los yoguis deben respetar. Antes de conocer dicho código, quiero hacer una pausa para centrarnos en uno de sus aspectos: *ahimsa*. Se trata de una conducta ética que se incluye entre los *yamas* y que requiere practicar la no violencia y la amabilidad con todos los seres vivientes, incluidos nosotros mismos.

El propósito del yoga es reconocernos y ser bondadosos con nosotros mismos desde dentro hacia fuera. Esa bondad no debe confundirse con egoísmo. No podemos llegar a amar a los demás, a menos que nos amemos realmente a nosotros mismos. Si nos tratamos con dureza o nos juzgamos, haremos lo mismo con las demás personas. Proyectamos en los otros lo que sentimos respecto de nosotros mismos. Una forma sencilla de comprobar cómo nos tratamos es observar a quienes nos rodean, porque son un reflejo de lo que nos sucede.

Todos nos hemos tratado bien en determinadas épocas de nuestra vida y nos hemos dado cuenta de lo agradable que es. Si practicamos yoga, nos sentiremos cada vez mejor y seremos más capaces de cultivar una actitud bondadosa que sea duradera. Y eso significa estar más a gusto en todas las áreas de nuestra vida.

Mi opinión es que cuando la cantidad de personas que practican yoga llegue a ser masiva, muchos de nuestros problemas de salud colectivos, tanto físicos como mentales, comenzarán a desaparecer. No obstante, para que el yoga llegue a ser una práctica predominante, la gente tiene que comprender que es algo que está al alcance de todo el mundo.

No tienes que seguir el camino de los ocho miembros de Patanjali ni tampoco ir a un *ashram* para aprovechar los beneficios que reporta el yoga. Solo tienes que empezar a practicarlo. Es así de simple y fácil.

¿Qué es lo que tienes que hacer primero? Respirar.

¿Y a continuación? Observar.

Durante la meditación, podemos observar el picor en vez de rascarnos.

Ram Dass

LOS OCHO MIEMBROS DEL YOGA

Patanjali escribió sobre el sistema conocido como Ashtanga yoga, o los ocho miembros del yoga. A continuación enumero las conductas éticas que todos los practicantes de yoga deben respetar, incluido tú:

1. **Yama:** el control que nos permite abstenernos de la violencia, la mentira y el robo
2. **Niyama:** la observancia. Seguir una serie de normas establecidas que dan lugar a la satisfacción, la pureza y la tolerancia
3. **Asanas:** los ejercicios físicos (las posturas de yoga)
4. **Pranayama:** las técnicas respiratorias
5. **Pratyahara:** la preparación para la meditación, retirar la mente de los sentidos
6. **Dharana:** un estado de concentración y la capacidad de concentrar la mente en un solo objeto durante un periodo de tiempo determinado
7. **Dhyana:** el acto de meditar, la capacidad de no concentrarse en nada, en ningún objeto, indefinidamente
8. **Samadhi:** la absorción de la conciencia. Estar presente y advertir la naturaleza esencial del ser.

OBSERVAR SIN JUZGAR

Observar sin juzgar es la base de todo tipo de meditación y también del yoga, que, después de todo, no es más que una meditación en movimiento. El yoga es verdaderamente útil cuando puedes trasladar esa atención y observación a todas las áreas de tu vida; de lo contrario, sería únicamente una serie de flexiones y estiramientos, lo cual está muy bien, pero no es el objetivo real.

Tú eres la misma persona cuando estás sobre la esterilla de yoga que fuera de ella. Practicar yoga es una gran oportunidad para observar tus hábitos y tendencias. ¿Te rindes fácilmente? ¿Trabajas demasiado pero no muy eficientemente? ¿Te recriminas cuando las cosas no salen bien? ¿Te pavoneas cuando salen como esperabas? Cuando practicamos yoga, nos procuramos un espacio para observar todos esos comportamientos sin hacer ningún juicio de valor, ya que el fin es ganar en perspectiva y promover un cambio que sea positivo y duradero.

Observar sin juzgar nos permite encontrar el tiempo y el espacio necesarios para eliminar el estrés que nos provoca la tendencia a involucrarnos emocionalmente en todo lo que hacemos y, al mismo tiempo, calmar la tentación de reaccionar por impulso. Observar sin juzgar sirve para reducir el estrés y desbloquear la tensión en su mismo origen. El estrés y la ansiedad pueden elevar la tensión sanguínea, afectar al sistema inmunitario y, con el paso del tiempo, provocar síntomas y enfermedades. ¡Qué maravillosas son esas respiraciones largas y profundas que nos ayudan a no acelerarnos y salvar el día!

EQUILIBRARSE: ESTAR AQUÍ Y AHORA

Cuando estás perfectamente equilibrado en la postura del árbol, todo parece sencillo; tu respiración es profunda y relajada, y los músculos responden a lo que tú les pides. Todo es puro y simple, y también eficaz. Cuando tienes un gran día, ocurre exactamente lo mismo. Tu respiración es más relajada, tu cuerpo funciona en armonía con tu mente y todo parece fácil porque te encuentras en un estado de equilibrio.

¿Por qué es importante el equilibrio? Desde el punto de vista de las lecciones de vida, nos enseña a disfrutar de nosotros mismos sin que el ego se involucre. Supongamos que estás haciendo una postura sobre la cabeza. En el preciso momento en que piensas: «¡Qué maravilla, he conseguido hacer esta postura!», es muy probable que te desestabilices y no puedas mantenerla. El hecho de pensar en lo que estás haciendo, en vez de limitarte a sentirlo y disfrutarlo, te ha apartado del momento presente y te ha hecho perder el equilibrio.

El yoga nos enseña a estar plenamente presentes en el ahora, independientemente de las circunstancias. Nos concentramos en la respiración porque cada inhalación crea más espacio dentro de nuestro cuerpo. Prestamos atención a los movimientos porque cada uno de ellos nos recuerda que cada momento nos ofrece una nueva oportunidad de cambiar. Cada exhalación nos ayuda a dejar ir el momento que acaba de pasar y a tomar conciencia de que cada aliento nos mantiene en el presente.

Aprender a saborear el momento evita que vivamos en un estado constante de preocupación, miedo y tensión por cosas que aún no han sucedido y quizás no ocurran jamás. Practicar yoga nos ayuda a desarmar esos malos hábitos mentales y los factores que desencadenan el estrés, que a menudo acopiamos inconscientemente a lo largo del camino.

Acaso estés preguntándote: «¿Y qué pasa si el presente es desagradable? ¿Cómo nos puede ayudar el hecho de vivir en el presente?». Cuando tu vida no está equilibrada y luchas por conseguir la estabilidad, practicar la observación sin hacer juicios de valor resulta una experiencia interesante... y muy útil. ¿Por qué? Porque puedes aprender a distanciarte de la montaña rusa de tus emociones y circunstancias vitales para seguir disfrutando de la vida.

Los recursos externos para huir de la realidad, como el alcohol, las drogas o incluso comer en exceso, son una forma de ocultar la incertidumbre temporalmente. Es posible que te sientas a gusto durante algún tiempo pero no necesito decirte que llegarán a causarte más problemas. Se puede aprender una importante lección al experimentar la incertidumbre y las calamidades estando sobrio. Los momentos más caóticos son aquellos en los que aprendemos más cosas. Pero volvamos a la postura del árbol. Cuando adoptas esa postura y sientes que empiezas a desestabilizarte, que la pierna que te sostiene comienza a temblar y te resulta imposible mantener el equilibrio, intenta observar lo que está sucediendo en vez de dejarte atrapar por la situación. Si puedes aprender a dejarte fluir con la respiración, tu mente y tu cuerpo te seguirán.

Todos los sistemas y procesos corporales, los nervios y las emociones reciben instrucciones de tu respiración. Cuando tu respiración es fluida y profunda, tu cuerpo funciona con eficacia y tu mente se calma. Esto no significa que tu equilibrio (en la postura del árbol o en cualquier otra) sea perfecto ni que tu vida esté libre de interrupciones, pero te sentirás mejor equipado para afrontar los vaivenes y terremotos que irrumpen en ella.

Puedes deshacer la postura del árbol cómoda y fácilmente o con una sensación de frustración y derrota. De la misma manera, puedes sufrir una caída y decidir sacudirte el polvo (mientras te ríes o gruñes de irritación) y ponerte de pie rápidamente o quedar tendido en el suelo y abandonarte a tu infortunio. Es tu decisión. Es tu vida... y tu práctica. Y como ya he dicho, todo lo que practicas sobre la esterilla es lo que vas a terminar haciendo en tu vida.

Esta analogía podría aplicarse a cualquiera de las posturas. Tu forma de practicar es mucho más importante que tu capacidad o incapacidad para hacer los movimientos de yoga. Una postura del árbol equilibrada probablemente no va a cambiar tu vida; pero aprender a respirar larga y profundamente, más allá de las circunstancias que te rodean, eso sí que la cambiará.

ENCUENTRA EL SENTIDO

Voy a desafiarte una y otra vez para que entiendas que el yoga es mucho más que posturas y respiración. Me gustaría convencerte de que el yoga puede hacer por ti mucho más que enseñarte a respirar profundamente, hacer el perro con el hocico hacia abajo y sentirte a gusto contigo mismo, aunque, como es evidente, todo eso también es importante. ¿Qué pasaría si pudieras practicar y aprovechar todos los beneficios del yoga y de la meditación durante toda tu vida? Imagina que tienes una fracción de segundo extra para tomar decisiones, más espacio dentro de tu cuerpo y de tu mente y la capacidad de sentirte energético, creativo, fuerte, abierto e inspirado durante todo el día.

> ### INSPIRACIÓN ZEN
>
> *Pruébalo ahora. Deja de hacer lo que estés haciendo durante un momento. Cierra los ojos y pon tu atención en el interior. Empieza a observar sin involucrarte. Observa las sensaciones a medida que vienen y van. Haz esto durante un minuto, tres veces al día. Disfrutarás de un calmado sentimiento de tranquilidad.*

Cuanto más a menudo comprobemos nuestro estado físico y mental y nos sintonicemos con nosotros mismos, más sanos estarán nuestro cuerpo y nuestra mente, y más concentrados, inspirados y conectados nos sentiremos. Es algo similar a volver a cargar una bombilla recargable que tiene un brillo y una calidad ilimitados. Tú eres la bombilla y el yoga es la corriente que la alimenta. Tus posibilidades son infinitas. Cuando te encuentras en un estado de fluidez, te sientes equilibrado, sano y feliz. La práctica del yoga ha sido diseñada para que puedas mantener ese estado y gozar de buena salud y ser feliz durante toda tu vida. Además, despeja el desorden y la confusión que se acumulan en ti cada día como el polvo sobre los muebles. La práctica del yoga te hace recordar tu verdadera naturaleza y te devuelve la felicidad, la salud y el bienestar. Tú no llegaste a este mundo libre de preocupaciones. El yoga te muestra cómo disolver todo aquello que te bloquea y te impide utilizar todo tu potencial. ¡El yoga está a tu lado en todo momento!

DESCUBRIR TU PROPIO YOGA

Más que inventarse, el yoga se descubrió, igual que el fuego y el agua. No puedes saber qué es el agua hasta que bebes un vaso. Lo mismo pasa con el yoga. Cuando lo practicamos, lo comprendemos. Cuando haces yoga, te sientes increíblemente bien, y cuando lo practicas de forma asidua durante un periodo largo de tiempo, te sientes invencible, como un superhéroe.

En muchas tradiciones antiguas, los gurús eran los encargados de transmitir el yoga a sus discípulos. Un gurú es alguien que ha llegado a comprender qué es el yoga y vive su vida en consecuencia. El discípulo acude a él para que lo guíe. Un buen gurú siempre te dirá que debes buscar en tu interior. Sin embargo, igual que sucede con muchas tradiciones y sistemas, con el paso de los años algunos individuos dedicados al yoga se han instituido en lugares de poder como si fueran guardianes de sus secretos. Esto provoca que las personas se corrompan y se confundan las tradiciones.

El yoga está al alcance de cualquier persona. Todos somos nuestros propios maestros; todos tenemos que estar sanos y ser felices. Y hoy en día no tenemos que conectarnos con esa idea intentando ser fieles a lo que un antiguo gurú afirmó que debíamos hacer. Lo único que debemos hacer es practicar yoga, y punto. Es muy útil tener maestros que nos guíen a lo largo del camino, pero el mejor maestro que puedes tener eres tú mismo. Todas las respuestas están dentro de ti.

La práctica del yoga debe ayudarte a estar más centrado y a sacar lo mejor de ti. No está destinada a apartarte de tu vida. No tienes que poner en práctica ninguna idea de yoga que provenga del pasado. No es necesario que copies el yoga que practica otra persona. No debes cambiar tu nombre por un nombre sánscrito, ni adoptar una nueva identidad, ni aislarte en un *ashram*. Tu práctica de yoga tiene como fin centrarte y potenciar lo mejor de ti durante toda tu vida, empezando exactamente por donde estás ahora.

LLEGÓ EL MOMENTO DE PRACTICAR YOGA

Todas las posturas de yoga fueron concebidas y perfeccionadas para responder a las necesidades del cuerpo y de la mente. El yoga es una práctica en constante evolución que puedes personalizar según tus propias necesidades y pretensiones. Actualmente tenemos necesidades diferentes a las de los yoguis de hace miles de años. Ellos nunca tuvieron que ocuparse del síndrome del túnel carpiano, no tenían los ojos cansados por la pantalla del ordenador ni las caderas rígidas por pasar muchas horas del día sentados frente al escritorio. Se dedicaban a meditar y a sentirse en paz en el mundo.

El yoga funciona. Cuando trabajamos tranquilamente con nuestro propio cuerpo y estamos atentos a la respiración, el yoga nos cura. Sus efectos beneficiosos no dependen de que nos esforcemos por hacer las posturas. Hay tal cantidad de opciones y variantes que puedes hacerlas de acuerdo con tus posibilidades y no empeñarte en forzar un movimiento que no te sienta bien. Mientras practicas yoga puedes sentir cómo trabajan los músculos y tu mente se concentra, pero debes ser capaz de mantenerte relajado y sentirte cómodo durante toda la sesión.

Una práctica relajada en la que te sientes a gusto es mucho más útil que otra que provoca frustración. No sigas adelante cuando te sientas frustrado o encuentres algún obstáculo importante; haz una pausa hasta que tu respiración vuelva a ser prolongada y profunda, y luego vuelve a empezar.

Si ves una puerta abierta, pasa a través de ella. Si está cerrada, llama y espera mientras respiras lentamente varias veces. Si la puerta no se abre, puedes volver otro día. Cuando practicas yoga de un modo relajado, las cosas ya no te parecen tan difíciles, sencillamente porque has cambiado el enfoque. Si fuerzas tus músculos para conseguir hacer una determinada postura, es probable que lo logres pero, hablando en términos de energía, solo serás un manojo de estrés con alta tensión sanguínea, una mente tensa para la que es imposible concentrarse y un cuerpo tan rígido que casi no puede moverse. Es erróneo suponer que forzar el cuerpo para hacer una postura es mejor que encontrar una forma relajada y cómoda de hacerla... y lo mismo sucede en la vida. Cuando te mueves relajadamente, te encuentras a gusto. Puedes hacer mucho más con menos esfuerzo y llegas más lejos en menos tiempo. Pensar que la tensión y el esfuerzo son parte del camino es un espejismo. ¿Qué más necesitas saber antes de comenzar? Ya sabes respirar, observar y practicar relajadamente... pero ¿cómo? ¿Dónde «pones» tu cuerpo mientras haces todo esto?

Eso es lo que viene a continuación.

LA LÍNEA EMPIEZA AQUÍ: ALINEACIÓN ESENCIAL

Hay algunas sugerencias simples para la alineación que pueden resultarte útiles para tu práctica. Si las tienes presentes, podrás disfrutar plenamente de los beneficios del yoga y pasártelo bien sin lesionarte.

Antes que esforzarse es mejor considerar la posibilidad de detenerse y volver a empezar

Aunque lo acabo de decir, es conveniente repetirlo: tómatelo con calma. Deberías ser capaz de mantener una charla informal mientras haces yoga (no pretendo decir con esto que deberías hablar con tus compañeros durante la clase de yoga, sino que tu respiración debe ser fluida en todo momento, y no deberías ceder a la tentación de forzarla). En cuanto sientas que tu respiración comienza a acortarse, deshaz la postura o descansa hasta que puedas volver a respirar profundamente. La postura del niño es ideal para tomarte un respiro.

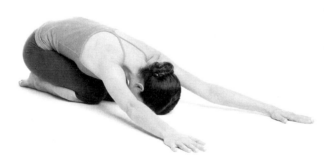

POSTURA DEL NIÑO

A cuatro patas, relaja las caderas y siéntate sobre los talones. Apoya la frente sobre el suelo y respira profundamente hacia la espalda. Mantén la postura durante cinco respiraciones largas y profundas.

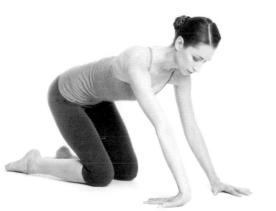

MUÑECAS SANAS QUE PUEDEN SOPORTAR EL PESO CORPORAL

Descargar las muñecas en la postura a cuatro patas

En muchas posturas de yoga nuestros brazos soportan el peso corporal, por eso es importante habituarse a calentar las muñecas antes de hacer las posturas con el fin de evitar dolores y lesiones. Si pasas mucho tiempo trabajando con el ordenador, también es aconsejable realizar este ejercicio diariamente para mantener las muñecas sanas. Mientras lo haces, abre bien los dedos como si estuvieras cavando con las manos en la arena húmeda. El objetivo es que las manos puedan ser una base fuerte y estable.

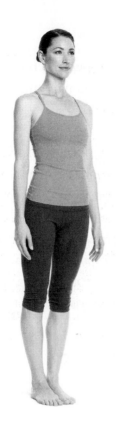

ENCUENTRA TUS PIES

Postura de pie

Los pies son la base de muchas posturas. ¡Asegúrate de que te sostienen firmemente! Ponte de pie en uno de los extremos de la esterilla con los pies paralelos y ligeramente separados, a la misma distancia que hay entre los huesos de las caderas. Observa que esos huesos no están en la parte externa de la cadera, de modo que tus pies no deben estar demasiado separados; puedes comprobarlo colocando dos puños entre los pies, así encontrarás la distancia correcta. Cierra los ojos y presta atención a tu respiración. Alarga y profundiza las inhalaciones y exhalaciones, y mantén un ritmo suave y lento durante cinco respiraciones. Abre gradualmente los ojos.

LAS RODILLAS SOBRE LOS DEDOS DE LOS PIES

El guerrero 2

Esta alineación es buena para la salud de las rodillas y otras articulaciones. En la postura del guerrero, y en la mayoría de las posturas de pie, debes asegurarte de que las rodillas se encuentran en la vertical de los tobillos, que no están giradas hacia el interior ni el exterior ni sobrepasen la punta de los pies. Cuando alineas correctamente el cuerpo, no sientes tensión en las rodillas; por el contrario, una mala alineación puede resultar dañina con el paso del tiempo. Por lo tanto, recuerda comprobar la alineación de las rodillas en relación con los tobillos.

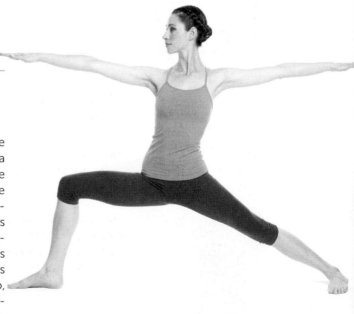

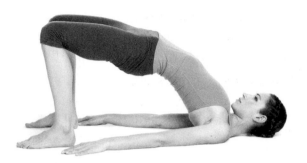

ALARGA LA COLUMNA

El puente

El objetivo del yoga es crear espacio en el cuerpo. La columna interviene en la mayoría de las posturas, ya sean flexiones hacia delante, torsiones o flexiones hacia atrás. Siempre debes crear más espacio entre cada vértebra y la siguiente, en vez de limitarte a redondear y arquear la espina dorsal. Cuando arqueas la columna, el coxis se dirige hacia abajo y el pecho se eleva. Intenta no dejarte caer sobre la parte baja de la espalda y asegúrate de extender uniformemente toda la columna, desde la base del cuello hasta el coxis. Estirar la columna mantendrá alejados un montón de problemas de espalda.

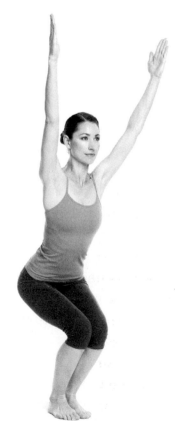

NO CONTRAIGAS LOS MÚSCULOS

La silla

Los músculos se encargarán de hacer lo que sea necesario para adoptar la postura, no hay ninguna necesidad de apretarlos ni contraerlos para mantenerse en la posición. Ocúpate de trabajar con los que intervienen necesariamente en cada postura y deja descansar a los demás. Descubrirás que tu cuerpo puede trabajar mucho mejor cuando evitas apretar y flexionar tus músculos durante el movimiento. Y no debes preocuparte porque, aun sin flexionarlos, estarás haciendo el trabajo que necesitas.

Recuerda en todo momento tu respiración

Una vez que hayas conseguido alinear tu cuerpo, debes volver a prestar atención a la respiración y sentir cada postura y cada movimiento. Cuando te concentras en la respiración, esta se convierte en la postura guía. Todos los movimientos salen de la respiración como una ola, tu cuerpo se siente ligero, tu mente se calma y tienes la sensación de que todo fluye efectiva y fácilmente. Lo único que tienes que hacer cuando pierdes el ritmo respiratorio es volver a prestar atención. La respiración siempre estará esperando que la sigas.

Una buena sugerencia para la respiración es expandir, alargar y fortalecer el cuerpo con cada inspiración y abandonarse y relajarse durante la exhalación. Afrontar desafíos resulta más fácil cuando respiras de este modo. Si queremos tener una fuerza duradera, primero hemos de adquirir flexibilidad. Cuando retenemos el aliento, acumulamos tensión; nuestro cuerpo se pone rígido, la mente parece extenuada y las cosas pueden llegar a descontrolarse. La respiración profunda permite que el cuerpo funcione de forma adecuada y la mente esté tranquila y atenta. Cuando retienes la respiración e intentas moverte, lo único que consigues es forzar los músculos, acumular tensión y estrés, y acaso también adquirir el hábito de llevar el cuerpo más allá de tus posibilidades hasta lesionarte. En cambio, las posturas se suceden con fluidez cuando respiras fácilmente; y cuando no es así, aprendes a desarrollar la paciencia necesaria para conseguir respirar a pesar de la tensión.

¿Qué más necesitas recordar antes de comenzar? Se trata únicamente de CUIDARSE…

CUIDA DE TI MISMO, Y EL YOGA TE SEGUIRÁ

Si la claridad, la atención, la relajación y la tranquilidad se encuentran entre tus cualidades, estás preparado para sentirte muy bien practicando yoga. Recordar esas cuatro cualidades, así como también la importancia de CUIDARSE, puede resultar muy útil en cada una de las etapas del camino.

Claridad. Saber lo que estás haciendo y por qué. ¿Te has dedicado al yoga para curar alguna dolencia específica, para deshacerte del estrés o por cualquier otra razón? Tus razones pueden cambiar a diario, pero es útil tener en cuenta cuáles son. Tu decisión de practicar yoga y el hecho de acercarte a la práctica con las ideas claras te permitirá iniciar el camino y mantenerte en la dirección correcta.

Atención. Ahora ya sabes que la atención es la base del yoga. Prestar atención a la respiración durante la meditación y los ejercicios de yoga (meditación en movimiento) requiere práctica. Debes ocuparte de guiar nuevamente tu atención cada vez que se disperse.

Relajación. Resulta interesante que tengamos que aprender a relajarnos. Invertimos gran parte de nuestra vida preparándonos para la «batalla de cada día» con nuestras familias, nuestro jefe o nuestra lista de cosas por hacer. Sin embargo, cuando nos deshacemos de la tensión y abandonamos la lucha, se genera más espacio tanto en el cuerpo como en la mente. Una vez más, todo se basa en la respiración. Las respiraciones conscientes y profundas abren el camino hacia la relajación.

Tranquilidad. Encontrar la tranquilidad y el alivio corporal y mental es esencial en yoga. Cuando tu respiración se acorta y se acelera, recuerda que puedes guiarla para que vuelva a ser lenta y profunda. Tu cuerpo y tu mente seguirán el ritmo de la respiración. No se trata de que intentes «dominarla», simplemente debes prestarle atención... y los pulmones se abrirán solos.

¿Quieres descubrir que más te puede brindar el yoga cuando lo practicas asiduamente? En el siguiente capítulo nos ocuparemos de la ciencia y de algunas personas reales que se han beneficiado del yoga. ¿Necesitas leerlo antes de conocer las curas? No... y sí. No, porque las posturas funcionan cuando practicas. Y punto. Sí, porque cuando comprendes con claridad por qué estás haciendo algo, lo haces mejor, además de llegar más lejos y también más rápidamente.

GUÍA DE BOLSILLO DE YOGA: CINCO PASOS QUE HAY QUE RECORDAR EN TODO MOMENTO

Paso 1. Convertirse en un observador

Es muy interesante tomar distancia y observarse. Cada vez que lo hagas aprenderás algo nuevo. Dedicarte a observar tus acciones te saca del «modo reacción». Tienes más tiempo para observar lo que está sucediendo y adecuarte a ello.

Paso 2. Observar sin juzgar

Recuerda que no debes hacer ningún juicio de valor mientras observas. Si te limitas a observar sin juzgar, puedes aprender mucho sobre tus hábitos y conductas. Esto no significa abandonar tu capacidad de diferenciar lo que es bueno de lo que es malo, sino que tienes que hacer una pausa para observar y evitar así las reacciones impulsivas.

Paso 3. Esperar

La razón por la que se llama práctica es precisamente porque requiere practicar. Y deberías hacerlo todos los días. Al principio, creerás que no produce ningún efecto, pero si perseveras tu cuerpo se abrirá y fortalecerá y tu mente se calmará y estará más atenta. Ten paciencia contigo mismo. El yoga no siempre muestra sus efectos cuando tú lo deseas, se requiere tiempo para obtener sus beneficios. Disfruta del proceso y recuerda que la vida es un trabajo constante en el que tú estás siempre metido, por lo que a veces te cuesta ver el progreso.

Paso 4. Continuar

Si tienes el impulso de abandonar la práctica porque no sientes ningún efecto positivo, sigue practicando. Aunque no lo notes, las cosas están cambiando en tu cuerpo y en tu mente. Confía en el proceso. Confía en ti mismo. No te decepcionarás.

Paso 5. No preocuparse

No hay nada de qué preocuparse. Estás justamente donde debes estar y tienes todas las herramientas que necesitas.

Cuando tu mente se calma, todo se abre. El estrés desaparece, las preocupaciones se diluyen, el cuerpo está cada vez más sano y tus niveles de energía son cada vez más altos. El único obstáculo que tienes en el camino es pensar en tus limitaciones. Recuerda que todo está dentro de ti. Siempre. Y lo único que tienes que hacer es relajarte y prestar atención.

Capítulo 2

La conexión mente-cuerpo y la ciencia que respalda la curación por medio del yoga

Quizás alguna vez te haya sucedido estar de mal humor antes de una clase de yoga y sentirte una persona completamente diferente, incluso feliz, al salir de ella. ¿Qué ha sucedido? El yoga y la meditación pueden cambiar verdaderamente el estado de tu cerebro a un nivel celular. Hoy en día, la ciencia puede explicarnos de qué manera opera el yoga y cómo cura. En este capítulo compartiré contigo solo algunas de las investigaciones más interesantes que he encontrado sobre el «porqué». En gran medida, ese «porqué» tiene que ver con la capacidad de controlar nuestro cuerpo y nuestra mente, e incluso nuestros genes, a través de la práctica del yoga.

A LA MANERA DE UN MONJE

Los científicos estudiaron a ocho monjes budistas tibetanos que habían invertido al menos diez mil horas en la práctica de la meditación compasiva. Utilizando una técnica de exploración cerebral, la resonancia magnética funcional, los investigadores identificaron las áreas cerebrales que se activaban durante la meditación compasiva. En casi todos los casos, se observó que los monjes tenían mayor actividad en esas regiones cerebrales que los novicios que se utilizaron como control. La actividad en el córtex prefrontal izquierdo (conocido como el asiento de las emociones positivas, como la felicidad) era muy superior a la del derecho (asiento de las emociones negativas y la ansiedad). Si en este momento te estás rascando la cabeza porque no entiendes muy bien a qué me refiero, en pocas palabras significa que los monjes eran más felices y sus cerebros también. Y un cerebro más feliz quiere decir un cerebro más sano, y también un cuerpo más sano.

Gracias a este estudio, muchos científicos se entusiasmaron por nuestra capacidad cerebral porque demostró que el cerebro tiene neuroplasticidad (en otras palabras, es maleable y modelable). El cerebro es capaz de cambiar su estructura y sus funciones ampliando o reforzando los circuitos que se utilizan en una actividad determinada, y contrayendo o debilitando aquellos que rara vez están comprometidos en el proceso. A través del yoga podemos modificar y mejorar realmente nuestro estado mental y nuestro cerebro. Cuanto más practiquemos, mejor nos sentiremos.

¿ATRAPADO POR TUS GENES?

Muchos científicos se están dedicando últimamente a la epigenética, el estudio de los mecanismos moleculares por medio de los cuales el ambiente controla la actividad genética. ¿Qué significa esto para nosotros? Muy sencillo: que se está descubriendo el poder de la conexión mente-cuerpo, es decir, lo que los yoguis saben y practican desde hace siglos. A lo largo de muchas generaciones crecimos escuchando que estamos determinados por lo que traemos cuando llegamos al mundo, lo que quiere decir que somos el producto de nuestros genes, sea el gen de la obesidad o de la delgadez, el gen del cáncer o el de la diabetes. Nos aseguraron que padeceríamos los mismos problemas de salud que nuestros padres y abuelos, e incluso que nuestros antepasados de generaciones anteriores. Ahora, gracias a la ciencia de la epigenética estamos aprendiendo que las cosas son mucho más complicadas. Sencillamente no es verdad que somos solo el producto de nuestros genes.

La buena noticia es que no se trata tanto de los genes con los que has nacido, sino de cómo te comunicas con ellos a través de tu estilo de vida, tu dieta y el ambiente que te rodea. En realidad, teniendo en cuenta que somos seres que viven, respiran y cambian, y no estatuas de piedra, tiene mucho sentido que seamos capaces de cambiar a nivel genético. Varios estudios han demostrado que cambiar el estilo de vida produce modificaciones en la expresión génica. El estrés, las toxinas y las conductas negativas activan interruptores químicos que encienden y apagan los genes; y también sucede a la inversa. ¿Y adivinas cuál es la práctica que reduce el estrés, las toxinas y los hábitos de salud negativos? Sí, has acertado: el yoga. Pero eso no es todo. Según Frank Lipman, fundador y director del *Centro Eleven Wellness* de Nueva York y un pionero en la medicina integral y funcional, «bañar» los genes en el medio adecuado (en términos de nutrición, emociones y

¡VAMOS, GABA!

Investigadores de la Facultad de Medicina de la Universidad de Boston descubrieron que los niveles cerebrales de GABA (ácido gamma aminobutírico) de los practicantes experimentados de yoga aumentaban un 27% después de una sesión de yoga. El GABA es uno de los cuatro principales neurotransmisores cerebrales que reducen el estrés y la ansiedad y regulan el resto de los neurotransmisores. Esto sugiere que la práctica del yoga se debería estudiar como un tratamiento para los trastornos asociados con niveles bajos de GABA, como son la depresión y la ansiedad. Estos resultados explican también la sensación de felicidad que se experimenta aproximadamente una hora después de hacer yoga.

pensamientos) activa los genes de la salud y desactiva los de la enfermedad. Los genes están supeditados al control de una «codificación» que les indica que se expresen o no se expresen. Los investigadores creen que la expresión génica puede ser prácticamente controlada por completo mediante el ambiente que te rodea y tu estilo de vida. Además, el trabajo que realizas para conseguir que tus genes se expresen a lo largo de tu vida se transmitirá a tus hijos. Esto se conoce como herencia epigenética.

Para decirlo brevemente, somos mucho más responsables de nuestras acciones y comportamientos, y también de sus resultados, de lo que jamás habíamos podido pensar. Esto es esperanzador, pero también da un poco de miedo porque no podemos echarle la culpa a nadie. Pero ¿acaso no es mejor saber que tenemos el control en vez de sentirnos una marioneta bajo el dominio de nuestros genes familiares?

Ahora que sabemos que tenemos la capacidad de cambiar nuestros genes, nuestro cerebro y nuestra vida, ¿qué debemos hacer? Sé que ya conoces mi respuesta aunque apenas has vislumbrado la ciencia que lo respalda: el yoga. ¡Comprometerte con una práctica asidua es una de las mejores cosas que puedes hacer por ti, por tus hijos y por tus nietos, durante toda tu vida!

El yoga te enseña a sentirte a gusto en tu propia piel. Mientras nos deshacemos del estrés diario antes de que se acumule y llegue a hacernos daño, aprendemos a utilizar nuestro cuerpo de una forma eficaz. Aprendemos a relajarnos y centrar la mente para poder concentrarnos de pleno en nuestras tareas cuando sea necesario, y relajarnos por completo cuando así lo deseemos. Tener menos estrés equivale a disponer de mejores opciones en general, pues cuanto más feliz eres menos necesidad tienes de buscar el confort en los lugares equivocados. Más adelante volveremos sobre este tema.

UNA CURA SIMPLE Y GRANDES POSIBILIDADES

Es bastante simple. El yoga cura. Sin embargo, para que resulte efectivo debes practicarlo de forma asidua, al menos tres o cuatro veces por semana. En cuanto lo incorpores como un hábito, sentirás el deseo de practicarlo cada día, aunque eso signifique diez minutos de meditación un día y una hora de yoga físico el día siguiente. Puedes variar los ejercicios y también la duración de la sesión, pero es esencial que seas constante y no interrumpas la práctica.

La medicina que se ocupa de la mente y del cuerpo ha pasado de ser un movimiento marginal poco utilizado a un complemento de la medicina occidental tradicional. En general, ahora se la conoce como medicina integral, un enfoque dirigido a tratar a la persona en su conjunto. La medicina integral, una combinación de la medicina convencional y la alternativa, es fundamental para curar nuestro estado colectivo de mala salud. Resulta interesante observar que varias disciplinas que se han considerado alternativas —como las medicinas china, tibetana y ayurvédica, la terapia del masaje, la homeopatía, la meditación y el yoga— han precedido a la medicina occidental convencional en miles de años. El enfoque integral construye un puente entre lo convencional y lo alternativo para encontrar una solución que sea efectiva y, al mismo tiempo, mantenga la integridad de cada método.

Observar sin juzgar, elemento fundacional tanto del yoga como de la ciencia, combina las dos disciplinas en un enfoque sostenible y sanador. Suele suceder que la respuesta correcta es generalmente la más obvia. En un duelo de banjos, cada uno de ellos puede competir para anular la importancia del otro o colaborar para crear una música extraordinaria. Una batalla se suele ganar uniendo fuerzas. Merece la pena librar la batalla para rescatar la salud. Más aún, cuando te ocupas de estar relajado y sentirte bien, puedes disolver la enfermedad y cambiar tus genes y tu destino, reemplazando malestares crónicos por una vida larga, sana, feliz y llena de vitalidad.

LA MENTE ~~SOBRE~~ ES LA MATERIA

Todos hemos escuchado o utilizado la frase «el poder de la mente sobre la materia». Se suele emplear cuando estamos intentando superar una circunstancia difícil. La práctica del yoga nos muestra que nuestra mente y nuestro cuerpo no solo están conectados entre sí, sino que también se afectan mutuamente de muchas e intrincadas formas que la ciencia está empezando a explorar, pero que aún no es capaz de explicar. Sin embargo, por medio del yoga puedes experimentar la conexión que existe entre la mente y el cuerpo.

Practicar yoga te permite modificar tu estado mental y físico. Puedes personalizar tu práctica para que se ajuste específicamente a las necesidades de tu vida, incluso a las necesidades de cada día y de cada momento. Por ejemplo, si estás ansioso o nervioso por un evento inminente, puedes recurrir a las técnicas de relajación (como, por ejemplo, la respiración alterna y algunas flexiones hacia delante o laterales en posición sedente) para equilibrar tu sistema nervioso, calmar tu mente y disolver la ansiedad con cada inhalación y exhalación.

Incluso el simple hecho de variar la posición de las manos durante la meditación puede ser de gran ayuda. ¿Necesitas un poco más de energía? Intenta meditar con las palmas colocadas sobre los muslos y orientadas hacia arriba. ¿Necesitas conectarte a tierra? Coloca las palmas hacia abajo.

Si te sientes exhausto o un poco confuso y disperso, puedes adoptar algunas posturas de yoga que tienen como fin aumentar el flujo sanguíneo (como son las posturas sobre la cabeza y las torsiones) seguidas por la meditación para potenciar tu concentración; esas posturas también te aportarán un agradable efecto secundario, una inyección de energía. Si lo que quieres es perder peso, la práctica asidua de yoga reprogramará tu mente para que tomes alimentos sanos. Hacer alguna postura sobre los hombros al menos una vez al día regula la glándula tiroides, que controla el metabolismo. Estas posturas calman la mente, lo que a su vez reduce las conductas ansiosas y compulsivas, como puede ser comer en exceso. Practicar yoga asiduamente es la mejor forma de gozar de una excelente salud. Sus sanaciones son infinitas.

Cada persona tiene una experiencia única e individual con cualquier tipo de práctica. Por eso pienso que decirle a alguien lo que debería sentir no es una de las mejores formas de enseñar y compartir el yoga. Nuestros sentimientos —la intuición, la conciencia y el poder personal— marcan el camino hacia la curación. No quiero enseñarte lo que debes sentir sino mostrarte algunas técnicas específicas que te permitirán volver a conectarte contigo mismo. Las respuestas llegarán en cuanto estés en el camino correcto.

¿Qué más puede curar el yoga?... ¡Casi todo!

EL YOGA CURA: ENFERMEDADES CRÓNICAS

Kyeongra Yang, de la Escuela de Enfermería de la Universidad de Pittsburg, publicó en 2007 un artículo en *Evidence-Based Complementary and Alternative Medicine* en el que revisaba estudios publicados sobre el uso del yoga en el tratamiento de la obesidad, la tensión sanguínea alta y los niveles elevados de glucosa y de colesterol, todos ellos factores de riesgo muy importantes para las enfermedades cardíacas, los derrames cerebrales y la diabetes. Los estudios que Yang analizó en su artículo revelaron que una práctica asidua de yoga reduce el peso corporal, la tensión sanguínea, el colesterol, los niveles de glucosa y el estrés. Además, promueve la actividad física, la sensación de auto-eficacia y una dieta sana, mejora el estado anímico y ofrece una buena calidad de vida. Los estudios consideraron varias prácticas diferentes de yoga, incluyendo posturas físicas y técnicas meditativas.

No es ningún secreto que gran parte de las investigaciones están financiadas por empresas farmacéuticas con la misión de encontrar un medicamento, que sea muy rentable, para suprimir síntomas o curar enfermedades causadas por una forma de vivir malsana. Es bastante frecuente que esos medicamentos funcionen pero, aunque pueden ser muy útiles para prolongar la vida o suprimir los síntomas, también suelen tener efectos secundarios no deseados y dañinos, y rara vez representan una cura total por sí mismos.

A diferencia de los fármacos, el yoga no tiene efectos secundarios si se practica con atención y cuidado. Puede suceder que alguna persona se lesione ocasionalmente en una clase de yoga, pero a menudo se debe a una falta de atención y al hecho de esforzarse para adoptar posturas para las que aún no está preparada. Lo esencial en la práctica del yoga es prestar atención a lo que te está sucediendo y luego actuar en consecuencia.

Tenemos la opción de decidir cómo vivir y pensar de qué forma podemos potenciar nuestra propia salud y la salud del mundo. Podemos señalar con el dedo y culpar al sistema por sus prácticas corruptas e injustas, o podemos hacernos cargo de nuestra propia salud y de la salud de las personas que nos importan optando por un estilo de vida sano en vez de recurrir a los fármacos para solucionar problemas que podríamos haber prevenido. De manera que en lugar de sumergirnos en el sistema en que vivimos, donde las empresas farmacéuticas ofrecen una píldora mágica para arreglar cualquier tipo de problema, podemos empezar por introducir cambios en nuestra vida y también en nuestro mundo… respirando tranquilamente. El trabajo más útil siempre es el trabajo interior. Y recuerda que todo sucede de aliento en aliento.

EL YOGA CURA: MEJORA TU ESTADO DE ÁNIMO

La práctica del yoga tiene efectos profundos sobre el estado de ánimo. Sé por experiencia propia que puedes tener un día francamente malo o estar de muy mal humor y, sin embargo, con alrededor de una hora de yoga, sentirte totalmente diferente y con la mente relajada. La práctica asidua me ha ayudado a estabilizar mis estados de ánimo y ha potenciado una actitud positiva.

Y no es que la práctica del yoga infunda una especie de coma emocional en el que no sentimos absolutamente nada. Por el contrario, nos permite ver las cosas con más claridad y nos brinda más espacio para transitar por nuestra vida emocional. Nos permite observar qué nos gustaría hacer sin que la situación en la que nos hallamos nos afecte ni preocupe. Los resultados de esta perspectiva equilibrada pueden ser considerables prácticamente en cualquier aspecto de nuestra vida. Somos más productivos en cualquier trabajo cuando menos tensos y preocupados estamos, y menos perturbados por las emociones. Podemos cultivar relaciones duraderas e importantes cuando generamos un pequeño espacio para las emociones y somos capaces de comunicarnos con facilidad, pero también con compasión y atención.

Investigadores australianos de la Universidad Deakin de Melbourne realizaron un estudio en el que utilizaron el yoga como terapia preventiva y también como tratamiento para los síntomas de determinadas enfermedades mentales. Los participantes asistieron durante seis semanas a clases de yoga que incluían técnicas respiratorias, posturas destinadas a potenciar la fuerza, la vitalidad y la flexibilidad, relajación guiada y meditación. El objetivo era observar si la práctica del yoga tranquilizaba a los participantes y aumentaba su resistencia al sufrimiento emocional, si los ayudaba a desarrollar la autoaceptación, una perspectiva más equilibrada de la vida y una mayor concentración (todas ellas cualidades que los investigadores especulaban que se podían adquirir potencialmente a través del yoga). Compararon los síntomas de estrés, ansiedad y depresión de los tres grupos que se formaron. Uno de ellos estaba integrado por practicantes asiduos de yoga, otro por principiantes que hacían yoga para tratar la depresión y el estrés, y el tercero era un grupo de control que no practicaba yoga. El estudio analizó también la espiritualidad (la sensación de conexión o plenitud espiritual) de los participantes antes y después de las seis semanas del programa.

Cuando se compararon los tres grupos al final de las seis semanas, se halló que los alumnos principiantes registraban menos síntomas de depresión, ansiedad y estrés que antes de iniciarse el estudio. Como era de esperar, no se observaron cambios en el grupo de personas que ya practicaban yoga ni en el grupo de control. Además, los principiantes aumentaron su nivel de espiritualidad.

CURACIONES DE LA VIDA REAL: EL TRASTORNO OBSESIVO COMPULSIVO DE DAVE

Dave era un alumno asiduo de Strala Yoga y uno de los primeros en asistir a mis clases en la época en que ya no las impartía en mi apartamento. Dave sufría un trastorno obsesivo compulsivo (TCO) desde hacía algún tiempo. Este trastorno se caracteriza por la ansiedad y por una mente hiperactiva que recurre a obsesiones y rituales arbitrarios para mantenerse ocupada. Las personas que lo padecen manifiestan que a veces su cerebro parece como una máquina de pinball, que salta de un elemento al siguiente, totalmente fuera de control. Dave afirma que entre el 60 y el 70% de los síntomas del TOC mejoraron durante los dos años que practicó yoga esporádicamente. Asegura que la meditación y la respiración son las actividades que más contribuyen a calmar su cerebro.

Si haces una búsqueda en Internet sobre la relación entre el TOC y el yoga, podrás conocer los beneficios de la meditación y la respiración alterna (una técnica que es muy útil para curar la ansiedad, entre otras cosas) pero no hallarás demasiada información sobre la utilidad del yoga para tratar este trastorno. Encontrarás muchas páginas web de medicina, y también un montón de sitios web donde te recomiendan medicamentos para tratar el problema. Pero ¿qué hay de malo en probar el yoga, como hizo Dave, y comprobar si este tratamiento de la «vieja escuela» puede ayudarte?

EL YOGA CURA: MALESTARES Y DOLORES

La práctica asidua de yoga ha mejorado muchos síntomas y también ha conseguido resolver una buena cantidad de dolencias cotidianas, desde los malestares físicos provocados por el hecho de pasar mucho tiempo en la oficina o frente al escritorio (con las consecuentes tensiones en el cuello, los hombros, las caderas y las muñecas) hasta problemas más crónicos como el dolor de espalda, la ciática o las lesiones deportivas, e incluso complicaciones causadas por una práctica de yoga inadecuada. También ha conseguido buenos resultados en el tratamiento del dolor, el malestar y la limitación de movilidad, síntomas típicos de la artritis y la fibromialgia.

Científicos de la Universidad Johns Hopkins en Baltimore dividieron en dos grupos a treinta adultos sedentarios que padecían artritis reumatoide. Los integrantes de uno de los grupos participaron en un programa de yoga de ocho semanas, y los del otro sirvieron como control. Las personas del primer grupo asistieron a dos clases semanales de una hora y se les pidió que también practicaran en casa. Las posturas tradicionales de yoga se modificaron según las necesidades y las limitaciones físicas impuestas por la enfermedad. Se incluyeron técnicas de respiración profunda, relajación y meditación en las sesiones. El equipo de investigadores descubrió que todos los que habían participado en las clases de yoga durante ocho semanas tenían las articulaciones más fuertes y menos inflamadas que antes de empezar las clases. El grupo de control no reveló cambios significativos.

El doctor James Carson, investigador y psicólogo de la Facultad de Ciencias de la Salud de la Universidad de Oregón, en Portland, reclutó a personas que sufrían fibromialgia para un programa de clases semanales de yoga de dos horas de duración. Al final del ciclo descubrió que algunos síntomas como el dolor, la fatiga y la rigidez se habían reducido en un 30% en más de la mitad de los participantes. El grupo de control que continuó con su tratamiento habitual no registró ningún cambio en los síntomas. Carson cree que el programa de yoga utilizado en el estudio es un tratamiento de bajo impacto que sirve para que los pacientes que sufren fibromialgia se pongan en movimiento, y sostiene que practicar yoga puede incluso cambiar la respuesta del sistema nervioso frente al dolor.

CURACIONES DE LA VIDA REAL: EL ACCIDENTE DE COCHE DE HEIDI

Heidi Kristoffer, profesora de yoga, consiguió curarse de las limitaciones físicas producidas por un trauma muy dramático gracias al yoga. Sufrió una hernia de disco en el cuello debido a un accidente de tráfico. Ella pensaba que los dolores que padecía desde hacía mucho tiempo se debían a simples problemas de espalda. Poco tiempo después empezó a sufrir ciática en el lado izquierdo del cuerpo y decidió consultar con un médico. Una exploración exhaustiva reveló que en aquel accidente se había fracturado las vértebras lumbares L2 y L3. Las fracturas no se habían curado correctamente porque nunca habían sido diagnosticadas, y los médicos pensaban que ya era demasiado tarde. Uno de ellos le comentó que jamás había visto a nadie que pudiera mantenerse de pie con ese tipo de lesiones, y mucho menos moverse. Todos los médicos estuvieron de acuerdo en que el yoga era muy bueno para su espalda y que probablemente la había salvado de sufrir otras lesiones.

Heidi se ocupó de fortalecer los músculos centrales, que sostienen la columna y mantienen el cuerpo en su sitio, evitando así la cirugía. Trabajó con perseverancia para vigorizar su organismo, ocupándose especialmente de la alineación corporal y escuchando a su cuerpo con atención. Finalmente, consiguió sanar su espalda. Ahora se levanta cada día sin dolor y se siente feliz y entusiasmada por la vida.

¿CUÁL VA A SER TU REMEDIO: TÚ O UNA PÍLDORA?

Los relatos que he incluido de este capítulo no son más que un puñado de anécdotas recogidas en mi estudio; hay muchas otras. Desde una amiga con esclerosis múltiple que logró mejorar la espasticidad de sus músculos hasta una persona que afirma que el yoga la ayudó a curar su psoriasis.

Existe una píldora para remediar prácticamente todo lo que no va bien en tu cuerpo o tu mente. Dondequiera que miremos, encontramos comida rápida, barata y adictiva. Hay dietas que prometen eliminar los kilos que nos sobran en unos pocos días. Han inventado equipos para hacer gimnasia que prometen que solo necesitas un mínimo esfuerzo físico para fortalecer y tonificar tu cuerpo, y lograr que sea más esbelto. Sin embargo, ninguna de esas soluciones es sostenible. De hecho, no te brindan fuerza ni sabiduría y, por el contrario, te garantizan una mala salud. Sin embargo, cuando se practica de la forma adecuada, el yoga es algo muy diferente.

Cuando hacemos yoga, nos percatamos de que somos una unidad expansiva y maleable: el cuerpo, la mente y el espíritu nos pertenecen y tenemos la capacidad de moldearlos. Si tenemos en cuenta esta información, podemos empezar a enfocar nuestra vida de un modo que nos proporcione felicidad y salud.

Como no podemos separar la mente del cuerpo, lo adecuado y útil es tratar a la persona de forma integral en vez de ocuparnos de sus diferentes partes. Los remedios que encontrarás en las páginas siguientes se refieren a todo tu ser. El cuerpo y la mente están interconectados, razón por la cual es preciso ocuparse del ser en su conjunto, en vez de aislar los problemas y las dolencias. Evidentemente, curar las partes individuales resulta útil cuando se trata de un hueso roto o de un corte en un dedo, pero cuando nos enfrentamos a problemas más complejos, como son el estrés, el insomnio y la depresión, es esencial considerar a la persona completa. Cada vez son más los médicos occidentales que recomiendan el yoga, la meditación y la relajación para mejorar la salud y prevenir y curar enfermedades y dolencias. He observado grandes cambios desde que empecé a enseñar esta disciplina. Tengo muchos alumnos que han decidido apuntarse a clases de yoga para solucionar una amplia gama de problemas por consejo de su médico, desde el dolor de espalda, la ansiedad o la tensión sanguínea alta hasta la obesidad, e incluso como ayuda para enfermedades tan graves como el cáncer.

Después de este breve recorrido por las investigaciones realizadas sobre el yoga, ahora ya sabes que puede reportar grandes beneficios a todas las personas que lo practican junto con la meditación y otras técnicas visuales y de relajación.

Como ya he dicho, la ciencia está llegando finalmente a descubrir lo que los practicantes de yoga sabemos desde hace años: el yoga siempre ha tenido la capacidad de curar el cuerpo y la mente. El yoga nos pertenece a todos, y todos tenemos el poder de curarnos a nosotros mismos. A medida que las investigaciones ilustren cada vez más el poder curativo del yoga, nuestra generación y las generaciones futuras tendrán más oportunidades para acceder a su propio sanador interno y disfrutar de una espléndida salud.

Todo esto ha sonado un poco a sermón y voy a bajarme del púlpito. Como acabas de conocerme, no tienes por qué creer en mí, pero puedes creer en la ciencia y, especialmente, en ti mismo. Tu salud te lo agradecerá.

Ahora que ya sabes que quieres probar el yoga, ¿por dónde empezar? Solo tienes que pasar a la página siguiente... y seguir tu nariz.

Capítulo 3

Para empezar, limítate a seguir tu nariz

En nuestra vida cotidiana resulta muy útil tomarse un tiempo para pensar cuando tenemos que resolver problemas, tomar decisiones e incluso antes de cruzar la calle. Pero cuando queremos desarrollar las cualidades necesarias para curarnos a nosotros mismos —la intuición, la sensibilidad y la autoconciencia— lo que necesitamos es aquietar nuestra mente. ¿Y cómo se hace? La respuesta está en tu nariz.

Por lo general, deambulamos distraídos, esforzándonos por cumplir con nuestras actividades y afrontar nuestras obligaciones. Cuando nos decidimos a prestar atención a la respiración, tenemos que empezar por tomar conciencia del aire que inspiramos, porque más aire significa que todo se torna más ligero, más fácil y más eficaz. Es como una agradable brisa que sopla a través de tu cuerpo, que es tu casa.

Cuando aprendemos a ser conscientes de la respiración, ofrecemos un soplo de aire fresco a nuestra vida en general. La vida cambia y se expande, y todo resulta más fácil, más ligero y más divertido a medida que absorbemos más espacio, más luz... y más aire.

Todos tenemos que respirar para mantenernos vivos. La meditación es una técnica al alcance de cualquier persona que desee progresar. Puedes meditar durante cinco segundos, cinco minutos o una hora; eso dependerá del tiempo que tengas disponible, pero trata de encontrar un rato para meditar cada día. Los beneficios de la meditación son asombrosos y abarcan desde la sensación de sentirse a gusto con uno mismo hasta reducir el estrés, desarrollar la atención, experimentar una mayor creatividad y disolver impulsos destructivos; la meditación genera también una poderosa sensación de conexión consigo mismo y potencia la capacidad de definir objetivos. Una vez que te decidas a practicarla y experimentes sus beneficios, seguramente intentarás encontrar tiempo para volver a la respiración con más frecuencia.

¿Qué es la meditación? Es algo tan sencillo como calmar la mente concentrándote en la respiración en vez de dejarte llevar por pensamientos que disparan preocupaciones. Descubrirás que es una práctica muy poderosa que nos conecta con nuestro núcleo interno. Cuanto más tiempo dedicamos a la meditación, más cuenta nos damos de que todo cuanto necesitamos se encuentra precisamente en nuestro interior.

Y suceden cosas muy interesantes cuando dejamos de respirar de forma inconsciente y nos consagramos a la tarea de observar el ir y venir de la respiración. Nos colocamos en «modo observación». En el momento en que comenzamos a prestar atención a nuestra respiración, el espacio empieza a ampliarse para que nuestra mente se calme; los latidos del corazón son más pausados y la respiración se vuelve más profunda. La observación se convierte así en una meditación.

ES HORA DE PRACTICAR YOGA: RECUPERAR LA RESPIRACIÓN

Vamos a ocuparnos de algunas cosas que suceden con la respiración, tanto cuando está bajo control como cuando se descontrola. Hablaremos de algunas técnicas que son muy útiles, independientemente de que estés practicando yoga, relajándote en casa o desplazándote hasta tu lugar de trabajo.

Respiración breve, rápida y descontrolada

Todos hemos experimentado este tipo de respiración al subir corriendo las escaleras, en medio de una discusión acalorada o al enterarnos de alguna noticia alarmante. Si estás practicando yoga y tu respiración se acorta y se acelera, debes considerarlo como una señal que te indica que detengas el trabajo físico hasta que vuelva a ser prolongada y profunda. Cuando percibas que tu respiración se acorta y se acelera, tómate el tiempo necesario para volver al ritmo adecuado.

La próxima vez que subas corriendo unas escaleras o te apresures para llegar a algún sitio, observa tu respiración. Si es corta y rápida, dedica unos instantes a calmarla. Tu capacidad para recuperar la respiración lenta y profunda aun cuando estés en medio de un momento complicado te aportará todo tipo de beneficios para tu vida en general.

Respiración fácil y fluida

Con suerte, es la clase de respiración que tenemos durante la mayor parte del día cuando estamos tranquilos y relajados. Inhalaciones y exhalaciones fáciles y cómodas. Este es un buen lugar para empezar cuando te preparas para meditar. Mientras meditas puedes seguir manteniendo la respiración fluida o hacer inhalaciones y exhalaciones un poco más profundas. No hay ninguna forma específica de meditar; pero es conveniente conocer ciertas opciones y, por supuesto, ser consciente de tu respiración.

Pruébalo ahora: siéntate en una posición cómoda con la única intención de observar tu respiración. No intentes conducir el proceso, sólo tienes que relajarte. Si tu atención se dispersa, ocúpate de concentrar tu mente otra vez en la respiración.

Respiración larga y profunda

Esta es la respiración que necesitas mientras practicas yoga. Cuando inhalas y exhalas profundamente, tus músculos pueden trabajar con eficacia y tu mente se calma. Si dejas que tus movimientos se originen en una respiración larga y profunda, cualquier movimiento que hagas con tu cuerpo fluirá más fácilmente. Intenta evitar forzar tu cuerpo porque de lo contrario probablemente observarás que tu respiración se acorta. En ese caso, debes volver a regularla.

Pruébalo ahora: siéntate erguido y en una postura que te resulte cómoda. Cierra los ojos y comienza a prestar atención a tu respiración. Alarga y profundiza las inhalaciones y exhalaciones estableciendo un ritmo profundo y regular. Continúa manteniendo ese ritmo respiratorio durante algunos minutos. ¿Cómo te sientes?

Respiración de Darth Vader

La respiración Ujjayi (también conocida como respiración de Darth Vader porque cuando la practicas te pareces a él) ayuda a centrar la mente durante las sesiones de yoga y meditación y, específicamente, estimula el nervio vago, que es el encargado de emitir señales que te hacen sentir feliz.

Pruébalo ahora: siéntate erguido y en una postura que te resulte cómoda. Cierra los ojos y comienza a prestar atención a tu respiración. Alarga y profundiza las inhalaciones y exhalaciones, estableciendo un ritmo respiratorio profundo y regular. Contrae ligeramente la parte posterior de la garganta, de modo que al inhalar y exhalar produzcas un suave sonido sibilante. Continúa respirando con este ritmo durante varios minutos. ¿Cómo te sientes? ¿Observas alguna diferencia con respecto al ejercicio anterior?

Respiración alterna

Esta respiración calma el sistema nervioso, combate la ansiedad, despeja la congestión y te brinda una sensación de felicidad tan solo algunos minutos después de haber empezado a inhalar y exhalar. Es muy beneficioso practicar la respiración alterna todos los días, aunque sea durante algunos minutos. Si tienes que asistir a una reunión o a un evento que te produce ansiedad, practícala unos instantes para eliminar el estrés. Esta respiración es perfecta para organizar el cuerpo y centrar la mente antes de adentrarte en la meditación. Si estás constipado o sufres algún tipo de alergia o de congestión, debes practicarla todos los días hasta que desaparezcan sus desagradables síntomas.

Pruébalo ahora: siéntate erguido y en una postura que te resulte cómoda. Dobla los dedos índice y corazón de la mano derecha sobre la palma de la mano, y utiliza el anular y el pulgar para tapar los orificios nasales, porque ofrecen el espacio perfecto para la nariz. Esta posición de las manos te ayudará a alternar la respiración entre una y otra fosa nasal mientras inhalas y exhalas.

Tapa el orificio izquierdo con el dedo anular y mientras cuentas hasta cuatro, inhala por el orificio derecho. Luego debes tapar el orificio derecho con el pulgar para que ambas fosas nasales estén cerradas y retener el aire contando hasta cuatro. A continuación, retira el dedo anular y exhala todo el aire por el orificio izquierdo, contando nuevamente hasta cuatro. Por último, completa el ejercicio por el otro lado. Invierte el movimiento y empieza a inhalar por el orificio izquierdo, luego cierra ambos orificios y finalmente exhala por el derecho. Repite este ejercicio respiratorio entre tres y cinco minutos.

Respiración del fuelle

La respiración del fuelle es excelente para limpiar todo tu cuerpo, tanto física como mentalmente. Debes hacer exhalaciones cortas y rápidas por la nariz, dejando que las inhalaciones se produzcan de forma natural. La respiración del fuelle limpia rápidamente tu sistema nervioso y circulatorio y, además, te proporciona una inyección de energía.

Pruébalo ahora: siéntate erguido y en una postura que te resulte cómoda. Inhala larga y profundamente. Exhala rápidamente por la nariz y, a continuación, deja que la inhalación fluya de forma natural y repite el ritmo medio durante unos segundos. Si te encuentras cómodo, empieza a acelerar el ritmo hasta que consigas exhalar muy velozmente. Intenta continuar con el ejercicio entre treinta segundos y un minuto. Cuando estés preparado para terminar, reduce paulatinamente las exhalaciones hasta recuperar la respiración profunda normal.

Respiración de fuego

Si en algún momento sientes frío y necesitas calentarte rápidamente, la técnica que necesitas es la respiración de fuego porque genera calor y aumenta el nivel de energía. Después de respirar durante algunos segundos te sentirás rejuvenecido y lleno de vitalidad. La respiración de fuego oxigena la sangre y te ayuda a desintoxicarte, pues elimina muy eficazmente las toxinas. Además, equilibra el sistema nervioso, masajea los órganos y mejora el funcionamiento del aparato digestivo.

Pruébalo ahora: siéntate erguido y en una postura que te resulte cómoda. Inhala larga y profundamente. Exhala todo el aire. Empieza a respirar vigorosamente por la nariz como si estuvieras olfateando.

Cuando dirigimos nuestra atención a la respiración, experimentamos el tiempo de una manera diferente que durante el resto del día. El tiempo parece alargarse durante la meditación. Cuando acabes de practicar cualquiera de estas meditaciones basadas en la respiración, te sorprenderá descubrir cuánto tiempo ha pasado (o no ha pasado). ¿Has experimentado alguna vez la sensación de que el tiempo se vuelve cada vez más lento, o incluso se detiene? Los deportistas hablan de este fenómeno diciendo que están «en la zona». Después de haber marcado treinta y cinco puntos en la primera mitad de un partido, Michael Jordan declaró: «No puedo explicarlo. Es como si el tiempo se detuviera. La canasta es grande y tengo la sensación de que no puedo fallar. Estoy en la zona».

Todos tenemos la habilidad de «entrar en la zona» desarrollando una práctica meditativa asidua. Y lo mejor es que cada vez va a más. Cuanto más practiques, más tiempo pasarás en la zona.

¿Por qué es tan importante? Porque la atención consciente enfocada en nuestro propio cuerpo produce un efecto dominó. Sigue leyendo. Antes de que lleguemos a las curas, me gustaría relacionar unos pocos elementos más del yoga en un todo que es una vida sana.

EL EFECTO DOMINÓ

Si practicamos yoga con asiduidad, además de manejar el estrés podemos aprender a deshacernos de todo aquello que lo ha provocado. Podemos limpiar el cuerpo y la mente de forma periódica para impedir que muchas dolencias se transformen en enfermedades y tener mayores recursos en el caso de que lleguen a convertirse en problemas importantes.

Asimismo, cuanto más tiempo dedicamos a meditar y practicar yoga, mayor es nuestra sensibilidad para reconocer los alimentos que son adecuados para nosotros. Cuando alguien comienza a practicar yoga con asiduidad, suele producirse un efecto transformador: sus gustos cambian y sustituye los alimentos que no eran saludables por otros que son realmente nutritivos y sanadores.

CURACIONES DE LA VIDA REAL: LA TRANSFORMACIÓN DE LESLIE, DEL BEICON AL BRÓCOLI

Leslie entró en el estudio afirmando que deseaba practicar yoga todos los días durante dos semanas. Acababan de despedirla del trabajo y quería comenzar un programa de ejercicios para sentirse a gusto con su mente y su cuerpo. Sus hábitos alimenticios no eran los mejores. Cuando estaba en casa, tomaba tentempiés de beicon, y en las comidas principales ingería un montón de alimentos salados y fritos. Después de hacer yoga durante una semana mencionó que sus gustos habían cambiado drásticamente. Había observado que al salir de la clase de yoga le apetecía comer algo fresco. Así que comenzó a preparar ensaladas y esto, a su vez, le generó el deseo de cocinar su propia comida en vez de comprarla de camino a casa o comer en un restaurante cada día, como solía hacer antes de empezar a practicar yoga. La transformación de Leslie, del beicon al brócoli, no resulta tan sorprendente porque la práctica del yoga te hace ser consciente de cómo te encuentras, qué sientes y qué es lo que necesitas para sentirte bien. El cuerpo y la mente precisan un combustible saludable. En general, no nos procuramos aquello que verdaderamente necesitamos porque no sabemos lo que realmente queremos.

Si somos constantes en nuestra práctica de yoga, pronto nos sentiremos más atraídos por otras prácticas saludables. No solo observarás que te apetece tomar alimentos sanos, también te tratarás mejor, pasarás mejores momentos con la familia y los amigos e incluso serás más sensible a las maravillas diarias de la vida. Respirar conscientemente y prestar atención obra milagros.

ES HORA DE PRACTICAR YOGA: ¿QUÉ HÁBITOS TE ESTÁN AYUDANDO O PERJUDICANDO?

Vas a necesitar una hoja de papel para tomar algunos apuntes para este ejercicio. Dedica unos instantes a reflexionar sobre todas las curas milenarias que has adoptado y utilizado en tu vida. Puede ser el yoga, leer, una actividad artística, un tipo de ejercicio, largos paseos con los amigos o algún consejo maravilloso que te ha dado un amigo íntimo o un miembro de tu familia.

En una parte del papel enumera todas las prácticas y hábitos sanos que has integrado en tu vida y que te benefician diariamente. No es necesario que sea algo muy serio, puede ser tan simple como darte un baño caliente para relajarte al final de una larga semana.

En el otro lado del papel escribe los hábitos que no son los que más te favorecen, aquellos que desearías cambiar. La lista puede incluir elementos tan sencillos como eliminar el estrés, tomar menos alimentos procesados o beber menos alcohol; o temas más importantes como dejar de fumar o encontrar alternativas posibles para los medicamentos que tomas.

Observa las dos listas sin juzgar. ¿Cuál es más larga? ¿Es la que contiene los hábitos que deseas cambiar o la que incluye tus hábitos saludables? Obsérvalas sin hacer ningún juicio de valor.

Ahora que tienes tus hábitos frente a ti, es hora de ponerse a trabajar. Si tienes un montón en el lado de las prácticas saludables, debes decidir cómo vas a mantenerlos integrados en tu vida y, si es posible, agregar algunos más. Trata de ser lo más específico posible, por ejemplo «meditar durante diez minutos antes de irme a dormir esta noche» o «preparar una cena de brócoli y quinoa». Piensa cómo puedes compartir tus hábitos saludables con aquellos que te rodean. Una forma de conservar esas conductas positivas es transmitirlas a otras personas.

Si la lista más larga corresponde a los hábitos que te gustaría cambiar, no hay ningún problema. Tenemos que empezar por donde estamos, y como ya he dicho, siempre estamos precisamente en el sitio donde tenemos que estar. De modo que tracemos un plan.

INSPIRACIÓN ZEN

Respira profundamente. Todo sucede en el momento presente, allí donde debes estar. Cada aliento te lleva directamente al presente.

Empieza ahora mismo. Piensa en algo que desees cambiar. No tiene que ser un cambio drástico; puede tratarse de algo tan sencillo como prometerte que a lo largo del día te dedicarás a hacer cinco respiraciones largas y profundas cuando percibas que te estás estresando. O que hoy no vas a consumir ningún alimento procesado, y que mañana volverás a intentarlo. Cualesquiera sean tus desafíos, no te plantees más de uno por día. Insúflale nueva vida y lo transformarás en algo hermoso... y también conseguirás transformarte a ti mismo.

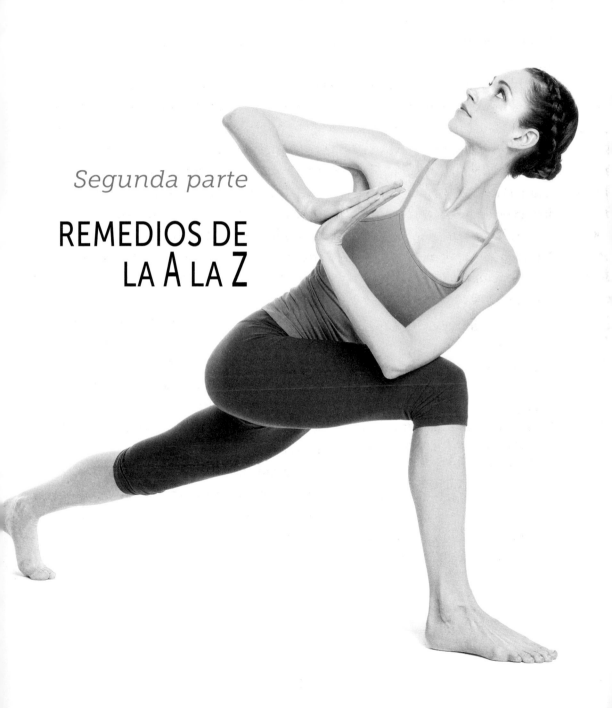

Segunda parte

REMEDIOS DE
LA A LA Z

Cuando el dolor ya se ha instalado en alguna parte de nuestro cuerpo, debemos trabajar muy conscientemente con la intención de disolverlo y comenzar a curarnos.

Hay algo maravilloso en el yoga, y es que no se ocupa únicamente del problema específico sino de todo nuestro ser. Cuando practicamos yoga, no tratamos exclusivamente una enfermedad, aplicamos un tratamiento integral. La curación a través del yoga se centra en el origen de todos los factores implicados. No se trata de una mera cuestión de enmascarar el problema sin ocuparse de la causa, porque ese enfoque genera aún más problemas y efectos secundarios.

Las posturas, los movimientos y las técnicas de respiración que se utilizan en yoga crean diseños intrincados que corrigen el desequilibrio del sistema nervioso al nivel celular. Las posturas se han concebido para regular la tiroides, el flujo sanguíneo, el sistema digestivo e incluso la actividad cerebral. El yoga te ayuda a recuperarte y revigorizarte desde el interior. ¿Y quién no merece ser feliz y estar sano? Yo lo he conseguido ... pero eso se debe a lo que ya he mencionado: el yoga cura.

A menudo la respuesta más simple a un problema está justo frente a nosotros. Pero con yoga, está aún más cerca. Está en nuestro interior.

Todo es posible. Tanto si piensas que puedes o que no puedes hacerlo, siempre tienes razón.

Henry Ford

Me encanta la naturaleza universal de la cita de Henry Ford porque se refiere a muchas cosas, incluida la capacidad sanadora del yoga. El yoga tiene mucho que ver con lo que sucede en tu mente. Si crees que algo es posible, lo será. Si crees que algo es imposible, también lo será a menos que cambies tu forma de pensar. Y el truco es que nadie más que tú puede cambiar tu mente.

El yoga nos enseña a relajar nuestro cuerpo y nuestra mente. Si conseguimos aprender a relajarnos, nuestros sistemas nervioso, muscular, circulatorio, inmunitario y hormonal funcionarán maravillosamente bien y nos mantendremos sanos durante toda la vida. En cambio, cuando nuestro cuerpo y nuestra mente están tensos, alterados y estresados, las cosas comienzan a descontrolarse.

Si no te crees capaz de hacer algo, seguramente así será. Por eso te sugiero que empieces a creer en ti mismo. Te enseñaré técnicas que pueden ser de gran ayuda para ti, pero eres tú quien debe hacer el trabajo. Creer en ti es la mejor cura.

UNA COSA MÁS...

Los siguientes remedios tienen como fin inspirarte para iniciar un camino duradero en pos de una salud radiante y mantenerte en él a lo largo de toda tu vida. Espero que alivien el dolor, reduzcan el estrés, liberen las tensiones y potencien tu felicidad, bienestar, salud y paz mental.

Estos remedios no están diseñados para ofrecer una solución rápida para un problema acuciante, ni para sustituir otro tipo de cuidados y tratamientos para la salud y el bienestar. Cuando practiques yoga, y también a la hora de autodiagnosticar los síntomas, te aconsejo que apliques tu mejor criterio.

HERRAMIENTAS BÁSICAS DEL OFICIO

Hay algunos objetos que te vendría bien tener a mano durante la práctica:

Dos bloques de yoga: puedes adquirirlos prácticamente en cualquier tienda de deporte o de artículos variados y, por supuesto, a través de Internet. Los bloques son muy útiles para muchas posturas. Si no tienes uno, puedes sustituirlo por un cojín firme en la mayoría de las posturas.

Una manta: cualquier tipo de manta que quieras utilizar para tumbarte.

Una esterilla de yoga: es probable que quieras tener una esterilla un poco acolchada para estar más cómodo; también evitará que te resbales. Si no tienes una esterilla, puedes practicar sobre una alfombra o una moqueta, o también sobre el suelo de madera. Pero ¡no olvides cuidar tus rodillas!

Tienes que ser sincero contigo mismo y estar muy presente en el momento para que el yoga pueda curarte. Lo importante para la curación no es que consigas hacer las posturas, sino tu forma de hacerlas. Si prestas mucha atención a tu respiración y al resto de tu cuerpo y tu mente, conseguirás remediar muchas de las pequeñas dificultades de la vida, e incluso también algunos problemas más importantes. Aun en los casos en que la curación sea imposible, el yoga puede ayudarnos a tener una mayor perspectiva y vivir lo mejor que podamos, independientemente de las circunstancias.

En cada uno de los remedios que menciono en este libro se incluyen ilustraciones de algunas posturas de yoga esenciales, seleccionadas para conseguir un efecto específico (o un conjunto de efectos) en tu mente y en tu cuerpo. Más allá de que se trate de aliviar alergias, acné, el síndrome premenstrual o la resaca, estos remedios son tu trampolín hacia una salud y una felicidad maravillosas. Considéralos como diferentes puntos de partida para una vida llena de energía, vigor y entusiasmo. Serán muy efectivos si tienes paciencia y te tomas las cosas con calma, si te sientes cómodo con tu cuerpo y tu respiración y, una vez más, si estás muy atento.

Te ruego que respetes tu cuerpo, que no seas exigente contigo mismo y, por supuesto, que te lo pases muy bien. Se supone que el yoga es algo placentero. Disfruta de tu respiración. Disfruta de tu cuerpo. Disfruta de estar conectado contigo mismo.

¡Y ahora vamos a practicar un poco de yoga!

YOGA DIARIO

Es muy importante hacer yoga diariamente para aprovechar sus múltiples beneficios. La constancia es esencial, independientemente de que tu objetivo sea remediar una dolencia, trabajar en pos de un objetivo personal o, simplemente, que quieras conservar tu salud y tu felicidad.

Si eres principiante y te agobia la idea de desenrollar la esterilla de yoga cada día hasta la eternidad, puedes empezar por una meditación diaria que sea muy simple. Solo te llevará un momento sintonizarte con tu respiración, y comprobarás que desarrollarás adicción en cuanto lo consigas. La práctica asidua pronto será tan natural como despertarte cada mañana. Encuentra tiempo para ti; tu salud y tu felicidad lo merecen. Te prometo que no te arrepentirás.

Calentamiento

Antes de cada rutina de ejercicios es aconsejable hacer un poco de calentamiento. Yo recomiendo comenzar meditando durante algunos minutos en posición sedente y, a continuación, hacer el «saludo al sol» varias veces para concentrarte, conectarte con tu respiración e ir despertando y sintiendo todo tu cuerpo. Cada sesión de yoga será diferente, de modo que deja que tu cuerpo se detenga, vuelva atrás y se organice según sus propias sensaciones.

Meditación en posición sedente

Siéntate erguido de la manera más cómoda que sea posible. Relaja los hombros, alejándolos de las orejas. Descansa las palmas de las manos sobre los muslos (orientadas hacia arriba o hacia abajo, lo que te resulte más cómodo) y cierra los ojos. Empieza a dirigir tu atención a la respiración. Observa las inhalaciones y exhalaciones y calma tu mente entre ambas. Comienza a alargar y profundizar cada inhalación y exhalación, estableciendo un ritmo respiratorio cómodo y pausado. Cuando un pensamiento irrumpa en tu mente, limítate a observarlo como si estuvieras viendo pasar una nube. Déjalo ir y vuelve a tu respiración; sigue respirando entre tres y cinco minutos. Si te resulta práctico, puedes usar un cronómetro, pero también puedes guiarte por tus sensaciones y cuando abras los ojos descubrirás cuánto tiempo real ha pasado. Ambas posibilidades son útiles.

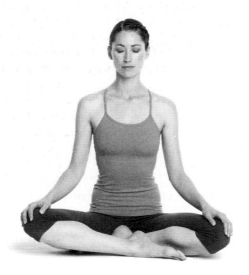

Saludo al sol

Hay muchas variantes del saludo al sol. Esta es una versión muy simple concebida para abrir todo el cuerpo. Muévete suavemente entre cada una de las posturas. Tienes toda la libertad para agregar o quitar movimientos para personalizar tu práctica. En algunas de las siguientes posturas respirarás haciendo una inhalación profunda o una exhalación prolongada, y en otras puedes optar por entre una y cinco respiraciones completas, o incluso más si lo prefieres. Lo más importante es percibir tus sensaciones durante la secuencia, mover tu cuerpo de una forma cómoda y fluida y disfrutar al moverte suavemente por el espacio. Cada inhalación abre y alarga el cuerpo y la mente. Cada exhalación descarga la tensión acumulada y te traslada a un nuevo espacio. Cuanto más profunda sea tu respiración, más te abrirás. De modo que respira profunda y plenamente, y ¡disfruta del viaje!

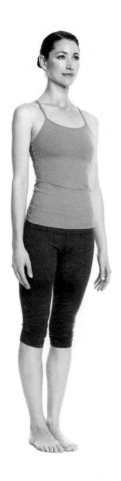

POSTURA DE PIE

De pie en uno de los extremos de la esterilla de yoga, coloca los pies paralelos y ligeramente separados a la misma distancia que hay entre los huesos de la cadera. Ten en cuenta que estos no se encuentran en la parte exterior de las caderas, de modo que los pies no deben estar demasiado separados. Puedes comprobarlo colocando dos puños entre ellos; esa es la distancia aproximada que hay entre los huesos de la cadera. Cierra los ojos y presta atención a tu respiración. Alarga y profundiza las inhalaciones y exhalaciones, y sigue respirando con este ritmo lento y placentero durante cinco respiraciones completas. Abre suavemente los ojos.

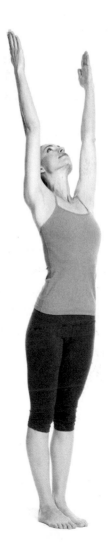

DE PIE CON LOS BRAZOS ESTIRADOS

Inhala y eleva los brazos por ambos lados del cuerpo hasta que estén estirados por encima de la cabeza, llenando todo el espacio con tu respiración y tu movimiento. Relaja el coxis moviéndolo ligeramente hacia abajo y eleva el pecho. Mantén los hombros relajados y mira hacia arriba con la cara y la frente relajadas.

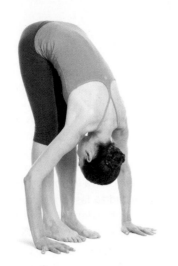

FLEXIÓN HACIA DELANTE DE PIE

Exhala y flexiona el tronco hacia delante sobre las piernas. Relaja el cuello y la cabeza hasta que cuelguen. Si los tendones de las corvas están demasiado tensos, dobla ligeramente las rodillas para que se relajen y se abran. Presiona las puntas de los dedos de las manos contra el suelo.

FLEXIÓN HACIA DELANTE DE PIE CON LA ESPALDA RECTA

Inhala, mira hacia delante y estira la espalda hasta que llegue a la posición horizontal. Los dedos de las manos deben rozar el suelo, pero si esto implica demasiada tensión en los tendones de las corvas, puedes presionar ligeramente las manos contra las espinillas para alargar bien la columna.

LA TABLA

Flexiona las rodillas todo lo que necesites para presionar las palmas de las manos contra el suelo. Empuja con las manos y lleva ambos pies hacia atrás para que tu cuerpo forme una línea recta desde la coronilla hasta los talones. Contrae el abdomen y eleva la parte anterior de los muslos. Mantén la postura durante cinco respiraciones largas y profundas. Si te resulta demasiado intensa, puedes bajar suavemente las rodillas hasta el suelo.

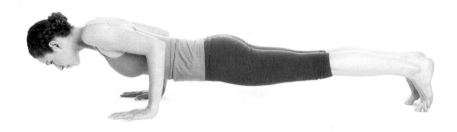

FLEXIÓN EN LA POSTURA DE LA TABLA

Puedes hacer esta postura con las rodillas elevadas o bajas. Presta atención a tu cuerpo. Flexiona los codos hacia atrás y baja el cuerpo hasta formar una línea, con la parte superior de los brazos paralela al suelo. Si hacer media flexión te resulta demasiado intenso, baja lenta y completamente el abdomen, flexionando los codos hacia atrás.

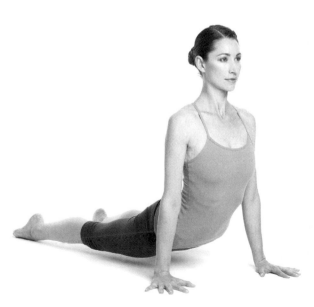

EL PERRO CON EL HOCICO HACIA ARRIBA

Baja las rodillas suavemente al suelo. Si has hecho la tabla con las rodillas bajas, ya estarán preparadas para iniciar esta postura. Baja los hombros y eleva el pecho apoyándote sobre los brazos mientras inhalas profundamente. Estira los brazos hasta donde te resulte cómodo y mantén los hombros bajos. Si estiras los brazos y sientes un pinchazo en la espalda, flexiona los codos y eleva un poco más el pecho, soportando el peso corporal con los brazos hasta que te sientas cómodo. Ten en cuenta que puedes agregar algún pequeño movimiento si necesitas un poco de ayuda para que la espalda se abra y para estar más cómodo en la postura. Desplaza levemente el torso a uno y otro lado, siempre que te resulte cómodo. Recuerda que nunca debes forzar ni tensar el cuerpo.

LA POSTURA DEL NIÑO

Abandona la postura del perro desplazando lentamente las caderas hacia atrás, hasta colocarlas sobre los talones. Los brazos deben estar estirados y apoyados sobre el suelo frente a ti y a ambos lados de la cabeza. Apoya la frente sobre el suelo y respira profundamente en dirección a la espalda. Mantén la postura durante cinco respiraciones profundas y prolongadas. Observa las sensaciones de tu cuerpo que van y vienen tal como antes observabas pasar tus pensamientos. A continuación, respira tres veces profunda y largamente.

EL PERRO CON EL HOCICO HACIA ABAJO

Separa los dedos de las manos como si quisieras cavar en la arena húmeda, eleva las caderas, apoya firmemente los dedos gordos de los pies sobre el suelo y lleva el cuerpo hacia atrás para adoptar esta postura. Los talones deben estar en contacto con el suelo, los hombros y el cuello relajados. Realiza algunos movimientos pequeños y fáciles con el fin de que el cuerpo se abra e impedir que se quede fijo en una posición estática. Desplaza el torso suavemente de lado a lado. Mantén la postura durante cinco respiraciones largas y profundas.

Cuando estés preparado, avanza con los pies hacia las manos y recupera la flexión hacia delante de pie. Desenrolla la columna, vértebra a vértebra, para volver a una posición vertical. Cuando estés nuevamente de pie, inhala y extiende los brazos hacia arriba, llenando el espacio con tu cuerpo. Exhala suavemente mientras bajas los brazos hasta colocarlos a ambos lados del cuerpo. Repite esta variación simple del saludo al sol cinco veces, o incluso más, para generar calor corporal y serenidad mental.

Acné

En la adolescencia algunos de nosotros tuvimos acné, una de las desagradables molestias asociadas al crecimiento; también hay algunos adultos que luchan para resolver este problema. En ambos casos, es un síntoma que puede producir estrés, lo que a su vez puede dar lugar a más erupciones virulentas. Sabemos por experiencia que el yoga reduce el estrés y que muchos que lo practican asiduamente tienen el «brillo del yoga» (una piel joven y tersa). ¿Te has preguntado alguna vez por qué algunas personas tienen ese brillo? No es gracias a cremas muy caras, al *botox* o a la cirugía estética. Se trata simplemente del yoga... y de todas las actividades saludables a las que una práctica asidua de yoga te conduce de forma natural.

EL YOGA PUEDE CURAR EL ACNÉ

Los altos niveles de estrés provocan todo tipo de reacciones químicas negativas en nuestro cuerpo. Estos activadores del estrés pueden generar complicaciones que terminan siendo enfermedades. El acné es un resultado relativamente benigno del estrés y no existe ninguna contraindicación que impida probar el yoga como forma de remediarlo, porque todo el mundo sabe que la práctica asidua de yoga reduce los niveles de estrés.

Prueba la siguiente rutina de ejercicios con la mayor frecuencia que puedas. ¡Tres veces por semana sería un buen comienzo! La rutina está concebida para que realices unas pocas posturas simples que consiguen que tus músculos trabajen para ti y, al mismo tiempo, suponen un desafío para conseguir la tranquilidad mental. Si te sientes cómodo en la postura de la tabla, también lo estarás en muchas otras circunstancias de tu vida. Por lo tanto, practica la tabla con la intención de disfrutar de una vida donde no existan el acné ni el estrés.

El acné se forma cuando las glándulas de los folículos de la piel producen sebo, un aceite que lubrica la piel. Cuando el sebo se abre paso hacia la epidermis (la capa cutánea más superficial), arrastra consigo células muertas. Si la mezcla de ambos obstruye un poro, proliferan las bacterias que producen inflamación y acné. El yoga viene al rescate porque el acné está asociado al estrés. La hormona relacionada con la sensación de estrés es el cortisol. Cuando estás estresado, las glándulas adrenales liberan cortisol, una sustancia que produce un montón de reacciones en tu cuerpo, entre ellas una mayor producción de sebo. Demasiado sebo significa poros obstruidos y acné. Ahora conoces otro motivo por el cual deberías reducir el estrés; tener buen aspecto es un beneficio excelente, y sentirse menos estresado no tiene precio.

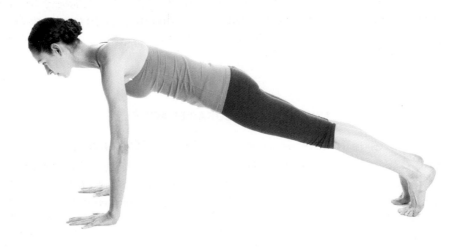

LA TABLA

A cuatro patas, coloca las muñecas por debajo de los hombros y las rodillas alineadas con las caderas. Separa los dedos de las manos como si estuvieras cavando en la arena húmeda. Presiona los dedos de los pies contra el suelo y estira las piernas y los brazos, de modo que tu cuerpo forme una línea recta desde la coronilla hasta los talones. Contrae el abdomen y eleva la parte anterior de los muslos. Mantén la postura durante cinco respiraciones largas y profundas. Si es demasiado intensa para ti, baja suavemente las rodillas al suelo. Presta atención para respirar de forma fluida durante la postura.

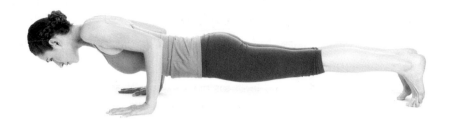

FLEXIÓN EN LA POSTURA DE LA TABLA

Puedes hacer esta postura con las rodillas elevadas, o bajarlas y optar por una versión un poco menos intensa. Escucha a tu cuerpo y organízalo en consecuencia. Lleva los codos hacia atrás y baja el cuerpo, que debe formar una línea recta, hasta que los brazos estén paralelos al suelo. Mantén el cuerpo recto y presiona las manos contra el suelo para elevarte.

POSTURA DE LA TABLA LATERAL

Desde la postura de la tabla, presiona la mano derecha contra el suelo y eleva ligeramente las caderas, luego gira sobre el borde externo del pie derecho. Estira el brazo izquierdo hacia arriba, hasta que esté recto y alineado con los hombros. Mira hacia la mano izquierda. Puedes dejar los pies tal como están o poner uno encima del otro para tener más estabilidad; pero si esto te resulta demasiado difícil, baja la rodilla derecha hasta que te sientas más estable. Mantén la postura durante dos inhalaciones y dos exhalaciones largas y profundas. Vuelve a la postura normal de la tabla y repite el ejercicio con el otro lado.

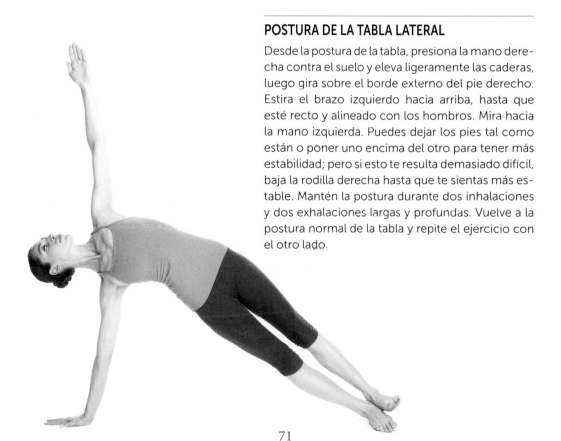

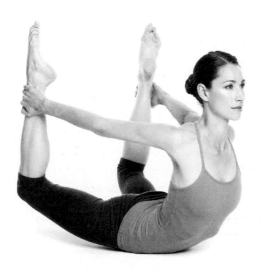

EL ARCO

Desde la postura de la tabla, flexiona los codos y baja suavemente el cuerpo hasta tumbarte sobre el abdomen. Dobla las rodillas y estira los brazos hacia atrás para sujetar los tobillos. Presiona suavemente los pies en dirección a las manos. Tu cuerpo se elevará y tu columna se arqueará. Ten cuidado de no forzar la espalda para que se abra, utiliza la presión de los pies sobre las manos para mover fácilmente el cuerpo al compás de tu respiración. Mantén la postura durante tres respiraciones largas y profundas y a continuación baja suavemente el cuerpo al suelo. Si no puedes sujetar ambos pies al mismo tiempo, prueba solo con uno.

Afición al sofá

¿Algunas veces te quedas casi literalmente pegado al sofá?

Lo que empieza siendo un inocente momento de relajación física y mental puede convertirse rápidamente en un nido acogedor y terminar en un estado vegetativo semejante al de un zombi, en el que no hay mucha esperanza de volver a recuperar nuestra energía y nuestro ser normal. Una vez que llegamos a ese estado zombi de dependencia del sofá, ya no podemos apartarnos de él. Los cojines nos atrapan como arenas movedizas. Las películas que pasan por la tele, los aperitivos, las revistas, los libros y todo lo que puedes desear están al alcance de la mano, no en balde resulta tan fácil apoltronarse en el sofá.

EL YOGA PUEDE ELIMINAR LA AFICIÓN AL SOFÁ

La única cura para la afición al sofá es encontrar un poco de inspiración para practicar algunos movimientos simples de un modo consciente. Si comienzas poco a poco, recuperarás la vitalidad y todo tu cuerpo se fortalecerá. Cuando empieces a practicar estos movimientos diseñados para aumentar la circulación sanguínea y la amplitud de los movimientos, enseguida recuperarás tu ser normal. Si te has aficionado al sofá y no tienes el menor deseo de moverte ni de revitalizar tu organismo, esta rutina puede ayudarte. Y lo mejor es que ni siquiera tienes que moverte del sofá para practicarla. Eso sí, te advierto que probablemente sentirás deseos de dar un paseo y disfrutar de algunas actividades que no tienen ninguna relación con el sofá después de hacer esta secuencia de posturas.

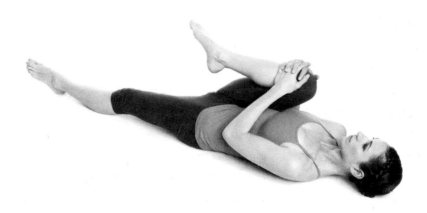

FLEXIÓN DE UNA RODILLA SOBRE EL PECHO

Túmbate sobre la espalda. Flexiona la pierna derecha sobre el pecho y sujeta la rodilla con ambas manos. Acerca la rodilla al hombro derecho con cada exhalación. Permanece en la postura durante cinco respiraciones largas y profundas.

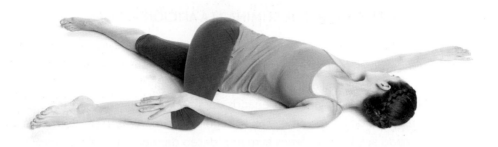

TORSIÓN CON UNA RODILLA SOBRE EL SUELO

Tumbado sobre la espalda, cruza la rodilla derecha sobre el cuerpo en dirección a la cadera izquierda. Abre los brazos en cruz con las palmas de las manos planas sobre el sofá. Si el espacio es muy pequeño, apoya las manos suavemente sobre las caderas. Gira la cabeza hacia la derecha. Mantén la postura durante diez respiraciones largas y profundas. Repite la secuencia con el otro lado, iniciando el movimiento con una rodilla flexionada sobre el pecho.

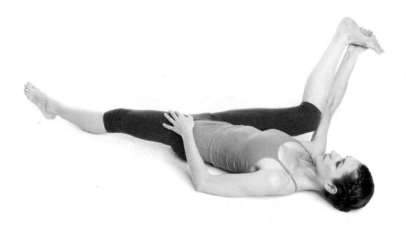

MEDIA POSTURA DEL NIÑO FELIZ

Permanece tumbado sobre la espalda y lleva la rodilla derecha junto al pecho de manera que la planta del pie esté orientada hacia arriba. Sujeta el borde exterior del pie derecho con la mano derecha y presiona la rodilla hacia abajo, en dirección al sofá, utilizando la fuerza del brazo. Mantén la postura durante cinco respiraciones largas y profundas y luego repite el movimiento con el otro lado.

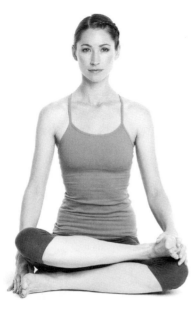

TOBILLOS JUNTO A RODILLAS EN POSICIÓN SEDENTE

Siéntate erguido. Dobla las rodillas y flexiona las piernas para adoptar una postura sedente de meditación. Eleva la pierna derecha para colocarla por encima de la izquierda, de modo que el tobillo derecho se sitúe sobre la rodilla izquierda y la rodilla derecha esté encima del tobillo izquierdo. Mantén la postura durante diez respiraciones largas y profundas y repite el ejercicio cambiando las piernas.

Agotamiento

Cumplir con todas nuestras obligaciones y actividades diarias puede resultar agotador, en especial si queremos abarcar demasiado. Una práctica metódica de yoga te ayudará a reflexionar sinceramente sobre cómo distribuyes tu tiempo, y te guiará de forma natural hacia un programa de actividades que te inspire y te cargue de energía. Así evitarás agotarte, estresarte y acumular tensión.

Tu actitud frente a las actividades diarias es un factor fundamental para tu nivel de energía. Algunas veces, lo único que necesitamos es conseguir concentrarnos en un trabajo que no nos entusiasma en absoluto. Trabajar duro en algo que no nos gusta suele producir agotamiento. Cuando te despiertas con ilusión y curiosidad por lo que te va a deparar el día, tus niveles de energía se disparan aunque tengas una jornada de mucho trabajo por delante. Practica estos simples ejercicios de yoga con asiduidad para recuperar la vitalidad y empezar a sentir ilusión por lo que haces; pronto volverás a sentirte entusiasmado y lleno de energía. Si estás agotado por falta de sueño, el yoga puede calmar tu cuerpo y tu mente para que puedas dormir bien por las noches. Todo lo que tienes que hacer es encontrar tiempo para practicar yoga y cuidarte.

EL YOGA PUEDE ELIMINAR EL AGOTAMIENTO

La forma de eliminar el agotamiento por medio del yoga requiere simplemente que realices unos ejercicios muy simples después de levantarte. Hacer algunos movimientos suaves por la mañana despierta tu organismo y te brinda una energía revitalizante y duradera.

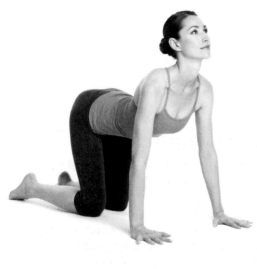

EL GATO/LA VACA

A cuatro patas, separa los dedos de las manos como si estuvieras cavando en arena húmeda. Sitúa las muñecas justo por debajo de los hombros y las rodillas por debajo de las caderas. Coloca la espalda en una posición neutral, ni arqueada ni redondeada. Presta atención a tu respiración. Alarga y profundiza las inhalaciones y exhalaciones. Respira cinco veces larga y profundamente en esta postura neutral.

A continuación, comienza a moverte al compás de tu respiración. Con la siguiente exhalación, lleva el abdomen hacia el suelo para que la columna se arquee y mira hacia arriba (postura de la vaca). Mientras inhalas, redondea la espalda y mira hacia tu cuerpo (postura del gato).

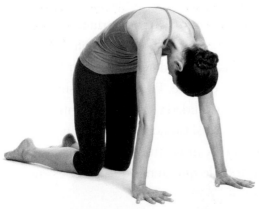

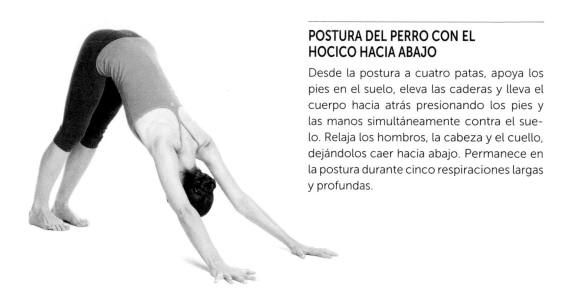

POSTURA DEL PERRO CON EL HOCICO HACIA ABAJO

Desde la postura a cuatro patas, apoya los pies en el suelo, eleva las caderas y lleva el cuerpo hacia atrás presionando los pies y las manos simultáneamente contra el suelo. Relaja los hombros, la cabeza y el cuello, dejándolos caer hacia abajo. Permanece en la postura durante cinco respiraciones largas y profundas.

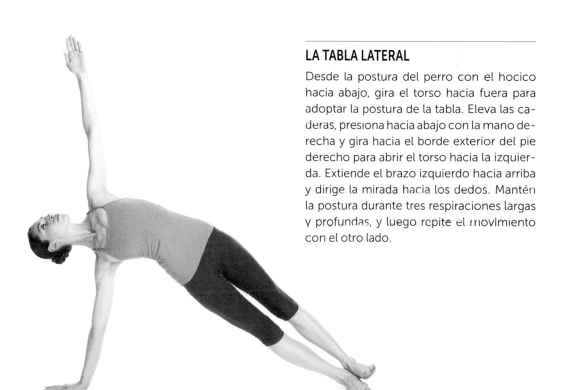

LA TABLA LATERAL

Desde la postura del perro con el hocico hacia abajo, gira el torso hacia fuera para adoptar la postura de la tabla. Eleva las caderas, presiona hacia abajo con la mano derecha y gira hacia el borde exterior del pie derecho para abrir el torso hacia la izquierda. Extiende el brazo izquierdo hacia arriba y dirige la mirada hacia los dedos. Mantén la postura durante tres respiraciones largas y profundas, y luego repite el movimiento con el otro lado.

Aguafiestas

El yoga nos recuerda que podemos pasarlo bien, incluso si nos hemos olvidado de hacerlo o hemos perdido esa parte de nosotros mismos a lo largo del camino por tomarnos la vida demasiado en serio. El yoga consigue devolverte la alegría. Lo comprobarás cuando, sin darte cuenta, dejes de ser un aguafiestas para convertirte en la alegría de la fiesta. Pocas veces en la vida tenemos la oportunidad de caernos y pasarlo bien con esa caída.

La mayoría de nosotros estamos atrapados por nuestra propia imagen, al menos hasta cierto punto, cuando no todo el tiempo: «Soy una persona seria», «Soy muy serio en el trabajo», «Pienso en cosas serias y tengo cosas serias que decir». Es muy útil aprender a ser más benévolo con nosotros mismos, tomarnos un descanso del adulto que llevamos a cuestas y aligerar nuestra vida. Puedes ocuparte de tus obligaciones con seriedad y sin embargo seguir disfrutando de momentos divertidos. No existe ninguna regla que diga que debes ser severo y tener el ceño fruncido para que la gente te tome en serio.

Cualquiera que haya probado una postura sobre las manos o cualquier otra postura de equilibrio probablemente se haya caído algunas veces; ¿cómo es posible que no lo encuentres divertido?

CURACIONES DE LA VIDA REAL: TARA SONRÍE DURANTE KILÓMETROS

En cierta ocasión que conducía hacia el aeropuerto de Los Ángeles me asaltó un «momento serio». Reflexionaba sobre el yoga y el estudio de Nueva York y, sin darme cuenta, me estaba tomando las cosas demasiado a pecho. Un coche se detuvo junto al mío frente a un semáforo en rojo, el conductor me miró y me dijo: «Sonríe, deberías relajarte».

Aquello me pareció muy extraño. Mi primer impulso fue cerrar la ventanilla y bloquear las puertas. La situación me pilló desprevenida, estaba tan absorta en mis preocupaciones que no había considerado la posibilidad de sonreír. Pero aquel hombre tenía razón. Y le hice caso. Solo fue una pequeña sonrisa, pero funcionó porque me encontré mejor de inmediato y mis preocupaciones des-aparecieron. Nunca sabes dónde vas a encontrar a tus profesores de yoga; no siempre están al frente de una clase.

EL YOGA PUEDE CAMBIAR A UN AGUAFIESTAS

El remedio para un aguafiestas es cambiar de perspectiva, abandonar los malos pensamientos con el propósito de disfrutar de la vida. Si practicamos yoga con demasiada seriedad, perdemos el placer que nos puede reportar. Encontrar, disfrutar y compartir la alegría es uno de los objetivos del yoga (lo mismo sucede en la vida). La alegría está dentro de ti, independientemente de que la niegues o la aceptes. Mi querida amiga Tao Porchon-Lynch, una joven maestra de yoga de noventa y tres años, siempre dice que la naturaleza es su enciclopedia. Ella se recicla constantemente, encuentra la alegría de la vida y la expresa con claridad. El Tao nos enseña a recordar que somos parte de la naturaleza. Algunas veces tenemos que hacer un ejercicio mental para recuperar la sencillez y la tranquilidad, para volver a disfrutar de los gratos momentos y la alegría que nos ofrece la vida, la esencia natural de nuestra existencia y también del yoga.

Una advertencia razonable: esta rutina está diseñada para que te lo pases bien. El primer paso es estar preparado para divertirte o, al menos, abierto a la posibilidad de aligerar un poco tus cargas. En principio, pruébala dos veces por semana; ¡pronto te parecerá una fiesta que querrás repetir todos los días!

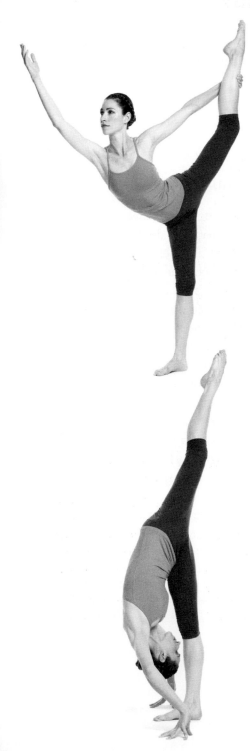

EL DANZARÍN

Ponte de pie, con los pies ligeramente separados y paralelos. Alinea los hombros con la parte superior de las caderas. Cierra los ojos. Inhala profundamente por la nariz y exhala por la boca.

Cambia el peso corporal hacia la pierna derecha. Dobla la rodilla izquierda y sujeta la parte interior de la pierna izquierda con la mano izquierda. Fija la mirada en un objeto que esté frente a ti. Respira dos veces larga y profundamente mientras te apoyas sobre un pie. Comienza a presionar el pie izquierdo contra la mano izquierda. Debes ejercer una presión suave, sin sentir demasiada resistencia. La presión del pie sobre la mano abrirá la espalda. Estira el brazo derecho hacia arriba.

No te preocupes por hacer perfectamente la postura. Mantén la respiración larga y profunda y el cuerpo relajado para que se mueva con soltura. A continuación vuelve hacia atrás para deshacer la postura. Repítela unas cuantas veces jugando con el equilibrio, y no te olvides de sonreír y disfrutar.

POSTURA DE PIE CON UNA PIERNA ESTIRADA HACIA ARRIBA

Lleva las dos manos hasta el suelo y apoya los dedos justo por debajo de los hombros. Deja que la pierna y la cadera derechas se abran y se relajen mientras levantas la pierna hacia atrás y hacia arriba. Desplaza los dedos un poco hacia atrás para que estén alineados con los dedos de los pies. Relaja la cabeza y deja caer el cuello hacia la pierna que te sostiene. Respira profunda y largamente tres veces, prolongando las exhalaciones un poco más que las inhalaciones. Repite la secuencia con el otro lado... y te lo recuerdo una vez más, tienes la libertad de caerte, si eso es lo que necesitas.

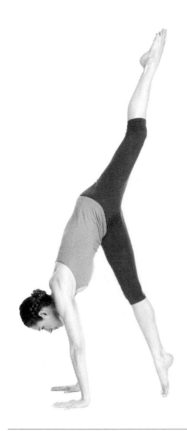 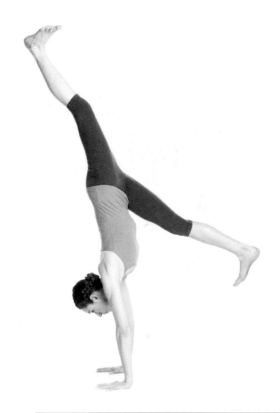

BALANCEO SOBRE LAS MANOS

Desde la postura anterior, coloca las palmas firmemente sobre el suelo por debajo de los hombros. Estira los brazos. Mantén la pierna izquierda levantada y balancéate hacia delante y hacia atrás, intentando que las caderas se mantengan por encima de los hombros. Inhala mientras te balanceas hacia delante y exhala mientras te relajas. Mantén la respiración uniforme a lo largo de todo el ejercicio.

POSTURA SOBRE LAS MANOS CON LAS PIERNAS EN FORMA DE «L»

Comprueba si la planta del pie está preparada para abandonar el suelo mientras te balanceas hacia delante. Fija la mirada en un punto entre las manos. Eleva el abdomen mientras te balanceas hacia delante para poder inhalar un poco más de aire. Prueba a dar pequeños saltos sobre la pierna derecha y luego eleva la izquierda para que las dos piernas formen la letra «L».

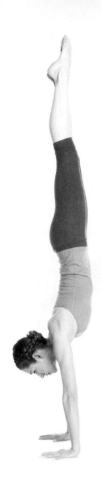

POSTURA SOBRE LAS MANOS

Si te sientes equilibrado cuando las piernas forman la letra «L», lleva ambas piernas hacia arriba. Mantén los brazos fuertes y estables y fija tu mirada en un punto del suelo entre las manos. Hay un montón de formas graciosas de deshacer una postura sobre las manos; puedes hacerlo mediante una voltereta, con una flexión hacia atrás, desplazando un poco las manos hasta que los pies vuelvan a tocar el suelo o inventando una forma propia. Recuerda, el yoga se basa en la experiencia. Se trata de tu propia experiencia.

Asegúrate de respirar cómodamente durante toda la secuencia y repítela con el otro lado.

Alergias

Las alergias pueden ser estacionales o pueden afectarnos a lo largo de todo el año. Sufrir alergias no es nada agradable. Congestión nasal, estornudos, problemas para dormir, pesadez de cabeza y dificultad para concentrarse son algunos de los síntomas que pueden aliviarse, y a menudo eliminarse completamente, mediante una práctica de yoga asidua y algunas técnicas respiratorias específicas. El estrés suele acentuar las alergias porque provoca respuestas fisiológicas (entre ellas la liberación de hormonas del estrés y de la histamina) e inflamación. «La relajación reduce la respuesta de luchar o huir y, en consecuencia, también los síntomas alérgicos», afirma el doctor Jeff Migdow, director del programa de entrenamiento de profesores de Prana Yoga del Open Center de Nueva York y también médico holístico en el Centro Kripalu de Yoga y Salud en Lenox (Massachusetts).

EL YOGA PUEDE CURAR LAS ALERGIAS

La cura de las alergias por medio del yoga requiere calmar el sistema nervioso para que el cuerpo pueda trabajar eficazmente otra vez. Podemos utilizar nuestra práctica de yoga como una herramienta para observar si estamos forzando nuestra respiración y nuestro organismo, agravando de este modo los síntomas, o si somos capaces de serenarnos y relajarnos durante la práctica y también en nuestra vida. Ese es el objetivo final. En yoga no ganas puntos extra por contraer y apretar la musculatura para conseguir hacer las posturas.

Esta rutina se ha diseñado para calmar el sistema nervioso, abrir los pulmones y reforzar la inmunidad; tres efectos que pueden ayudar a aliviar los síntomas de la alergia. Es muy recomendable que practiques estas técnicas asiduamente aunque no sufras alergias, porque reforzarás tu sistema inmunitario, tendrás mayor bienestar y mejorarás tu salud general. El mejor remedio suele ser la prevención. Practica diariamente esta serie de ejercicios cuando tengas síntomas de alergia, y tres días a la semana si no los tienes.

RESPIRACIÓN DEL FUELLE

Comienza practicando una meditación en posición sedente. Al cabo de unos minutos estarás preparado para hacer la respiración del fuelle, que aumenta el oxígeno y disminuye el dióxido de carbono presentes en la sangre, limpia el organismo y despeja la mente.

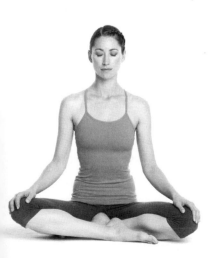

Vigila la postura para estar siempre sentado cómodamente. Esta técnica puede ser bastante intensa, de manera que no deberías hacerla de pie.

Exhala breve y rápidamente por la nariz; las inhalaciones se producirán de forma natural en cuanto termine cada exhalación. No debes forzar las inhalaciones. Empieza de forma gradual, y trabaja para que la respiración vaya adquiriendo un ritmo más rápido.

Inhala profunda y largamente. Exhala con vigor a través de la nariz y deja que la inhalación siguiente se produzca de forma natural; repite el ciclo durante unos segundos con un ritmo medio. Si te sientes cómodo, empieza a acelerar el ritmo hasta que las exhalaciones sean bastante rápidas. Intenta mantener el mismo ritmo entre treinta segundos y un minuto. Cuando estés preparado para terminar, ve reduciendo paulatinamente el ritmo de las exhalaciones hasta recuperar una respiración profunda normal.

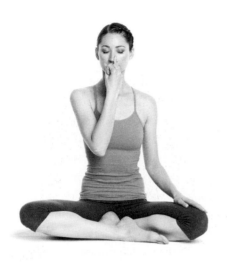

RESPIRACIÓN ALTERNA

Esta técnica respiratoria tiene algunos beneficios maravillosos, entre los que se encuentran calmar el sistema nervioso, limpiar los pulmones, serenar la mente y mejorar el descanso y la relajación.

En posición sedente, dobla los dedos índice y corazón. En este ejercicio utilizas los dedos anular y pulgar para tapar las fosas nasales, porque ofrecen el espacio perfecto para que la nariz quede entre ambos.

Tapa el orificio nasal izquierdo con el dedo anular e inhala por el derecho mientras cuentas hasta cuatro. Cierra el orificio derecho con el pulgar de manera que ambas fosas nasales queden tapadas. Retén el aire mientras cuentas hasta cuatro. Retira el dedo anular y exhala el aire por el orificio izquierdo mientras cuentas otra vez hasta cuatro. A continuación, invierte el patrón respiratorio. Comienza inhalando a través del orificio izquierdo, cierra luego las dos fosas nasales y exhala por el lado derecho. Repite este ciclo respiratorio entre tres y cinco minutos.

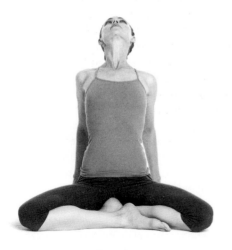

ELEVACIÓN DEL PECHO EN POSICIÓN SEDENTE

En una postura que te resulte cómoda, coloca los brazos por detrás de la espalda y presiona las puntas de los dedos contra el suelo junto a las caderas. Inhala y eleva suavemente el pecho. Siente el estiramiento de la espalda. Si este ejercicio te parece muy sencillo, eleva las caderas para alargar un poco más el pecho y la columna. Baja suavemente las caderas a medida que exhalas. Repite el movimiento dos veces más.

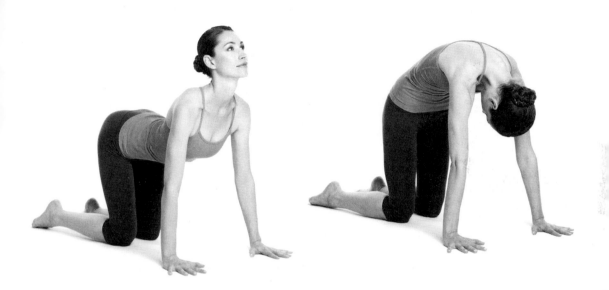

EL GATO/LA VACA

Desde la postura anterior pasa a cuatro patas y coloca las muñecas por debajo de los hombros y las rodillas por debajo de las caderas. Separa los dedos de las manos como si estuvieras cavando en arena húmeda. Coloca la columna en una posición neutral y respira larga y profundamente varias veces. Mientras inhalas, lleva el abdomen hacia el suelo para que la espalda se arquee y mira hacia arriba para hacer la postura de la vaca. Mientras exhalas, redondea la espalda como un gato, lleva la cabeza hacia abajo y mira tu cuerpo. Repite el movimiento varias veces sintonizándolo con la respiración. En vez de forzar el cuerpo para conseguir hacer la postura, respira profundamente para que se abra hasta donde tu respiración lo permita en ese momento.

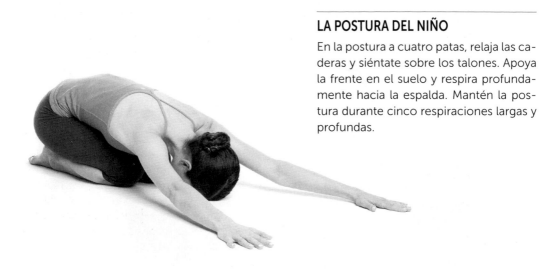

LA POSTURA DEL NIÑO

En la postura a cuatro patas, relaja las caderas y siéntate sobre los talones. Apoya la frente en el suelo y respira profundamente hacia la espalda. Mantén la postura durante cinco respiraciones largas y profundas.

CURACIONES DE LA VIDA REAL: LA BATALLA DE JUSTIN CONTRA LAS FLORES

Un día de primavera me encontraba en la sala de espera de una consulta en Manhattan. En la recepción había un joven llamado Justin que no paraba de estornudar. Había un hermoso ramo de flores frescas sobre su escritorio. Él me miró y me dijo que estaba tomando todo tipo de remedios para las alergias y, sin embargo, los síntomas se agudizaban cada día. En ese momento el problema eran las flores, pero también había otras causas; por lo general, se encontraba mal durante todo el día. Le sugerí que trasladara las flores a la mesa que había en la sala de espera y le pareció una buena idea. Agarré el florero y las llevé yo misma hasta la mesa. Justin me comentó que tenía la mente bastante confusa y se encontraba fatal. Entonces le pregunté si podría interesarle conocer una técnica de respiración que seguramente podría ayudarlo. Su respuesta fue que estaba dispuesto a probar lo que fuera. Le hablé de la respiración alterna y la practicamos juntos durante dos minutos. Él dijo sentirse bastante mejor y aseguró que la practicaría en los momentos de descanso del trabajo y en su casa. Si dos minutos pueden funcionar, ¡imagina lo que puede conseguir una práctica diaria!

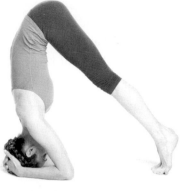

PREPARACIÓN PARA LA POSTURA SOBRE LA CABEZA

Las posturas sobre la cabeza son divertidas y pueden ser muy beneficiosas porque calman el cerebro, alivian el estrés, estimulan las glándulas pituitaria y pineal y fortalecen los pulmones, además de ser terapéuticas para el asma y la sinusitis. ¿Cómo prepararse para hacer una postura sobre la cabeza?

Entrelaza los dedos de las manos sin apretarlos y apoya la parte lateral de las manos sobre el suelo. A continuación, coloca la parte superior de la cabeza en el espacio formado por las manos. Quédate en esa postura durante algunas respiraciones hasta sentirte cómodo. Si no lo consigues, deshaz la postura y vuelve a la del niño. Apoya la parte posterior de los dedos sobre el suelo, estira las piernas y eleva las caderas hacia el cielo. Esta postura te aporta muchos de los beneficios de una postura sobre la cabeza aunque tus pies no se separen del suelo. Mantenla durante tres respiraciones largas y profundas y cuando te sientas preparado, baja suavemente las rodillas al suelo y relájate en la postura del niño.

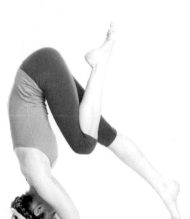

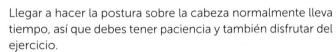

POSTURA SOBRE LA CABEZA

Llegar a hacer la postura sobre la cabeza normalmente lleva tiempo, así que debes tener paciencia y también disfrutar del ejercicio.

Si la postura anterior te resulta cómoda, comienza a mover los pies en dirección al cuerpo para que las caderas se alineen con los hombros y la espalda esté recta. Mantén la postura durante algunas respiraciones. Si te sientes a gusto, flexiona una rodilla y acerca el talón a la cadera. Baja la pierna e inténtalo con la otra. Luego trata de elevar las dos piernas al mismo tiempo. Si te sientes estable cuando los talones están junto a las caderas, extiende suavemente las piernas hacia arriba. Mantén la postura durante veinte respiraciones largas y profundas. Cuando estés preparado para bajar el cuerpo al suelo, baja primero una pierna y después la otra; descansa en la postura del niño durante algunas respiraciones.

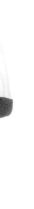

La ansiedad

Todos experimentamos ansiedad de vez en cuando. En los momentos en que estamos estresados por un evento inminente, la entrega de un trabajo, el resultado de una prueba o una reunión importante, es fundamental poder controlar las sensaciones. El estrés forma parte de la vida y no necesariamente desaparece en cuanto comenzamos a practicar yoga de manera asidua, pero esto nos ayuda a manejarlo mucho mejor. El yoga interpone un espacio físico y mental entre nosotros y una situación potencialmente estresante.

En un estudio alemán publicado en 2005, veinticuatro mujeres que se describían a sí mismas como «emocionalmente angustiadas» asistieron a dos clases semanales de yoga de noventa minutos durante tres meses. El grupo de control siguió haciendo sus actividades normales y a sus integrantes se les pidió que no comenzaran ningún programa para reducir el estrés durante ese periodo de tiempo. Al final de los tres meses, las mujeres del grupo de yoga revelaron una mejoría del estrés, la depresión, la ansiedad, la energía y la fatiga; en definitiva, un mayor bienestar. Se observó que la depresión había mejorado en un 50%, la ansiedad en un 30% y el bienestar general en un 65%. En el grupo de control no se observó ninguna mejoría.

EL YOGA PUEDE ELIMINAR LA ANSIEDAD

Cuando las tensiones de la vida diaria resultan agobiantes o incluso abrumadoras, el yoga puede contribuir a calmar la ansiedad para que vuelvas a sentirte bien. Esta rutina se ha diseñado para descargar el exceso de tensión acumulada en el cuerpo y en la mente. Debes practicarla diariamente para aliviar la ansiedad y calmar la mente.

CURACIONES DE LA VIDA REAL: EL TRASTORNO
DE ANSIEDAD DE TYLER

Tyler empezó a practicar yoga para hacer ejercicio. Tras unas pocas clases descubrió que además lo ayudaba a relajarse y a aplacar la agobiante sensación de ansiedad que lo acompañaba cada día. Pronto aprendió que el yoga era muy diferente a otras actividades físicas que había probado, como hacer gimnasia y correr. Observó que cuando movía su cuerpo dejándose guiar por la respiración en vez de pensar en forzar sus músculos, experimentaba una profunda sensación de bienestar y se sentía a gusto en su propia piel. A través de una práctica asidua consiguió desarrollar la capacidad de relajarse, sentirse bien con su cuerpo y calmar su mente.

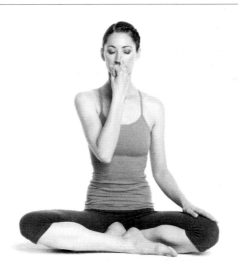

RESPIRACIÓN ALTERNA

Comienza meditando unos momentos en posición sedente. Luego coloca los dedos índice y corazón de la mano derecha en contacto con la palma.

Tapa el orificio nasal izquierdo con el dedo anular e inhala por el derecho mientras cuentas hasta cuatro. Cierra el orificio derecho con el pulgar, de manera que ambos queden tapados. Retén el aire mientras cuentas hasta cuatro. Luego retira el dedo anular y exhala todo el aire a través de la fosa nasal izquierda mientras cuentas nuevamente hasta cuatro. A continuación, invierte el patrón respiratorio y comienza el siguiente ciclo inhalando por el orificio izquierdo, cerrando luego los dos y exhalando finalmente por el derecho. Repite esta serie de respiraciones entre tres y cinco minutos.

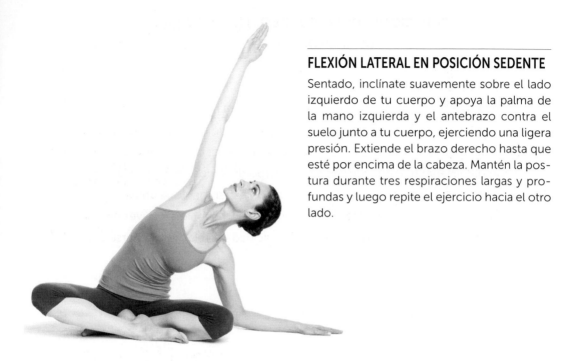

FLEXIÓN LATERAL EN POSICIÓN SEDENTE

Sentado, inclínate suavemente sobre el lado izquierdo de tu cuerpo y apoya la palma de la mano izquierda y el antebrazo contra el suelo junto a tu cuerpo, ejerciendo una ligera presión. Extiende el brazo derecho hasta que esté por encima de la cabeza. Mantén la postura durante tres respiraciones largas y profundas y luego repite el ejercicio hacia el otro lado.

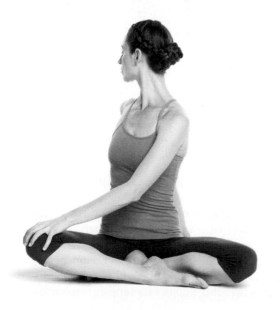

TORSIÓN FÁCIL EN POSICIÓN SEDENTE

Sentado, inhala y eleva el brazo derecho por encima de la cabeza; mientras exhalas sujeta la rodilla derecha con la mano izquierda. Presiona los dedos de la mano derecha contra el suelo por detrás de las caderas. Inhala y estira el tronco en la posición, sin despegar los isquiones del suelo. Exhala y gira el torso un poco más hacia la derecha.

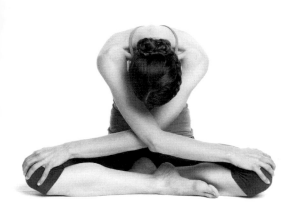

SUJECIÓN DE RODILLAS CON BRAZOS CRUZADOS EN POSICIÓN SEDENTE

Después de hacer la postura anterior, mantén la mano izquierda sobre la rodilla derecha y levanta el brazo derecho para bajarlo luego hacia la rodilla izquierda y sujetarla con la mano. Las dos manos se apoyan en las rodillas opuestas. Relaja el torso y llévalo hacia delante sobre las piernas. Relaja la cabeza y el cuello. Mantén la postura durante tres respiraciones largas y profundas, y luego vuelve a subir el torso. A continuación, repite los mismos movimientos hacia el otro lado, a partir de la torsión fácil en posición sedente.

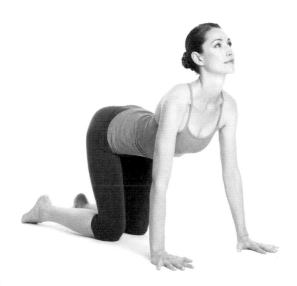

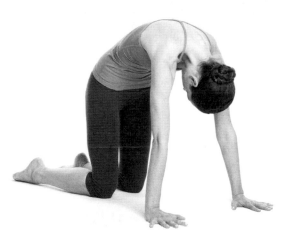

EL GATO/LA VACA

En cuatro patas, coloca las muñecas directamente por debajo de los hombros y las rodillas por debajo de las caderas. Separa bien los dedos como si estuvieras cavando en arena húmeda. Coloca la columna en posición neutral y respira larga y profundamente varias veces. Mientras inhalas, lleva el abdomen hacia el suelo para que la espalda se arquee y mira hacia arriba en la postura de la vaca. Mientras exhalas, redondea la espalda como un gato y mira hacia tu cuerpo. Repite este movimiento varias veces sincronizándolo con la respiración. En lugar de forzarte para conseguir hacer la postura, ocúpate de respirar profundamente; sentirás que tu cuerpo se abre hasta donde tu respiración se lo permite en cada momento.

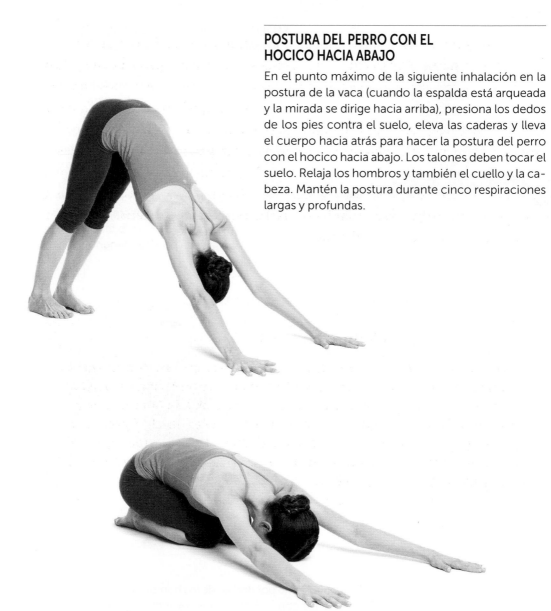

POSTURA DEL PERRO CON EL HOCICO HACIA ABAJO

En el punto máximo de la siguiente inhalación en la postura de la vaca (cuando la espalda está arqueada y la mirada se dirige hacia arriba), presiona los dedos de los pies contra el suelo, eleva las caderas y lleva el cuerpo hacia atrás para hacer la postura del perro con el hocico hacia abajo. Los talones deben tocar el suelo. Relaja los hombros y también el cuello y la cabeza. Mantén la postura durante cinco respiraciones largas y profundas.

LA POSTURA DEL NIÑO

Desde la postura del perro con el hocico hacia abajo, baja suavemente las rodillas hasta el suelo y eleva y lleva hacia atrás las caderas para sentarte sobre los talones. Luego coloca la frente sobre el suelo y relájate. Mantén la postura durante cinco respiraciones largas y profundas.

Apatía

Algunas veces nos quedamos paralizados debido a la apatía. La indolencia o apatía puede surgir súbitamente o desarrollarse de manera gradual con el paso del tiempo. Arrellanarse en algún lugar de la casa como si estuviéramos de vacaciones puede ser agradable si tenemos un poco de tiempo libre, pero holgazanear demasiado se puede convertir en un hábito que no te deja realizar tus ocupaciones cotidianas ni atender tareas importantes. Un par de días ociosos pueden convertirse fácilmente en muchos más y terminar en un hábito que se interpone en el camino hacia una vida rica y plena. Si este fuera el caso, necesitas una cura de yoga que te ayude a abandonar las pantuflas y la bata, ducharte, recuperarte y afrontar el día que tienes por delante.

EL YOGA PUEDE VENCER LA APATÍA

Cuando la pereza se convierte en apatía, algo de yoga puede ser de gran ayuda. Una simple chispa de inspiración puede encaminarte otra vez hacia tu ser óptimo. Independientemente de que un caso de apatía pueda ser diagnosticado clínicamente o no, para remediarlo necesitas volver a ponerte en marcha y hacer algo para solucionarlo. Por fortuna, las siguientes posturas de yoga pueden ayudarte a revitalizar tu organismo e inspirarte para recuperar tu vitalidad habitual. Realiza esta rutina diariamente hasta que vuelvas a ponerte en marcha.

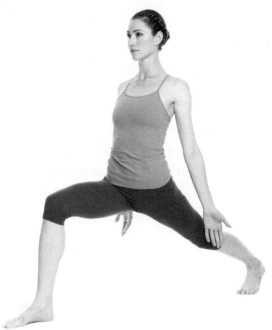

POSTURA DE ZANCADA ALTA CON BRAZOS ABAJO

Adopta una postura de zancada baja y presiona los pies contra el suelo. Lleva los brazos por detrás del cuerpo y alinea los hombros con las caderas. Relaja los brazos a ambos lados del cuerpo, abre las palmas de las manos orientándolas hacia delante y baja las caderas. Permanece en la postura durante tres respiraciones largas y profundas.

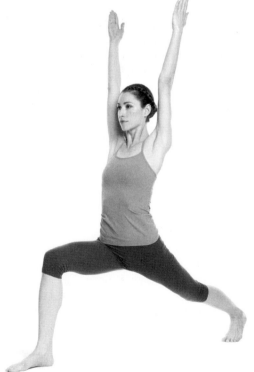

POSTURA DE ZANCADA ALTA CON BRAZOS ARRIBA

Desde la postura anterior, inhala y eleva las caderas y los brazos. Asienta el cuerpo en la postura de zancada alta y baja los brazos mientras exhalas. Repite dos veces más el mismo patrón respiratorio y los mismos movimientos.

EL GUERRERO 2

Desde la postura de zancada alta, gira el talón posterior de modo que el pie esté bien plantado sobre el suelo; gira los dedos del pie derecho hasta que apunten hacia delante y los dedos del pie izquierdo ligeramente hacia dentro para que las caderas y los hombros estén orientados hacia la izquierda. Abre los brazos a la altura de los hombros con las palmas de las manos hacia abajo; el brazo derecho está frente al cuerpo. Dirige la mirada hacia la mano que está por delante. Flexiona la rodilla derecha hasta que el muslo quede paralelo al suelo. Permanece en la postura durante diez respiraciones largas y profundas.

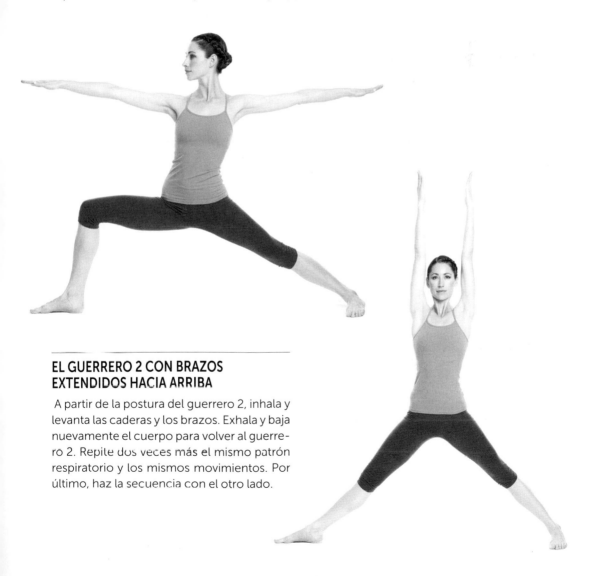

EL GUERRERO 2 CON BRAZOS EXTENDIDOS HACIA ARRIBA

A partir de la postura del guerrero 2, inhala y levanta las caderas y los brazos. Exhala y baja nuevamente el cuerpo para volver al guerrero 2. Repite dos veces más el mismo patrón respiratorio y los mismos movimientos. Por último, haz la secuencia con el otro lado.

Arrugas

Si somos afortunados, conseguiremos vivir lo suficiente para que el paso del tiempo arrugue nuestra piel. Las arrugas cuentan la historia de nuestra vida. Depende de nosotros que nuestras caras reflejen que hemos sonreído y reído frecuentemente durante los años vividos o, por el contrario, que hemos pasado mucho tiempo con el ceño fruncido. Y también depende de nosotros cómo afrontar el paso del tiempo. Estar sano y ser feliz es mucho más útil y satisfactorio que pasar nuestros años de madurez en busca de la juventud perdida. No tiene ningún sentido. Perseguir a un fantasma de nosotros mismos solo causa más pensamientos negativos, más acciones y hábitos desordenados... y, literalmente, no nos permite ser felices.

¡Disfruta plenamente del momento! Solo podemos vivir cada día una sola vez. Envejecer es una parte natural y bonita de la vida. Las arrugas no tienen por qué ser el beso de la muerte o algo que debemos apresurarnos a corregir con tratamientos agresivos o con cirugía plástica. Disfruta de la persona que eres hoy y cada día. Una vez dicho esto, el hecho de cuidar tu piel te ayudará a sentirte revitalizado y radiante, aunque los cuidados deben comenzar por el interior. No conseguirás ninguna crema para la piel que te dé el brillo que produce la felicidad y la salud. Solo tú tienes la capacidad de iluminar tu piel. El yoga puede enseñarte a hacerlo, mantener tu piel resplandeciente, reducir los efectos de la gravedad y evitar que tengas un aspecto demacrado debido al estrés de tu vida cotidiana.

Tonya Jacobs, científica del Centro Davis para la Mente y el Cerebro de la Universidad de California, afirmó que las personas que meditan tienen un mayor bienestar psicológico y esto da lugar a cambios bioquímicos asociados a la resistencia al envejecimiento que se produce a nivel celular. Tú puedes modificar tu cuerpo a un nivel celular practicando yoga. Cuanto más practiques, menos arrugarás la cara a causa del mal humor. Y además, ¡verás desaparecer las arrugas y el ceño fruncido provocados por el estrés!

EL YOGA PUEDE PREVENIR LAS ARRUGAS

El remedio del yoga para las arrugas es no preocuparte por ellas. Te las has ganado a lo largo de tu vida. La mejor receta para las arrugas es ser feliz, estar menos estresado y practicar yoga de forma asidua.

Esta rutina está diseñada para relajarte y también para invertir los efectos de la gravedad en tu cuerpo. Durante la práctica deberías estar relajado, pero si no lo consigues, puedes detenerte para inspirar larga y profundamente por la nariz y luego exhalar por la boca. Repite esta respiración dos veces más para obtener un efecto más intenso.

Practica esta secuencia diariamente para revitalizarte desde el interior de tu cuerpo.

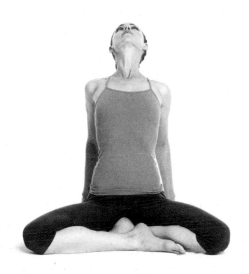

ELEVACIÓN DEL PECHO EN POSICIÓN SEDENTE

Siéntate cómodamente y presiona los dedos de las manos contra el suelo por detrás de las caderas. Inhala y eleva el pecho. Si no sientes ninguna molestia, estira las caderas separándolas del suelo, creando así un espacio amplio entre cada una de las vértebras. Baja suavemente las caderas al suelo y siéntate erguido mientras exhalas.

TORSIÓN FÁCIL EN POSICIÓN SEDENTE

Siéntate cómodamente, inhala y eleva el brazo izquierdo por encima de la cabeza. Mientras exhalas, apoya la mano izquierda sobre la rodilla derecha. Coloca los dedos de la mano derecha por detrás de las caderas y presiónalos contra el suelo. Inhala y estira el tronco en esa posición. Exhala y gira el torso un poco más hacia la derecha. Al final de la exhalación, vuelve a girar el torso hacia el centro y repite luego el mismo movimiento y el mismo patrón respiratorio hacia el otro lado.

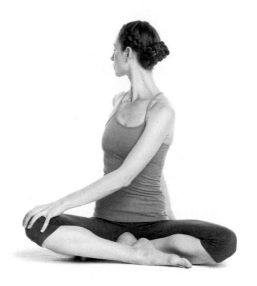

POSTURA SOBRE LA CABEZA

Si vas a realizar la postura sobre la cabeza por primera vez, sería mejor que lo hicieras con la ayuda de un instructor de yoga o de alguien que lo practique desde hace tiempo.

Siéntate sobre los talones y coloca los hombros por encima de las caderas. Entrelaza los dedos suavemente y colócalos sobre el suelo. Pon la parte superior de la cabeza sobre el suelo para que los dedos puedan sostenerla por la parte posterior. Quédate en la postura durante varias respiraciones hasta sentirte cómodo en ella. Luego apoya la parte posterior de los dedos contra el suelo y estira las piernas, como si fueras a hacer la postura del perro con el hocico hacia abajo. Permanece en la postura durante diez respiraciones largas y profundas y cuando estés preparado para abandonarla, baja suavemente las rodillas al suelo y relájate en la postura del niño.

Comienza a desplazar los pies hacia el cuerpo hasta que las caderas se coloquen por encima de los hombros y la espalda esté perpendicular al suelo. Quédate en esta postura durante varias respiraciones. Si te resulta agradable, puedes doblar una rodilla para acercar el talón a la cadera. Baja esa pierna al suelo y prueba con la otra. Luego intenta hacerlo con las dos piernas al mismo tiempo. Cuando los talones se encuentren junto a las caderas, extiende lentamente las piernas hacia arriba. Si puedes, mantén la postura durante veinte respiraciones largas y profundas. Cuando estés preparado para deshacer la postura, baja lentamente las piernas una a una y descansa en la postura del niño durante varias respiraciones.

Artritis

Si tienes artritis, puedes aliviar el dolor, la rigidez o la inflamación de tus articulaciones, y aumentar la amplitud de tus movimientos practicando yoga. En un estudio reciente realizado en los Emiratos Árabes Unidos participaron cuarenta y siete pacientes aquejados de artritis reumatoide. Todos ellos asistieron a doce sesiones de Raja Yoga (un estilo de yoga suave). El autor del estudio, el doctor Humeira Badsha, afirmó: «Aunque nuestro estudio se realizó con un pequeño grupo de personas, los resultados demuestran que existen claros beneficios para los pacientes que practican yoga de forma asidua. Creemos que hacer yoga durante un periodo de tiempo más prolongado podría producir realmente una mejoría significativa y esperamos que nuestro estudio promueva más investigaciones sobre los beneficios del yoga para la artritis reumatoide».

La meditación también ha demostrado ser de gran ayuda para personas que sufren artritis. El doctor Christopher Brown, que realizó un estudio de meditación con pacientes que padecían esta dolencia, afirmó: «La meditación es cada vez más popular en el tratamiento de enfermedades crónicas, como es el caso del dolor causado por la artritis. Los resultados del estudio confirman nuestras presunciones sobre la forma en que la meditación puede afectar al cerebro. La meditación entrena al cerebro para que esté más centrado en el presente y, por tanto, pase menos tiempo anticipando acontecimientos futuros negativos. Esta puede ser la razón por la cual la meditación es efectiva para aliviar la depresión recurrente, que empeora considerablemente el dolor crónico».

EL YOGA PUEDE CURAR LA ARTRITIS

Medita al menos una vez al día entre cinco y diez minutos para aliviar los síntomas de la artritis. Para obtener mejores resultados es recomendable que medites dos veces al día, cuando te despiertas y antes de irte a dormir.

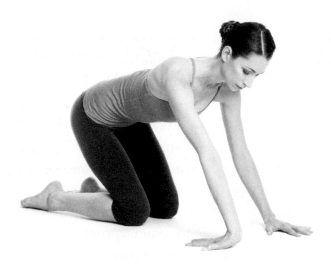

POSTURA SOBRE MANOS Y RODILLAS PARA DESCARGAR LAS MUÑECAS

Ponte a cuatro patas. Coloca las muñecas directamente por debajo de los hombros y las ro-dillas por debajo de las caderas. Separa los dedos. Gira la mano derecha lo máximo posible hacia la derecha, de modo que la base de la mano apunte hacia delante y los dedos hacia tu cuerpo. Presiona la palma de la mano contra el suelo. Descarga el peso corporal sobre la mu-ñeca y luego la mano, y respira profundamente dirigiendo la respiración hacia todas las zonas en las que percibas tensión. Mantén la postura durante cinco respiraciones largas y profundas, y luego repite los mismos movimientos con la otra mano.

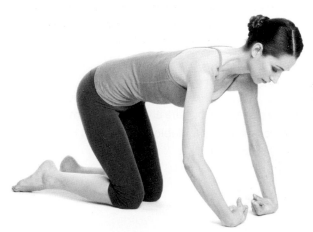

POSTURA SOBRE MANOS Y RODILLAS PARA DESCARGAR LOS PUÑOS

A cuatro patas, cierra firmemente ambas manos para formar puños, flexiona late-ralmente los codos y coloca los dorsos de las manos sobre el suelo, con los nu-dillos enfrentados. Estira los codos todo lo que puedas sin deshacer los puños. Deberías sentir un estiramiento en la par-te superior de las muñecas.

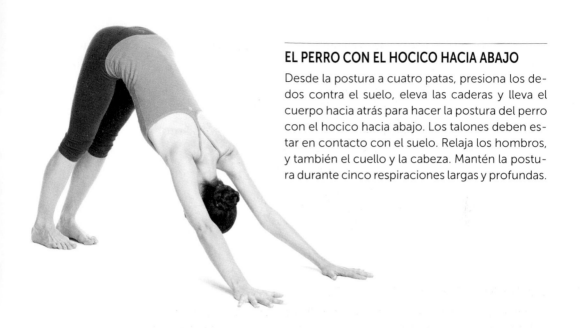

EL PERRO CON EL HOCICO HACIA ABAJO

Desde la postura a cuatro patas, presiona los dedos contra el suelo, eleva las caderas y lleva el cuerpo hacia atrás para hacer la postura del perro con el hocico hacia abajo. Los talones deben estar en contacto con el suelo. Relaja los hombros, y también el cuello y la cabeza. Mantén la postura durante cinco respiraciones largas y profundas.

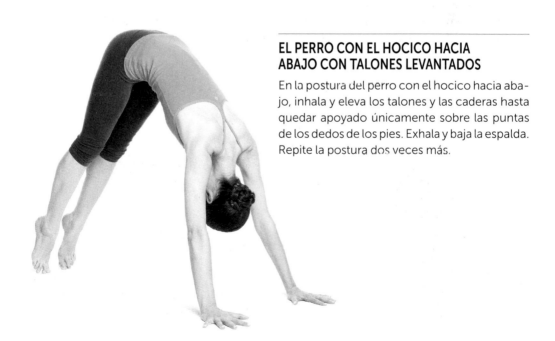

EL PERRO CON EL HOCICO HACIA ABAJO CON TALONES LEVANTADOS

En la postura del perro con el hocico hacia abajo, inhala y eleva los talones y las caderas hasta quedar apoyado únicamente sobre las puntas de los dedos de los pies. Exhala y baja la espalda. Repite la postura dos veces más.

Autoestima (falta de)

Una práctica asidua de yoga eleva los niveles de autoestima y te devuelve y acrecienta la confianza en ti mismo. Presta atención a cómo te sientes en cada postura, concéntrate en la respiración y dirige la atención hacia el interior y no hacia el mundo externo. Esto te ayudará a diluir las preocupaciones, los miedos y las malas sensaciones que tienes en relación contigo mismo. La verdad es que todo lo que necesitas está dentro de ti, y siempre ha estado ahí; eres maravilloso tal cual eres. A veces lo olvidamos, pero el yoga nos lo recuerda. Solo tenemos que volver a ponernos de pie y prestar atención.

EL YOGA PUEDE DESTERRAR LA FALTA DE AUTOESTIMA

El remedio del yoga para la falta de autoestima se compone de varias posturas de pie. Cuando estás de pie, prestas atención, respiras y sientes tu fuerza, vuelves a recordar que eres una persona fuerte y capaz de materializar tus objetivos. La práctica metódica de yoga te permite recuperar cada vez más confianza en ti mismo. Ten cuidado porque pronto puedes sentirte como un superhéroe gracias al yoga.

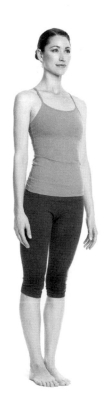

POSTURA DE PIE

Ponte de pie en el extremo superior de la esterilla de yoga. Los pies deben estar paralelos, ligeramente separados y alineados con los huesos de las caderas. Estos no se encuentran en la parte externa de las caderas, así que debes asegurarte de no separar demasiado los pies. Puedes comprobarlo colocando dos puños entre ellos, porque esa es la distancia aproximada que hay entre los huesos de las caderas. Cierra los ojos y presta atención a la respiración. Alarga y profundiza las inhalaciones y exhalaciones, manteniendo un ritmo respiratorio lento durante cinco respiraciones completas. A continuación, abre lentamente los ojos.

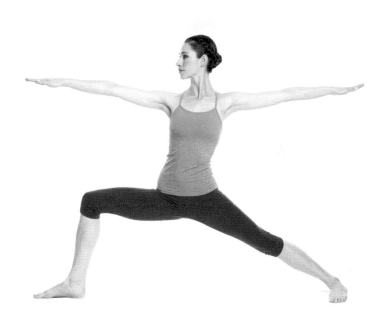

EL GUERRERO 2

Separa las piernas todo lo que puedas. Gira la punta del pie derecho (que está por delante) hacia la derecha y la del pie izquierdo ligeramente hacia dentro para que las caderas y los hombros estén orientados hacia la izquierda. Abre los brazos a la altura de los hombros con las palmas hacia abajo y el brazo derecho por delante del cuerpo. Dirige la mirada hacia la mano derecha. Flexiona la rodilla derecha hasta que el muslo esté paralelo al suelo. Respira diez veces larga y profundamente.

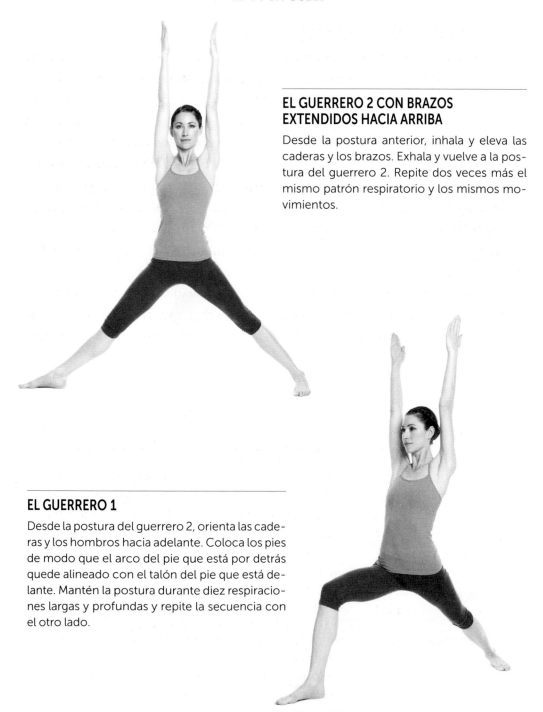

EL GUERRERO 2 CON BRAZOS EXTENDIDOS HACIA ARRIBA

Desde la postura anterior, inhala y eleva las caderas y los brazos. Exhala y vuelve a la postura del guerrero 2. Repite dos veces más el mismo patrón respiratorio y los mismos movimientos.

EL GUERRERO 1

Desde la postura del guerrero 2, orienta las caderas y los hombros hacia adelante. Coloca los pies de modo que el arco del pie que está por detrás quede alineado con el talón del pie que está delante. Mantén la postura durante diez respiraciones largas y profundas y repite la secuencia con el otro lado.

Azúcar (antojo de comer algo dulce)

Los antojos son otra consecuencia de la tensión y el estrés. Una mente errante y acelerada es presa de todo tipo de pensamientos desordenados. Un antojo de algo dulce puede significar que tu mente y tu cuerpo se sienten perezosos y necesitan una inyección de energía. Los antojos son cada vez más frecuentes cuando sueles consumir muchos dulces. La realidad es que no pasa nada si de vez en cuando tenemos poca cantidad de azúcar en el cuerpo. Privarnos de algunos alimentos y atiborrarnos de dulces puede dar lugar a otro tipo de problemas, incluso trastornos orgánicos. Cada vez que tengas un antojo de algo dulce, intenta tomar algo sano, como por ejemplo un té con miel sin refinar o un trozo de chocolate negro, que puede ayudar a bajar la tensión sanguínea y mantener la salud general del corazón.

Cuando no logras controlar los antojos y terminan por convertirse en una tendencia habitual muy poco saludable, prueba la siguiente rutina. Como el resto de las posturas de yoga, está diseñada para que tomes conciencia de lo que sucede dentro de ti.

EL YOGA PUEDE ELIMINAR EL ANTOJO DE COMER ALGO DULCE

Los antojos tienen que ver con el hecho de no estar en el momento presente y, con mucha frecuencia, de no querer estar en él. Aquí es donde entra en juego la adicción, ya sea al azúcar, otros alimentos, las drogas o el alcohol. El objetivo del yoga es estar en el momento presente y prestar atención a lo que ocurre dentro de ti, ahora mismo. Esto es mucho más útil para tratar las adicciones y controlar los antojos que enmascarar los propios sentimientos con alimentos, drogas o alcohol.

Esta secuencia de posturas está diseñada para desviar tu atención de los antojos, volver a conectarla con tu respiración y sintonizarla con tu cuerpo. Practícala tres veces por semana para eliminar los antojos.

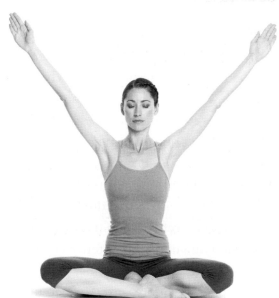

MEDITACIÓN EN POSICIÓN SEDENTE CON LOS BRAZOS EN FORMA DE V

Siéntate en una posición que te resulte cómoda y levanta luego los brazos por encima de la cabeza en forma de V. Relaja los hombros y estírate a través de los dedos de las manos. Debes permanecer en la postura respirando acompasadamente durante tres minutos. Tardarás varios minutos en llegar a sentirte cómodo en esta posición, pero aclarará tu mente y te liberará de la tensión corporal acumulada.

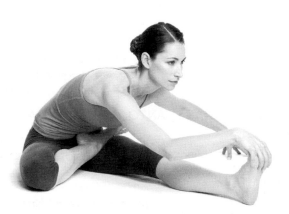

FLEXIÓN HACIA DELANTE SOBRE UNA PIERNA EN POSICIÓN SEDENTE (CON EL PIE SOBRE LA CRESTA DE LA CADERA)

Siéntate erguido con los hombros por encima de las caderas. Extiende la pierna izquierda frente al cuerpo y dobla la rodilla derecha, colocando el empeine del pie derecho sobre la cresta de la cadera izquierda. Si sientes molestias o dolor en la rodilla o en la cadera, coloca el pie sobre el suelo junto a la parte interna del muslo izquierdo. Si el pie está sobre la cresta de la cadera, deberías sentir que el talón ejerce presión sobre la parte inferior del abdomen. Inhala y eleva los brazos por encima de la cabeza. Flexiona el torso hacia delante sobre la pierna mientras exhalas, manteniendo la columna estirada. Permanece en la postura durante diez respiraciones largas y profundas.

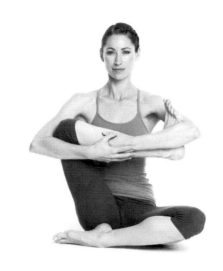

SUJECIÓN DE LA ESPINILLA EN POSICIÓN SEDENTE

Abraza la rodilla derecha, presionando la planta del pie derecho contra el codo izquierdo; si tienes espacio suficiente, coloca el brazo derecho alrededor del muslo derecho y junta las manos para mecer la pierna. Si sientes molestias en la rodilla, sujeta el pie derecho con la mano izquierda y la rodilla derecha con la mano derecha. Alarga el torso y siéntate erguido. Relaja los hombros llevándolos hacia abajo. Balancea la pierna izquierda de lado a lado para abrir la cadera.

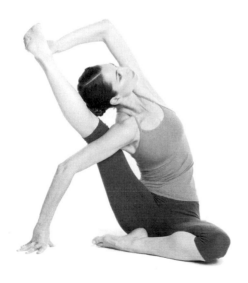

LA BRÚJULA

Si sientes que las caderas se han abierto lo suficiente, presiona la mano derecha contra el suelo por debajo de la pantorrilla derecha y apoya la pierna derecha sobre la parte posterior del hombro derecho. Sujeta la parte externa del pie derecho con la mano izquierda. Presiona los dedos de la mano derecha contra el suelo, junto a la cadera derecha. Inclínate hacia la derecha y mira hacia arriba por debajo del brazo izquierdo. Si sientes que hay más espacio disponible en los tendones de las corvas, comienza a estirar la pierna derecha mientras mantienes el torso abierto y lo llevas hacia arriba y a la izquierda. Si consigues desplazar la pierna hasta la parte superior del brazo derecho, eso está muy bien. Mantén la postura durante cinco respiraciones largas y profundas. A continuación, abandona la postura y repite la secuencia con el otro lado, comenzando por la flexión hacia delante.

Barriga prominente

Más allá de que tu barriga sea abultada por comer o beber demasiado, o porque siempre ha sido una zona problemática, algunos movimientos simples de yoga pueden ayudarte a fortalecer los músculos centrales del cuerpo y eliminar la barriga para que vuelvas a sentirte fuerte y recuperes la confianza. Seguramente no te sorprenderá escuchar que practicar yoga de forma asidua es la mejor manera de conseguirlo. Estas posturas son un buen inicio, pero debes practicarlas cada día para fortalecer el abdomen trabajando desde el interior. Además, teniendo en cuenta que el efecto del yoga sobre la conexión mente-cuerpo nos ayuda a ingerir alimentos más sanos, practicarlo de modo asiduo conseguirá que te alimentes más saludablemente y que bebas menos. Y el resultado será un abdomen plano.

EL YOGA PUEDE ELIMINAR UNA BARRIGA PROMINENTE

La mejor forma de tener un abdomen plano es practicar yoga con frecuencia. Es importante mover el cuerpo para eliminar los kilos que nos sobran. Si fortaleces la musculatura central, te resultará más fácil tonificar y vigorizar el resto del cuerpo, porque te sentirás más estable y tendrás más energía.

Esta rutina está diseñada para poner a trabajar a todos los músculos del cuerpo y promover la concentración mental. En ella participan los músculos centrales, pero también los grandes músculos de los muslos y de los hombros, y todos los pequeños músculos que hay entre ellos. Presta atención a la respiración e intenta moverte como si estuvieras andando en el agua, utilizando únicamente el esfuerzo muscular necesario. Practícalo a diario.

POSTURA DEL PERRO CON EL HOCICO HACIA ABAJO CON UNA PIERNA LEVANTADA

Sobre las manos y las rodillas, separa los dedos de las manos. Apoya la parte posterior de los dedos de los pies, eleva las caderas y presiona con las manos en el suelo para hacer la postura del perro con el hocico hacia abajo. Luego baja los talones al suelo, relaja los hombros y también el cuello y la cabeza. Mantén la postura durante cinco respiraciones largas y profundas. Inhala y levanta la pierna derecha por detrás del cuerpo, con las caderas alineadas y flexionando y orientando hacia abajo los dedos del pie que está levantado. Eleva la pierna un poquito más desde la parte posterior del muslo. Presiona simultáneamente hacia abajo con las dos manos y hacia fuera con los dos pies. Mantén la postura durante tres respiraciones largas y profundas.

POSTURA DEL PERRO CON EL HOCICO HACIA ABAJO CON UN TALÓN ELEVADO Y UNA RODILLA HACIA LA FRENTE

Desde la postura del perro con el hocico hacia abajo, eleva las caderas y el abdomen y acerca la rodilla derecha a la frente hasta tocarla, si es posible. Mantén la postura durante una respiración prolongada y vuelve a adoptar la del perro con el hocico hacia abajo.

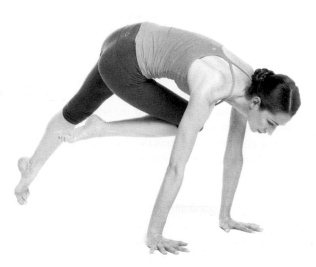

POSTURA DEL PERRO CON EL HOCICO HACIA ABAJO CON LA RODILLA HACIA EL HOMBRO CONTRARIO

Desde la postura del perro con el hocico hacia abajo, mantén las caderas y el abdomen elevados y desplaza la rodilla derecha en dirección a la parte superior del brazo izquierdo. Mantén la postura durante una respiración prolongada y vuelve a la del perro con el hocico hacia abajo. Baja la pierna derecha hasta la postura inicial y luego repite las tres posturas con la pierna izquierda.

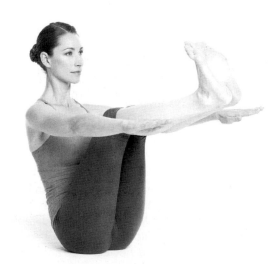

EL BARCO

Siéntate sobre las caderas, manteniendo la espalda estirada y ligeramente reclinada hacia atrás. Contrae el abdomen y eleva las piernas de modo que las espinillas estén paralelas al suelo. Si esto te produce mucha tensión, sujeta los tobillos a modo de soporte. Mantén la postura durante diez respiraciones largas y profundas.

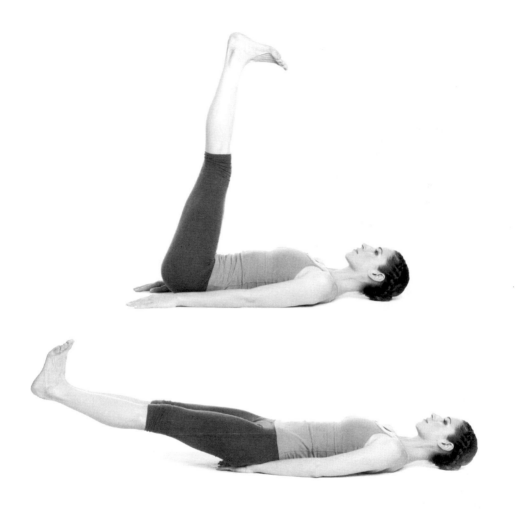

ELEVAR Y BAJAR LAS PIERNAS

Túmbate sobre la espalda. Eleva las piernas estiradas en el aire. Relaja la parte baja de la espalda contra el suelo y baja las piernas hasta aproximadamente unos tres centímetros del suelo; a continuación vuelve a levantarlas muy despacio. Repite el ejercicio diez veces más. Si sientes que el movimiento te hace daño en la espalda, sitúa los dorsos de las manos bajo los glúteos, con los brazos por debajo del cuerpo, y flexiona un poco las rodillas. No deberías sentir ningún dolor en la espalda al hacer este movimiento, de modo que intenta organizar correctamente el cuerpo. Cuando termines, flexiona las rodillas, lleva las piernas hacia el pecho y balancéate suavemente de lado a lado.

Calambres en las piernas

Los calambres en las piernas causan una sensación de quemazón o un dolor punzante. Son el penoso y frecuente resultado de una sobrecarga y por ello son muy comunes entre los corredores y otros deportistas. Estas molestias se pueden sentir durante la actividad física y, en algunos casos, incluso constantemente. Cualquiera que sea el tipo de dolor que experimentas, los calambres pueden suponer un obstáculo para tu entrenamiento. Los remedios que normalmente se recetan para aliviar el dolor son el reposo y la aplicación de hielo. Sin embargo, algunas posturas muy suaves de yoga también pueden ser de gran ayuda.

EL YOGA PUEDE ALIVIAR LOS CALAMBRES

El remedio del yoga para este tipo de dolor consiste en una serie de movimientos muy suaves y lentos, diseñados para aliviar la tensión acumulada.

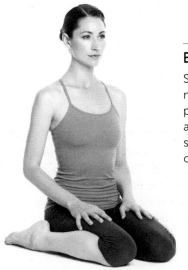

EL HÉROE

Siéntate sobre los talones, manteniendo las rodillas alineadas con las caderas. Presiona los empeines de los pies contra el suelo y los pulgares contra los muslos, abre las pantorrillas a los lados del cuerpo y siéntate sobre el suelo. Mantén la postura durante diez respiraciones largas y profundas.

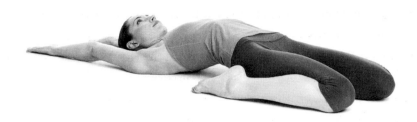

EL HÉROE TUMBADO

Si sientes que tu cuerpo puede ir un poco más lejos en la postura anterior, baja lentamente la espalda hasta el suelo y extiende los brazos por detrás de la cabeza. Sigue presionando los empeines contra el suelo y estira las rodillas hacia delante. Permanece en la postura durante diez respiraciones largas y profundas, y luego eleva el torso lentamente para deshacerla.

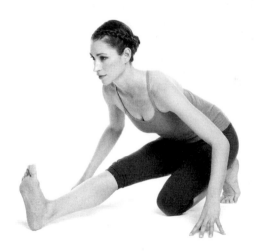

ESTIRAMIENTO DEL CORREDOR

Adopta una postura de zancada baja con el pie derecho por delante. Apoya la parte posterior de los dedos del pie izquierdo y baja la rodilla hasta el suelo. Desplaza las caderas hacia atrás para sentarte sobre el talón. Relaja el torso sobre la pierna derecha, que debe estar estirada enfrente del cuerpo. Permanece en la postura durante cinco respiraciones largas y profundas. A continuación, vuelve a la postura inicial de zancada baja y repite el ejercicio con la otra pierna.

Calambres en los pies

Los calambres en los pies pueden ser una sensación dolorosa producida simplemente por el hecho de usar calzado todo el día, especialmente cuando los zapatos no son demasiado cómodos. A veces se pueden producir calambres durante una sesión de yoga, porque el cuerpo no está acostumbrado a determinados movimientos. Pero, definitivamente, la práctica del yoga fortalece y estira los pequeños músculos que sostienen los pies que, a su vez, soportan tu peso corporal a lo largo del día.

EL YOGA PUEDE ELIMINAR LOS CALAMBRES DE LOS PIES

Algunos ejercicios simples de yoga que trabajan los pies son muy efectivos para impedir que se produzcan calambres, y también para aliviar el dolor cuando se manifiestan. Si sientes un calambre durante una clase, prueba a sentarte sobre los talones y apoya la parte posterior de los dedos de los pies en el suelo hasta que el calambre desaparezca. Practica asiduamente la siguiente rutina para prevenir los calambres y fortalecer los pies.

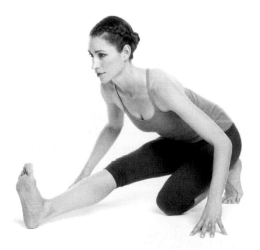

ESTIRAMIENTO DE LOS CORREDORES

Colócate en la postura de zancada baja, con el pie derecho por delante. Apoya la parte posterior de los dedos del pie izquierdo y la rodilla sobre el suelo. Lleva las caderas hacia atrás para sentarte sobre el talón posterior. La pierna derecha debe estar estirada frente a tu cuerpo. Relaja el torso y bájalo sobre la pierna estirada. Permanece en la postura durante cinco respiraciones largas y profundas. A continuación, vuelve a la postura de zancada y repite el movimiento con el otro lado.

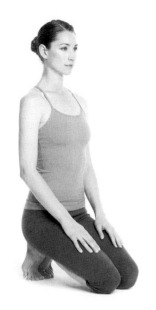

POSICIÓN SEDENTE SOBRE LOS TALONES CON LA PARTE POSTERIOR DE LOS DEDOS DE LOS PIES SOBRE EL SUELO

Siéntate sobre los talones de manera que los hombros queden alineados con las caderas. Luego, apoya la parte posterior de los dedos de los pies en el suelo y siéntate sobre los talones para estirar profundamente los arcos de los pies. Relaja las manos sobre los muslos y mantén la postura durante diez respiraciones largas y profundas.

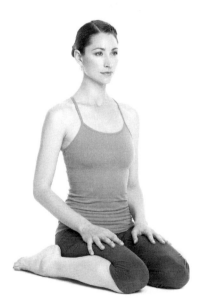

EL HÉROE

Arrodíllate y coloca las rodillas por debajo de las caderas. Presiona los empeines de los pies contra el suelo. Baja suavemente las caderas hasta que se apoyen sobre el suelo entre las piernas. Si necesitas forzar las rodillas para que las caderas lleguen a tocar el suelo, siéntate sobre un cojín, una manta o un bloque de yoga. Las rodillas deben estar orientadas hacia delante y tú debes «sentir» que apuntan en esa dirección. Permanece en la postura durante diez respiraciones largas y profundas.

EL HÉROE TUMBADO

Si puedes sentarte fácilmente sobre el suelo sin usar un almohadón y tienes la sensación de que puedes ir más lejos en la postura del héroe, baja muy despacio la espalda hasta el suelo y estira los brazos por detrás de la cabeza. Durante la postura deberías seguir presionando los empeines contra el suelo y mantener las rodillas orientadas hacia delante. Mantén la postura durante diez respiraciones largas y profundas; luego vuelve a subir lentamente el torso para deshacerla.

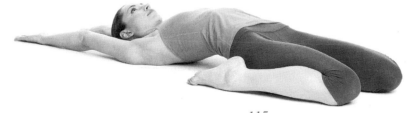

Catarros

Los catarros se pueden remediar por medio del yoga. Esta es una buena noticia aunque tengo otra mejor: cuanto más yoga practiques, menos catarros tendrás. Una práctica asidua de yoga puede reforzar tu sistema inmunitario. Si realizas estos ejercicios y las técnicas de respiración adicionales metódicamente, puedes limpiar tu cuerpo y descongestionar los senos nasales procurándote alivio incluso cuando tienes el peor de los catarros.

EL YOGA PUEDE CURAR EL CATARRO

Esta secuencia está diseñada para fortalecer el sistema inmunitario, despejar los senos nasales, equilibrar el sistema nervioso y calmarte. De modo que aun cuando tu catarro sea persistente, esta rutina de ejercicios te hará sentir mejor mientras empiezas a superar la congestión y a recuperar la salud.

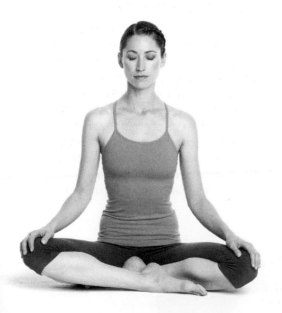

RESPIRACIÓN DE FUEGO

Siéntate erguido y cómodo, con las manos descansando sobre el regazo, y cierra los ojos. Inhala larga y profundamente y luego exhala todo el aire. Comienza a respirar por la nariz con un ritmo rápido, intentando que las inhalaciones y las exhalaciones tengan la misma duración. Continúa respirando durante un minuto. A continuación, reduce gradualmente el ritmo de las inhalaciones y exhalaciones hasta volver a la respiración larga y profunda. Abre suavemente los ojos.

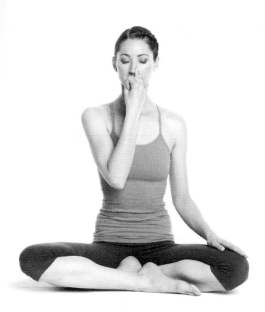

RESPIRACIÓN ALTERNA

Siéntate erguido. Lleva el dedo índice y el dedo corazón hacia la palma de la mano derecha. Utilizarás los dedos anular y pulgar para tapar los orificios nasales, porque ofrecen el espacio perfecto para la nariz.

Tapa la fosa nasal izquierda con el dedo anular e inhala por la fosa derecha mientras cuentas hasta cuatro. Ahora tapa el orificio derecho con el pulgar. Ambos orificios están cerrados. Retén la respiración mientras cuentas hasta cuatro. Retira el dedo anular del orificio izquierdo para exhalar todo el aire mientras cuentas nuevamente hasta cuatro. Invierte el patrón respiratorio y repítelo entre tres y cinco minutos.

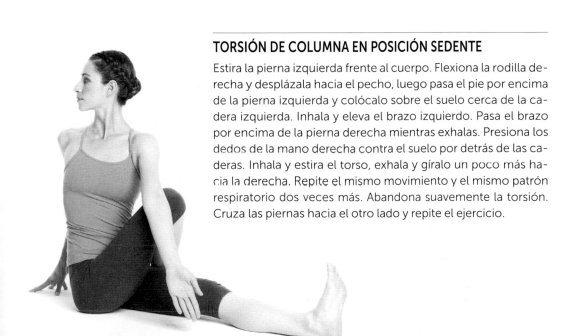

TORSIÓN DE COLUMNA EN POSICIÓN SEDENTE

Estira la pierna izquierda frente al cuerpo. Flexiona la rodilla derecha y desplázala hacia el pecho, luego pasa el pie por encima de la pierna izquierda y colócalo sobre el suelo cerca de la cadera izquierda. Inhala y eleva el brazo izquierdo. Pasa el brazo por encima de la pierna derecha mientras exhalas. Presiona los dedos de la mano derecha contra el suelo por detrás de las caderas. Inhala y estira el torso, exhala y gíralo un poco más hacia la derecha. Repite el mismo movimiento y el mismo patrón respiratorio dos veces más. Abandona suavemente la torsión. Cruza las piernas hacia el otro lado y repite el ejercicio.

PREPARACIÓN PARA LA POSTURA SOBRE LA CABEZA

Siéntate sobre los talones. Entrelaza los dedos de las manos sin ejercer presión y colócalos sobre el suelo. Ubica la parte superior de la cabeza sobre el suelo de manera que los dedos la sostengan por la parte posterior. Mantén la postura durante varias respiraciones hasta que te resulte cómoda. Si no llegas a encontrarte a gusto, vuelve a sentarte sobre los talones. Si no sientes ninguna incomodidad, respira varias veces, apoya la parte posterior de los dedos de los pies sobre el suelo y estira las piernas. Permanece en la postura durante diez respiraciones largas y profundas. Cuando estés preparado para deshacerla, baja suavemente las rodillas al suelo y luego relájate en la postura del niño.

POSTURA SOBRE LA CABEZA

Si quieres hacer la postura sobre la cabeza completa, comienza a desplazar los pies en dirección al cuerpo hasta que las caderas queden alineadas con los hombros y la espalda esté recta. Mantén la postura durante varias respiraciones. Si te encuentras cómodo, dobla una rodilla y acerca el talón a la cadera. A continuación, baja esta pierna e inténtalo con la otra. Si te sientes estable, puedes probar a levantar ambas piernas al mismo tiempo. Cuando los talones estén cerca de las caderas, extiende lentamente las piernas hacia arriba. Si puedes, mantén la postura durante veinte respiraciones largas y profundas. Cuando estés preparado para abandonar la postura, baja muy despacio las piernas una a una y descansa en la postura del niño.

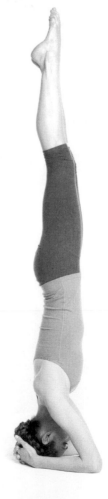

Celulitis

Si hay algo que casi todos deseamos es sentirnos fuertes y satisfechos con nuestro propio cuerpo. Nadie desea vivir con celulitis; nos hace sentir incómodas, nos dificulta elegir la ropa adecuada y, cuando llega el momento, nos aterroriza el mero hecho de pensar en el bikini o el bañador. Esas bolsas de grasa son el resultado de hábitos perjudiciales, cambios hormonales, mala circulación linfática y toxinas acumuladas debajo de la piel. Lo bueno es que podemos hacer muchas cosas para mejorar nuestra salud y reducir la celulitis, o incluso eliminarla completamente. Y, lo más importante, sentirnos a gusto con nosotros mismos a lo largo del proceso.

EL YOGA PUEDE ELIMINAR LA CELULITIS

La forma de eliminar la celulitis por medio del yoga es conseguir que tu cuerpo se mueva regularmente. Conseguiremos mantener la circulación activada y, al mismo tiempo, reducir gradualmente el exceso de grasa corporal mediante posturas que hacen trabajar las caderas, los muslos y las nalgas. Es fundamental practicar de forma habitual para obtener los mejores beneficios, como también lo es reducir la ingesta de alimentos procesados y beber mucha agua para eliminar las toxinas que se almacenan en la grasa corporal. Comienza la rutina repitiendo varias veces el saludo al sol para activar la circulación y los músculos. Y practica diariamente.

POSTURA DEL PERRO CON EL HOCICO HACIA ABAJO CON UNA PIERNA LEVANTADA

A cuatro patas, separa los dedos de las manos, apoya la parte posterior de los dedos de los pies en el suelo, eleva las caderas y lleva el cuerpo hacia atrás para adoptar la postura del perro con el hocico hacia abajo. Inhala y levanta la pierna derecha manteniendo las caderas alineadas. Presiona simultáneamente con las manos y los pies y eleva la pierna desde la parte posterior del muslo derecho. Mantén la postura durante cinco respiraciones largas y profundas.

POSTURA DE ZANCADA ALTA CON BRAZOS ABAJO

Desde la postura del perro con el hocico hacia abajo, desplaza la rodilla en dirección a la frente y coloca el pie sobre el suelo entre las manos. Presiona hacia abajo con los pies para adoptar una postura de zancada de pie, estirando los brazos hacia atrás y alineando los hombros con las caderas. Relaja los brazos a los lados del cuerpo, abre las palmas para que estén orientadas hacia delante y baja las caderas. Mantén la postura durante dos respiraciones largas y profundas.

POSTURA DE ZANCADA ALTA CON BRAZOS Y CADERAS ARRIBA

Desde la postura anterior, inhala y levanta las caderas y los brazos. Exhala y baja los brazos y las caderas. Repite el ejercicio dos veces más sintonizándolo con la respiración.

POSTURA DE ZANCADA ALTA CON TORSIÓN

Desde la postura anterior, exhala y abre el torso hacia la derecha. Abre los brazos y baja las caderas. Mantén la postura durante tres respiraciones largas y profundas y vuelve a la postura de zancada alta. Presiona las palmas de las manos contra el suelo a ambos lados del pie que está frente al cuerpo y desplaza hacia atrás la pierna que está por delante para volver a adoptar el perro con el hocico hacia abajo. Baja suavemente las rodillas al suelo para pasar primero a una posición sedente y luego tumbarte suavemente sobre la espalda.

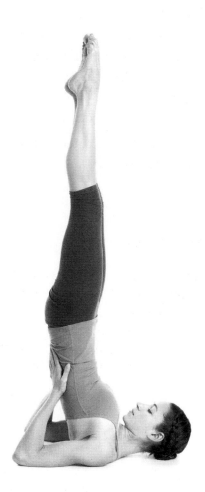

POSTURA SOBRE LOS HOMBROS

Presiona los brazos contra el suelo a ambos lados del cuerpo, redondea la espalda y desplaza los pies por encima de la cabeza para adoptar la postura del arado (ver la lista de referencia para las posturas en la parte final del libro). No sigas adelante si sientes tensión en el cuello; por el contrario, baja lentamente hasta quedar tumbado sobre la espalda. Si el cuello no registra ninguna molestia, presiona las palmas de las manos contra la espalda, con las puntas de los dedos hacia arriba. Junta los codos y coloca las manos un poco más abajo de la espalda, más cerca de los hombros. Estira y eleva la parte posterior de las piernas hasta que tu cuerpo forme una línea recta. Mantén la postura durante veinte respiraciones largas y profundas. Cierra los ojos o fija suavemente la mirada sobre el ombligo.

Comer compulsivamente

En 2009 se publicó un estudio realizado por investigadores australianos en el que participó un grupo de mujeres con edades comprendidas entre veinticinco y sesenta y tres años, a quienes se les había diagnosticado un trastorno de ingesta compulsiva de alimentos. Todas ellas asistieron a un programa de yoga de dos semanas destinado a reducir la gravedad de sus desórdenes alimentarios. El grupo que practicó yoga registró una mejoría importante en sus conductas alimentarias, mientras que en el grupo de control no se observó ningún cambio significativo.

EL YOGA PUEDE ACABAR CON LA INGESTA COMPULSIVA DE ALIMENTOS

El remedio del yoga para el trastorno de ingesta compulsiva y otros desórdenes alimentarios a menudo se basa en calmar la mente y tratar la ansiedad, los miedos, las preocupaciones y la necesidad de control. El yoga tiene los medios para equilibrarnos. Cuando lo pasamos mal intentando abandonar hábitos perjudiciales y modificar nuestro estilo de vida, el yoga puede ayudarnos.

Esta rutina está diseñada para calmar la mente y conseguir que el cuerpo se mueva de una forma relajada. Debes practicarla a diario.

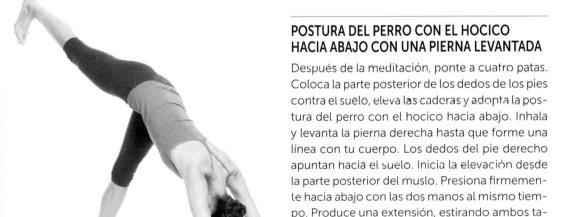

POSTURA DEL PERRO CON EL HOCICO HACIA ABAJO CON UNA PIERNA LEVANTADA

Después de la meditación, ponte a cuatro patas. Coloca la parte posterior de los dedos de los pies contra el suelo, eleva las caderas y adopta la postura del perro con el hocico hacia abajo. Inhala y levanta la pierna derecha hasta que forme una línea con tu cuerpo. Los dedos del pie derecho apuntan hacia el suelo. Inicia la elevación desde la parte posterior del muslo. Presiona firmemente hacia abajo con las dos manos al mismo tiempo. Produce una extensión, estirando ambos talones a la vez.

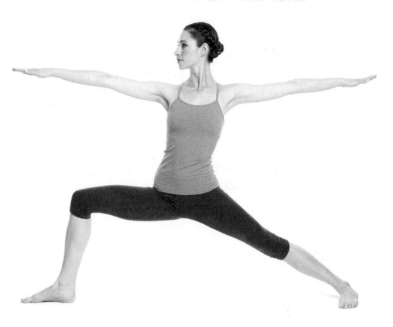

EL GUERRERO 2

Lleva la pierna derecha hacia la frente y coloca suavemente el pie entre ambas manos. El talón izquierdo debe estar en contacto con el suelo, de manera que ambos pies queden firmemente plantados sobre él. Presiona los pies contra el suelo para ponerte de pie, alineando el torso sobre las caderas. Los dedos del pie que está por detrás deben apuntar ligeramente hacia delante y el talón debe estar extendido. Abre los brazos de manera que las manos queden a la altura de los hombros. La mano derecha por delante del cuerpo, la izquierda por detrás y ambas palmas orientadas hacia abajo. Dirige la mirada hacia la mano que está delante. Flexiona la rodilla derecha hasta que el muslo esté paralelo al suelo. Respira larga y profundamente diez veces en la postura.

EL GUERRERO INVERTIDO

Mantén las piernas en la misma posición e inclínate hacia atrás en dirección a la pierna izquierda, dejando que la mano izquierda se deslice por la pantorrilla. Extiende el brazo derecho por encima de la cabeza. Mantén la postura durante dos respiraciones largas y profundas.

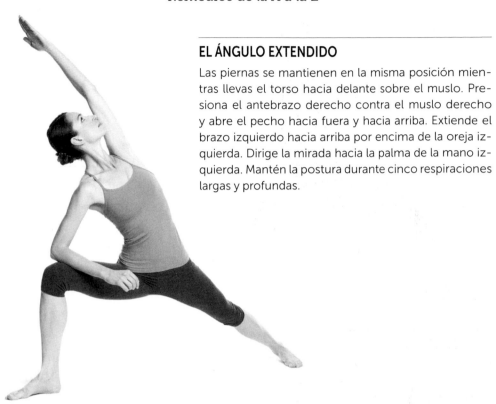

EL ÁNGULO EXTENDIDO

Las piernas se mantienen en la misma posición mientras llevas el torso hacia delante sobre el muslo. Presiona el antebrazo derecho contra el muslo derecho y abre el pecho hacia fuera y hacia arriba. Extiende el brazo izquierdo hacia arriba por encima de la oreja izquierda. Dirige la mirada hacia la palma de la mano izquierda. Mantén la postura durante cinco respiraciones largas y profundas.

EL ÁNGULO EXTENDIDO CON LIGADURA

A partir de la postura anterior, pasa el brazo derecho por debajo del muslo de la pierna que está delante del cuerpo. Luego pasa el brazo izquierdo por detrás de la espalda con la intención de que las manos lleguen a tocarse, o incluso entrelazarse. Alarga el torso hacia arriba. Debes sentir que te estiras hacia arriba a través de la coronilla y hacia atrás a través del borde externo del pie que está detrás del cuerpo.

Vuelve a la postura del perro con el hocico hacia abajo y repite la secuencia con el otro lado.

Conciliar el sueño

Uno de los principales problemas que interrumpen la vida diaria de millones de personas es la dificultad para conciliar el sueño y dormir bien. En 2008, se vendieron 56 millones de unidades de somníferos, una cantidad que supuso un aumento superior al 54% en relación con el año 2004. Una práctica asidua de yoga puede solucionar por completo el problema, convirtiendo a una persona insomne en alguien que duerme como un bebé y se despierta fresco y lleno de energía. En 2004, el investigador de la Universidad de Harvard Sat Bir Singh Khalsa publicó un estudio en el que demostró que practicar yoga entre media hora y cuarenta y cinco minutos diarios ayudaba a que los insomnes crónicos consiguieran conciliar el sueño y dormir durante toda la noche. Se observó una considerable mejoría en las veinte personas que participaron en el estudio. El yoga funciona. El yoga cura.

La mente nos ofrece información sobre las funciones del cuerpo. Al practicar yoga aprendemos a controlarla y calmarla para poder fluir relajadamente entre las diversas posturas. Cuando la mente se calma, también podemos dormir mejor. Muchas de las ansiedades y problemas que nos mantienen despiertos por la noche desaparecen gracias a una práctica metódica.

EL YOGA PUEDE ACABAR CON LOS TRASTORNOS DEL SUEÑO

El remedio del yoga para el insomnio es muy simple: empezar a practicar yoga y hacerlo de forma asidua.

Además de asistir a las clases, puede ser de gran ayuda hacer un poco de yoga antes de acostarte para relajarte y pasar una buena noche. Esta rutina está diseñada para calmar la mente y descargar cualquier tensión acumulada durante el día.

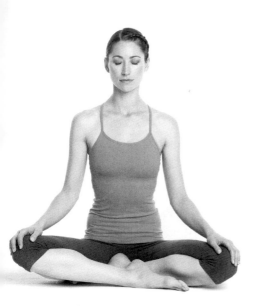

MEDITACIÓN EN POSICIÓN SEDENTE

Siéntate erguido y lo más cómodamente posible. Apóyate sobre la pared o el cabecero de la cama. Relaja los hombros, alejándolos de las orejas, y apoya las manos sobre los muslos. Cierra los ojos e intenta concentrarte en tu respiración. Observa las inhalaciones y las exhalaciones y trata de calmar tu mente entre ambas. Comienza a alargar y profundizar las inhalaciones y exhalaciones, hasta encontrar un ritmo respiratorio relajado y placentero. Si aparece algún pensamiento en tu mente, limítate a observarlo como si fuera una nube que pasa por el cielo. Continúa prestando atención a tu respiración durante tres a cinco minutos.

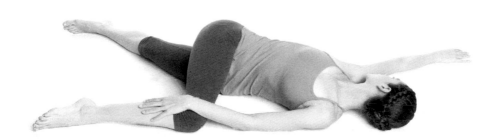

TORSIÓN CON UNA RODILLA SOBRE EL SUELO

Túmbate sobre la espalda y luego lleva la rodilla derecha hacia el pecho. Desplaza la pierna derecha hacia el lado izquierdo por encima del cuerpo. Relaja los brazos a los lados. Permanece en la postura durante diez respiraciones largas y profundas, y luego repite el ejercicio hacia el otro lado.

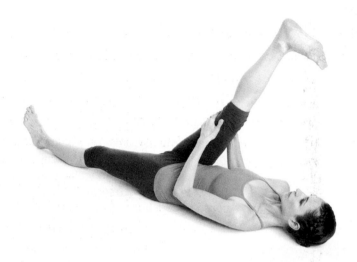

RELAJAR LOS TENDONES DE LAS CORVAS

Permanece tumbado sobre la espalda. Lleva suavemente la rodilla derecha hacia el pecho, luego extiende la pierna hacia arriba y sujétala por la parte posterior de la rodilla. Relaja la pierna para acercarla un poco más a la cara con cada exhalación. Evita tirar de ella con los brazos; limítate a dejar que la respiración relaje la tensión para que la pierna se pueda acercar al cuerpo de forma natural. Mantén la postura durante diez respiraciones largas y profundas. Repite todo el movimiento con la otra pierna.

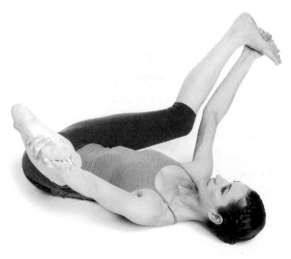

EL NIÑO FELIZ

Aún tumbado sobre la espalda, lleva ambas rodillas hacia el pecho. Sujeta el borde exterior del pie derecho con la mano derecha y el del pie izquierdo con la mano izquierda. Las plantas de los pies deben estar orientadas hacia el cielo raso. Tira de los pies con la intención de llevar suavemente las rodillas hacia el suelo. Balancea el cuerpo de lado a lado para liberar la tensión acumulada en la espalda y las caderas. Permanece en la postura durante cinco respiraciones largas y profundas, y luego vuelve a tumbarte sobre la espalda.

Corazón roto

Cuando sientes que se te ha roto el corazón, en general lo último que deseas hacer es ponerte de pie y echar a andar otra vez. Sin embargo, precisamente lo mejor que puedes hacer es ponerte en movimiento. El término clínico *miocardiopatía inducida por estrés*, conocido popularmente como *síndrome del corazón roto*, puede provocar síntomas que imitan un ataque cardíaco. El síndrome suele manifestarse tras la muerte de un ser querido o tras un trauma físico importante, como puede ser una operación quirúrgica, y a los médicos no les resulta fácil detectarlo porque los síntomas son sutiles. Un estudio reciente publicado en *Journal of the American Medical Association* ha mostrado las grandes diferencias que existen entre el «síndrome del corazón roto» y otras enfermedades cardíacas. A diferencia de un ataque cardíaco, en el que mueren células que dejan cicatrices en los tejidos, la miocardiopatía inducida por estrés afecta a las células cardíacas pero no las daña de un modo irreversible. «Una resonancia magnética ha permitido demostrar que la patofisiología de este síndrome es muy diferente y se aparta claramente de otros tipos de trastornos cardíacos y musculares», afirma el doctor Ilan S. Wittstein, cardiólogo y catedrático de la Facultad de Medicina de la Universidad Johns Hopkins de Baltimore.

El yoga nos devuelve a nuestro centro, nos conecta a tierra. Cuando pasamos épocas difíciles que nos afectan emocionalmente y sacuden nuestros cimientos, algunas posturas suaves de yoga pueden ayudarnos a iniciar nuestra propia curación. Si tienes un problema cardíaco grave, debes consultar con tu médico.

Cuando nos sentimos emocionalmente frágiles o sensibles, podemos aprovechar esa situación para reflexionar sobre qué es lo que sentimos realmente sobre nuestra propia vida; podemos utilizar esa fragilidad para poner las cosas en perspectiva. Eso nos ayudará a sentirnos estables, evolucionar y volver a recuperar nuestro bienestar.

EL YOGA PUEDE CURAR UN CORAZÓN ROTO

Curar un corazón roto por medio del yoga requiere simplemente que te pongas de pie otra vez y empieces a practicar yoga, respiración tras respiración. Ese es el primer paso para volver a sentirte bien.

Esta rutina está diseñada para abrir el pecho (región del corazón), poner tu cuerpo en movimiento para apartarte de tus pensamientos y liberar las tensiones físicas o emocionales (o ambas) que has acumulado. Prueba esta rutina cada vez que sientas que tu corazón se ha roto y practícala diariamente hasta que empieces a encontrarte bien otra vez.

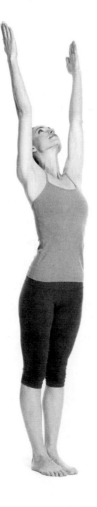

POSTURA DE PIE CON BRAZOS ESTIRADOS HACIA ARRIBA

De pie, coloca los pies paralelos y separados a unos pocos centímetros. Los brazos deben colgar relajados a los lados del cuerpo. Lleva los hombros hacia abajo y amplía la zona de la clavícula. Inhala larga y profundamente y levanta los brazos como si quisieras llegar hasta el cielo. Lleva el coxis hacia el suelo y eleva el pecho. Baja los brazos hacia los lados del cuerpo mientras exhalas. Repite el ejercicio dos veces más.

POSTURA DE ZANCADA BAJA CON ARCO HACIA ATRÁS

Adopta la postura colocando la pierna derecha delante del cuerpo y la izquierda por detrás. Lleva las caderas hacia el suelo. Respira tres veces larga y profundamente. Luego baja hacia el suelo la rodilla de la pierna que está por detrás. Lleva los dedos de las manos hacia atrás hasta que se sitúen por debajo de los hombros. Lleva las caderas hacia delante, el coxis hacia abajo y el pecho hacia arriba. Mantén la postura durante cinco respiraciones largas y profundas.

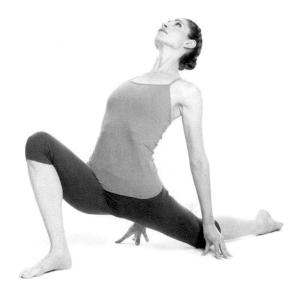

POSTURA DE APERTURA TOTAL DE PIERNAS CON BLOQUE

Toma un bloque. Desde la postura de zancada baja, desplaza hasta el suelo la rodilla que está por detrás, flexiona el pie y proyecta el talón hacia delante. Si fuera necesario, coloca el bloque debajo del muslo derecho para ofrecer una mayor estabilidad al cuerpo. Desplaza los dedos de las manos hacia atrás, hasta que los hombros se encuentren por encima de las caderas. Eleva el pecho. Mantén la postura durante diez respiraciones largas y profundas.

Abandona suavemente la postura, sentándote a un lado del cuerpo y preparándote para hacer la postura del perro con el hocico hacia abajo. Desplaza los pies hacia las manos, recupera la posición vertical y repite la rutina completa con el otro lado.

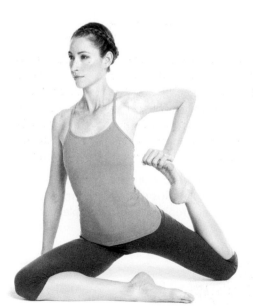

POSTURA DE LA PALOMA

Siéntate en el suelo con las piernas separadas y la pierna derecha por delante. Bájala suavemente, con la rodilla flexionada, de modo que quede frente a ti formando una V invertida. La rodilla derecha debe estar sobre el suelo junto a la mano derecha, y el pie derecho se apoya sobre el suelo cerca de la mano izquierda. Las caderas también están en contacto con el suelo, una manta o un almohadón. Siéntate lo más erguido posible. Las caderas y los hombros deben estar orientados hacia delante. Mantén la postura durante diez respiraciones largas y profundas.

LA PALOMA CON ESTIRAMIENTO DEL MUSLO

Si te sientes cómodo en la postura de la paloma, dobla la rodilla que está detrás del cuerpo y utiliza la mano izquierda para sujetar la pierna por la parte interior del tobillo. Tira suavemente del pie hacia el muslo. Si sientes dolor en la rodilla, deshaz la postura lentamente y relájate.

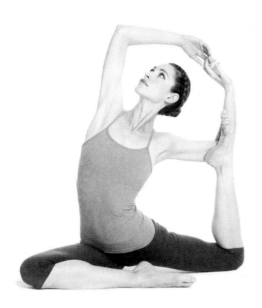

LA PALOMA COMPLETA

Si te sientes a gusto en la postura anterior, puedes ir un poco más lejos. Desliza el pie hacia el interior del codo y entrelaza las manos. Mantén la postura durante cinco respiraciones largas y profundas. A continuación, repite la rutina completa con el otro lado.

EL PUENTE

Túmbate sobre la espalda. Flexiona las rodillas y coloca los pies lo más cerca posible de las caderas, con las rodillas apuntando hacia delante. Presiona los brazos contra el suelo a cada lado del cuerpo y eleva las caderas. Levanta el pecho. Estira las rodillas para separarlas cada vez más de las caderas, evitando que se abran hacia los lados. Mantén la postura durante cinco respiraciones largas y profundas.

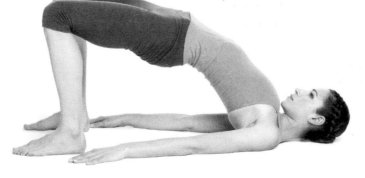

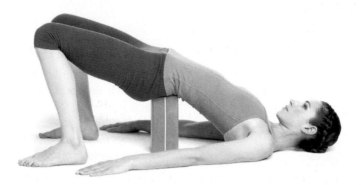

EL PUENTE CON BLOQUE

Se puede realizar una versión de la postura un poco más descansada colocando un bloque debajo de la parte baja de la espalda. Mantén la postura durante diez respiraciones largas y profundas. Las exhalaciones deben ser ligeramente más largas que las inhalaciones para que la espalda se abra con mayor facilidad.

LA RUEDA

Flexiona los codos y coloca las palmas de las manos sobre el suelo junto a las orejas. Lleva los codos hacia dentro, levanta el pecho y comienza a estirar los brazos. La parte inferior de la espalda se arquea a medida que estiras los brazos y elevas la parte superior de la espalda, pero debes mantener la concentración en la región superior de la columna para evitar lesionarte la región inferior. Presiona los dos pies contra el suelo e imagina que te estiras a través de las rodillas. Mantén la postura durante cinco respiraciones largas y profundas. Para deshacerla, lleva el mentón hacia el pecho, flexiona los codos y baja el cuerpo al suelo muy despacio.

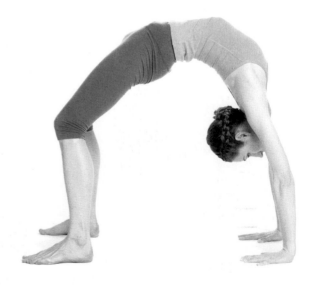

Cuerpo de oficina

¿Tienes los hombros hundidos, los ojos irritados, las articulaciones doloridas y los músculos acalambrados por pasar la mayor parte del día sentado frente a tu escritorio? Hoy en día, las personas pasan demasiadas horas frente al ordenador, sentados en reuniones y corriendo en todo momento de un lado a otro. En la época que nos ha tocado vivir tenemos el cuerpo tenso y contraído, las caderas demasiado rígidas, los hombros encorvados, las muñecas doloridas, los ojos cansados y, por supuesto, también una buena cuota de ansiedad; y todo por el trabajo. Por fortuna, una práctica constante de yoga puede combatir estos síntomas para que seas capaz de afrontar tu jornada laboral sin arruinar tu cuerpo.

EL YOGA PUEDE MEJORAR EL CUERPO DE OFICINA

La siguiente rutina está diseñada para descargar la tensión de los hombros, las caderas y los tendones de las corvas y abrir la columna vertebral. Si practicas cada día, la tensión que acumulas mientras estás frente a tu escritorio no tendrá ninguna oportunidad de subsistir frente a tus esfuerzos zen. Realiza estos ejercicios por la mañana antes de ir a trabajar y también cuando vuelvas por la noche; así lograrás liberar la tensión acumulada en el cuerpo de oficina.

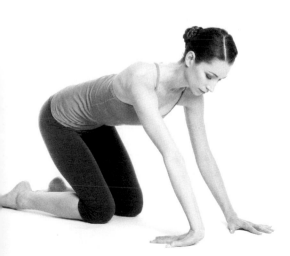

POSTURA SOBRE LAS MANOS Y RODILLAS PARA DESCARGAR LAS MUÑECAS

A cuatro patas, coloca las muñecas justo por debajo de los hombros y las rodillas alineadas con las caderas. Mantén la columna vertebral en posición neutral. Abre los dedos de las manos. Gira la mano derecha todo lo que te sea posible, con la intención de que la base de la mano quede orientado hacia delante y los dedos apunten hacia tu cuerpo. Gira ligeramente el cuerpo para producir un estiramiento en diferentes partes de la muñeca. Respira hacia todas las zonas que estén tensas. Permanece en la postura durante cinco respiraciones largas y profundas, y luego repite el movimiento con la otra mano.

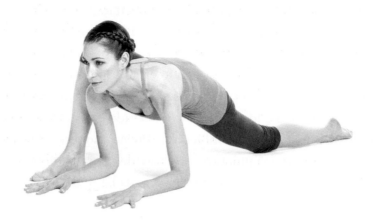

POSTURA DEL LAGARTO

Pasa a zancada baja desde la postura anterior, colocando la pierna derecha por delante. Mueve el pie derecho hacia la mano derecha, manteniendo los dedos de los pies orientados hacia delante. Baja la rodilla de la pierna que está por detrás hasta que llegue al suelo. Si sientes demasiada tensión en las caderas, quédate en esa posición y respira. Si sientes que tu cuerpo puede ir un poco más lejos, baja suavemente los antebrazos al suelo y mantén la postura durante diez respiraciones largas y profundas.

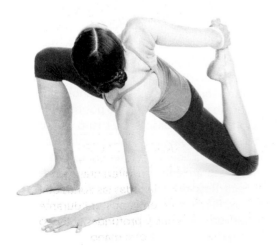

EL LAGARTO CON TORSIÓN

Si sientes que en la postura del lagarto tu cuerpo puede dar más de sí sin sentir tensión, flexiona la rodilla izquierda, que está por detrás, gira el torso hacia la derecha (en dirección a la pierna que está por delante) y sujeta el pie izquierdo con la mano derecha. Tira suavemente del pie hacia las caderas. Permanece en esta postura durante tres respiraciones largas y profundas. A continuación, repite toda la secuencia con el otro lado empezando por la postura del lagarto.

Depresión

Si padeces una depresión grave, lo mejor que puedes hacer es consultar con un médico. Sin embargo, más allá de que se trate simplemente de una tristeza pasajera o de una dolorosa depresión, por fortuna existen algunos ejercicios simples que pueden aliviar significativamente tu sufrimiento. Concentrar la mente en la respiración elimina la ansiedad y eleva los niveles de GABA en el cerebro, lo que contribuye a eliminar la depresión. Es muy importante practicar las posturas metódicamente. El carácter no competitivo del yoga y la cadencia de sus movimientos son muy reconfortantes y, además, muy efectivos para la sanación integral.

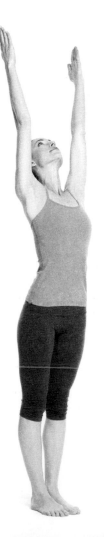

EL YOGA PUEDE CURAR LA DEPRESIÓN

El remedio del yoga para la depresión consiste simplemente en practicarlo con asiduidad, aun cuando no sientas el menor deseo de hacerlo. Cuanto más practiques, mejor te sentirás.

Esta rutina, como muchas otras, está diseñada para calmar y centrar la mente, aliviar las tensiones acumuladas y, al mismo tiempo, fortalecer el cuerpo mediante un trabajo interior. También pone a prueba el equilibrio, ¡de manera que podemos divertirnos un rato! Te aconsejo practicarla diariamente.

POSTURA DE PIE CON BRAZOS ESTIRADOS HACIA ARRIBA

Inhala y eleva los brazos por los lados hasta colocarlos por encima de la cabeza, llenando todo el espacio con tu respiración y movimiento. Relaja el coxis y eleva el pecho. Mantén los hombros relajados y mira hacia arriba, con la cara y la frente relajadas.

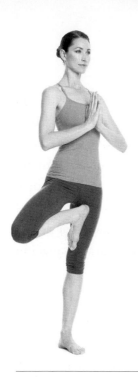

POSTURA DEL ÁRBOL

De pie, coloca los pies paralelos y separados por unos pocos centímetros. Cambia el peso corporal hacia la pierna izquierda. Flexiona la rodilla derecha hacia el pecho y sujeta la espinilla con las dos manos. Toma luego el tobillo derecho con la mano derecha y coloca el pie sobre el muslo de la pierna izquierda, haciendo presión con el talón contra la parte interior del muslo. La presión debe ejercerse en los dos sentidos, desde el muslo hacia el pie y desde este hacia el muslo, como si se tratara de un imán pegado a la puerta de una nevera. Puedes mantener la postura sujetando el tobillo con la mano para tener mejor equilibrio o levantar ambos brazos y colocarlos frente al pecho. Permanece en la postura durante cinco respiraciones largas y profundas.

EL GUERRERO 3

Lleva la espinilla izquierda hacia el pecho y luego extiende la pierna hacia atrás, hasta que esté paralela al suelo. Flexiona el pie izquierdo para que los dedos apunten hacia el suelo. Lleva los dedos de las manos hasta el suelo para estabilizarte. Extiende los brazos por delante del cuerpo para formar una línea recta que empieza en los dedos de las manos y recorre la espalda hasta llegar al talón izquierdo. Mantén la postura durante tres respiraciones largas y profundas. Flexiona ligeramente ambas rodillas y lleva la espinilla izquierda hacia el pecho una vez más para colocar el pie izquierdo cerca del derecho y volver a la postura vertical. Haz el mismo movimiento con el otro lado, comenzando por la postura del árbol.

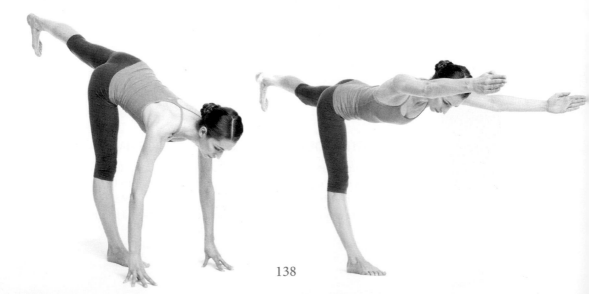

Diabetes

Se ha descubierto que la práctica del yoga puede beneficiar a los pacientes diabéticos. Los hallazgos de varios estudios indican que puede ser de gran ayuda para personas que padecen diabetes porque reduce la grasa corporal, contribuye a controlar el nivel de azúcar en sangre, combate la resistencia a la insulina y mejora las funciones del sistema nervioso. El yoga también ayuda a regular la tensión sanguínea y los niveles de colesterol, que desempeñan un papel importante en el desarrollo de la diabetes y las complicaciones asociadas a esta enfermedad. También es beneficioso para estimular las funciones del páncreas, cuyas secreciones hormonales afectan al nivel de azúcar en sangre.

EL YOGA PUEDE CURAR LA DIABETES

El remedio del yoga para la diabetes es, en primer lugar, evitar contraer la enfermedad manteniendo una práctica asidua y un estilo de vida sano. Si la enfermedad ya está presente en tu vida, nuestro objetivo común es prevenir nuevas complicaciones y mejorar las funciones de los diferentes sistemas corporales. Una práctica asidua puede ayudar a que tu cuerpo trabaje para ti, y no en contra de ti. Si realizas esta rutina junto con el saludo al sol cada día, conseguirás mover fluidamente todo tu cuerpo.

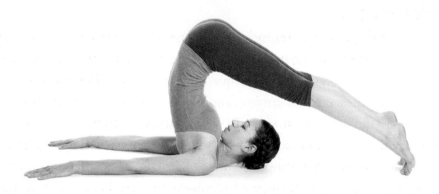

EL ARADO

Tumbado boca arriba, presiona los brazos sobre el suelo a cada lado del cuerpo, redondea la espalda y desplaza los pies hacia arriba hasta situarlos por encima de la cabeza para hacer la postura del arado. Si sientes tensión en el cuello, permanece poco tiempo en ella y vuelve a bajar el cuerpo al suelo muy despacio.

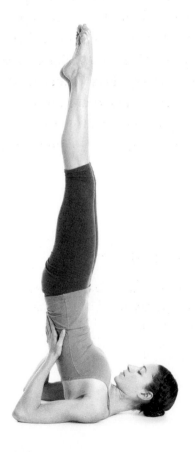

POSTURA SOBRE LOS HOMBROS

Si no sientes ninguna incomodidad en el cuello durante la postura del arado, presiona las palmas de las manos contra la espalda, con los dedos apuntando hacia arriba. Junta los codos y baja las manos para acercarlas más a los hombros. Levanta la parte posterior de las piernas en el aire hasta que tu cuerpo forme una línea recta. Mantén la postura durante veinte respiraciones largas y profundas. Puedes cerrar los ojos o dirigir la mirada a tu ombligo.

Dispersión mental

Una mente dispersa está en todas partes y es difícil refrenarla, aun cuando se lo pidas. ¿Has tenido alguna vez la sensación de estar trabajando en varias cosas al mismo tiempo pero sin terminar nada? Si estás escribiendo un correo electrónico mientras te dedicas a mirar Facebook y Twitter, tomar un bocadillo y planificar lo que tienes que hacer mañana, seguramente tu trabajo no será tan eficiente como podría serlo si te centraras en una sola cosa cada vez. *Dispersión mental* significa estar en millones de sitios simultáneamente sin estar realmente en ninguno. Sobre la esterilla de yoga puedes hacer un autodiagnóstico. Si mientras estás en la postura del perro con el hocico hacia abajo ya estás anticipando la siguiente postura, luego te pones a pensar en qué vas a guisar para la cena, te preocupas por el trabajo que tienes que presentar y finalmente vuelves a centrar tu atención en la siguiente postura, seguramente padeces dispersión mental.

En una conferencia celebrada en el Colegio Americano de Medicina Deportiva, los investigadores presentaron un documento que demostraba que el yoga puede aliviar la ansiedad, mejorar la concentración y aumentar la motivación en el breve periodo de ocho semanas. Traci A. Statler y Amy Wheeler realizaron una investigación con estudiantes que asistieron a clases de yoga durante diez semanas en la Universidad del Estado de California, en San Bernardino. Los resultados fueron contundentes: «Fue una verdadera sorpresa comprobar el cambio que se produjo en tan solo ocho semanas de práctica —explica Amy—. En las tres áreas se observaron modificaciones muy importantes».

EL YOGA PUEDE AYUDAR A COMBATIR LA DISPERSIÓN MENTAL

El remedio para la mente dispersa es ofrecerle algo en qué concentrarse durante un periodo prolongado de tiempo y, además, practicar posturas de yoga que calman el sistema nervioso. Practica la siguiente rutina a diario.

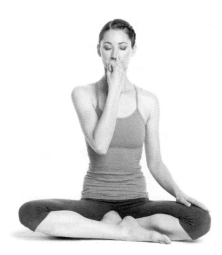

RESPIRACIÓN ALTERNA

Siéntate erguido, en una posición que te resulte cómoda. Lleva los dedos índice y corazón de la mano derecha hacia la palma, porque en este ejercicio solo utilizarás el dedo anular y el pulgar.

Cierra la fosa nasal izquierda con el dedo anular e inhala por la derecha mientras cuentas hasta cuatro. Luego cierra ese orificio con el pulgar y tapa completamente la nariz para retener la respiración mientras cuentas nuevamente hasta cuatro. Después deja salir el aire por la fosa nasal izquierda mientras cuentas una vez más hasta cuatro. A continuación repite el patrón respiratorio a la inversa, inhalando primero por el orificio izquierdo, reteniendo luego la respiración con la nariz tapada y exhalando por el lado derecho. Repite el patrón respiratorio entre tres y cinco minutos.

LA PALOMA/LA PALOMA CON EL TORSO RELAJADO

Adopta una postura de zancada baja sobre el suelo, con la pierna derecha por delante. Acerca el pie derecho a la mano izquierda y relaja la rodilla derecha sobre el suelo junto a la mano derecha. Apoya las caderas sobre el suelo, o sobre una manta o un cojín si así lo prefieres. Los hombros y las caderas deben estar orientados hacia delante. Mantén la postura durante diez respiraciones largas y profundas. A continuación, baja suavemente el torso sobre la pierna. Si te resulta agradable, forma una almohada con las manos para apoyar la frente. Permanece en la postura durante diez respiraciones largas y profundas.

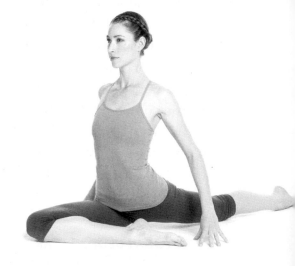

Embarazo (molestias)

Iniciar o continuar una práctica asidua de yoga durante el embarazo puede ser una forma fantástica de reducir la ansiedad que provoca el parto y todas las inquietudes asociadas al hecho de traer una nueva vida a este mundo. Además, fortalece el cuerpo, libera la tensión muscular, fomenta la amplitud de movimientos y centra la mente. Si eres principiante, probablemente no sea una buena idea comenzar con una rutina difícil precisamente durante la gestación. Sin embargo, hay una gran variedad de posturas y técnicas de yoga especiales para embarazadas que son suaves pero muy efectivas para esta etapa de la vida, y también son una excelente preparación para el parto.

Un estudio realizado por la Fundación Vivekananda para la Investigación del Yoga, en la India, indica que una práctica diaria de yoga y meditación durante el embarazo parece mejorar el peso del bebé al nacer y reducir la tasa de prematuros y de complicaciones médicas generales en neonatos. «Una práctica constante de yoga puede colaborar a crear un entorno más sano para la futura madre durante el embarazo y una experiencia más armoniosa durante el parto, tanto para la madre como para el bebé», afirma el doctor Sejal Shah, uno de los investigadores que realizaron el estudio.

Las posturas suaves y cómodas de yoga estimulan los órganos reproductores, favoreciendo un parto relativamente fácil, un suministro óptimo de sangre y nutrientes para el feto en desarrollo, una mejor postura, el equilibrio entre los sistemas nerviosos simpático y parasimpático, una mejor circulación sanguínea y una tonificación de los músculos de la columna, del abdomen y de la pelvis (lo que ayuda a soportar el peso añadido del útero). También previenen molestias comunes como el dolor de espalda, los calambres en las piernas, las dificultades respiratorias y los edemas en los pies. Todo esto es muy favorable para una mujer cuyo cuerpo trabaja duro a lo largo de toda la gestación.

CURACIONES DE LA VIDA REAL: SIMONE SE PASA AL YOGA

Simone había sido una adicta al gimnasio durante años hasta que se quedó embarazada de su primera hija. Siempre había escuchado hablar de los beneficios del yoga pero prefería el aerobic y las pesas. Al comienzo de su embarazo, Simone se apuntó a una clase grupal de preparación al parto, y no solo consiguió reducir el estrés sino que además encontró una forma fantástica de trabajar con su mente y su cuerpo. Ahora, después de haber dado a luz a su hija, sigue practicando yoga de forma asidua y lo utiliza esencialmente para reducir el estrés, pero también para mantenerse en forma.

EL YOGA PUEDE ELIMINAR LAS MOLESTIAS DEL EMBARAZO

Hay algunas cosas que debemos tener en cuenta cuando decidimos asistir a clases de yoga o seguir practicándolo durante el embarazo. Es fundamental prestar atención a cómo te sientes. Una práctica asidua despierta tu sensibilidad para que reconozcas lo que te sienta bien y lo que te sienta mal. Obedece a tu instinto. Como regla general, durante el primer trimestre se deben evitar las torsiones. Muchos instructores desaconsejan las inversiones (como son las posturas sobre la cabeza o las manos) en especial si se trata de una principiante. Escucha a tu cuerpo. Habla con tu médico y también con otras mujeres embarazadas. El apoyo que ofrecen las clases de preparación al parto puede ser incluso más beneficioso que las posturas de yoga. Si asistes a una clase de yoga que no es específica para embarazadas, debes comunicarle al instructor en qué mes de gestación te encuentras para que adapte la rutina a tus necesidades. Por otra parte, recuerda que debes pasártelo bien, disfrutar de la respiración y también de los cambios que tu cuerpo experimente. El yoga puede ayudarte a asumir esos cambios de una manera relajada y con la agradable sensación de estar emprendiendo una aventura. Esta secuencia de posturas se puede realizar en cualquier fase del embarazo y está diseñada para relajar la mente y descargar las tensiones acumuladas en las caderas y en los tendones de las corvas. Repítela con la mayor frecuencia posible, siempre que te resulte placentera. Es muy aconsejable que hagas una sesión por la mañana y luego otra antes de irte a dormir.

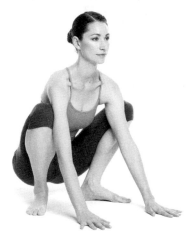

POSTURA EN CUCLILLAS

De pie, coloca los pies separados a la misma distancia que los hombros. Abre las puntas de los pies para que los talones se orienten hacia el interior. Baja las caderas hacia el suelo. Si los talones no llegan a tocarlo, coloca una manta debajo de ellos para tener una buena base. Sitúa las manos sobre el suelo frente al cuerpo para tener mejor apoyo.

AMPLIA APERTURA DE PIERNAS EN POSICIÓN SEDENTE (ERGUIDO)

Siéntate erguido sobre el suelo (o sobre la esterilla) y abre las piernas todo lo que puedas sin sentir tensión. Presiona los dedos de las manos contra el suelo por detrás de las caderas y eleva el pecho. Flexiona los pies y estira las piernas proyectando los talones hacia fuera. Mantén la postura durante tres respiraciones largas y profundas.

AMPLIA APERTURA LATERAL DE PIERNAS EN POSICIÓN SEDENTE (TORSO HACIA DELANTE)

Si crees que tu cuerpo es capaz de ir un poco más lejos en la postura anterior, apoya las manos sobre el suelo por delante del cuerpo manteniendo la espalda estirada. Solo debes avanzar hasta que sientas una ligera tensión, es decir, lo suficiente como para seguir respirando fácilmente en esa posición. Permanece en ella durante diez respiraciones largas y profundas.

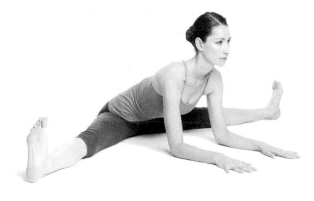

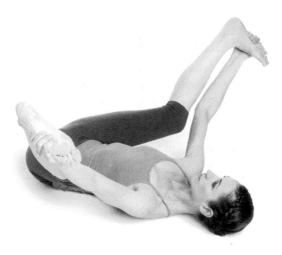

POSTURA DEL NIÑO FELIZ

Túmbate sobre la espalda y lleva las rodillas sobre el pecho. Sujeta la parte externa de los pies con las manos, de manera que las plantas apunten hacia arriba. Abre las rodillas y tira de ellas suavemente hacia el suelo por la parte exterior del torso, utilizando la fuerza de los brazos. Si te sientes a gusto, puedes balancearte suavemente de lado a lado para abrir un poco más la espalda y las caderas. Mantén la postura durante diez respiraciones largas y profundas

Estómago (problemas de)

Los problemas de estómago son incómodos, a veces dolorosos y siempre desagradables. Independientemente de que se trate de un problema digestivo, de tensión estomacal derivada del estrés o de cualquier otra causa, las siguientes posturas de yoga son simples pero pueden aliviarlos rápidamente para que vuelvas a recuperar tu bienestar. Si los problemas persisten, es posible que tengas algo más grave que un simple dolor de barriga y es recomendable que consultes con tu médico.

EL YOGA PUEDE ALIVIAR LOS PROBLEMAS ESTOMACALES

El remedio del yoga para los problemas de estómago es tomarse la vida con más calma, especialmente si tu sistema digestivo está irritado y sientes como si tus tripas estuvieran chillando. Esta rutina está diseñada para calmar el organismo mediante el trabajo interior; te alegrará y aliviará el abdomen para que puedas volver a tu vida normal una vez liberado del dolor.

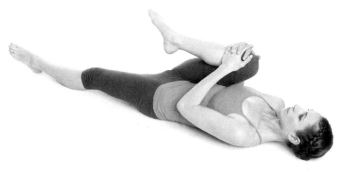

FLEXIÓN DE UNA RODILLA SOBRE EL PECHO

Túmbate sobre la espalda. Sujeta la rodilla derecha y llévala suavemente junto al pecho. Tira de ella hacia el hombro derecho con cada exhalación. Mantén la postura durante cinco respiraciones largas y profundas.

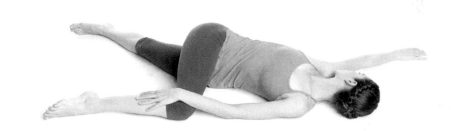

TORSIÓN CON UNA RODILLA SOBRE EL SUELO

Desde la postura anterior, dobla la rodilla derecha para acercarla al pecho y lleva la pierna derecha hacia la izquierda, pasándola sobre el cuerpo. Abre los brazos a los lados y mira hacia la derecha. Permanece en la postura durante diez respiraciones largas y profundas. A continuación, lleva la rodilla izquierda hacia el pecho para repetir la secuencia con la pierna izquierda.

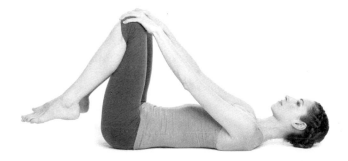

BALANCEO CON SUJECIÓN DE LAS DOS RODILLAS

Lleva las dos rodillas hacia el pecho y balancéate suavemente en sentido lateral para que ambos lados de la espalda se relajen sobre el suelo. Sigue balanceándote durante cinco respiraciones largas y profundas.

Fibromialgia

Según el *American College of Rheumatology,* la fibromialgia afecta a entre 3 y 6 millones de estadounidenses, principalmente mujeres en edad de procrear, aunque también pueden sufrirla los niños, las personas mayores y los hombres. Quienes la padecen experimentan un dolor generalizado en el cuerpo, con puntos sensibles en las articulaciones, los músculos, los tendones y otros tejidos blandos. La fibromialgia también ha sido asociada al agotamiento, a los problemas de sueño, a las jaquecas, a la depresión y a la ansiedad.

Una vez más, el yoga puede ser de gran ayuda. De acuerdo con un estudio realizado por el doctor James Carson, de la Facultad de Ciencia y Salud de la Universidad de Oregón, los ejercicios yóguicos podrían combatir la fibromialgia. Los investigadores reclutaron a cincuenta y tres sujetos femeninos que habían recibido el diagnóstico de fibromialgia y que fueron divididos aleatoriamente en dos grupos de investigación. En el primero de ellos, las mujeres participaron en un programa de yoga de ocho semanas, que incluía posturas suaves, meditación, ejercicios respiratorios y debates grupales. El grupo de control recibió un tratamiento con la medicación que se receta habitualmente para la fibromialgia. Después de finalizar el programa de yoga, la comparación de los grupos reveló que parece contribuir a paliar varios síntomas graves de la fibromialgia, entre ellos el dolor, el cansancio, la rigidez, los problemas para dormir, la depresión, los fallos de la memoria, la ansiedad y el mal equilibrio. En el grupo de yoga, el dolor se redujo en un 24%, el cansancio en un 30% y la depresión en un 42%, como media.

EL YOGA PUEDE ALIVIAR LA FIBROMIALGIA

En cualquier curación (en especial cuando se trata del dolor físico y las limitaciones de la movilidad), la atención, los cuidados y la paciencia no son simplemente útiles, son cruciales. Presta atención para sentirte cómodo en las diferentes posturas de yoga y disfrutar de ellas. Así conseguirás los mejores resultados.

Esta rutina está diseñada para tratar muy suavemente los dolores y molestias por medio de la respiración profunda y la relajación muscular. Muévete lentamente y concentra tu atención en la respiración para poder liberar la tensión a través de las exhalaciones, sin forzar ni agotar el cuerpo.

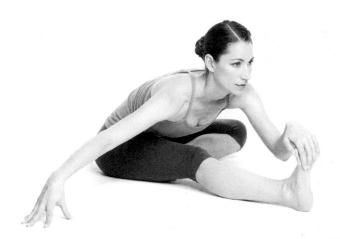

FLEXIÓN HACIA DELANTE SOBRE UNA PIERNA EN POSICIÓN SEDENTE

Siéntate erguido. Extiende la pierna derecha por delante del cuerpo y flexiona el pie derecho. Dobla el pie izquierdo en dirección al cuerpo para que la rodilla se relaje y desplázalo ligeramente hacia el lado izquierdo. Inhala y extiende los brazos hacia arriba. Exhala y lleva el torso sobre la pierna derecha. Sujeta los dedos del pie derecho con la mano izquierda y presiona los dedos de la mano derecha sobre el suelo, junto a la pierna derecha. Extiende el lado izquierdo de la espalda para enderezarla y alargarla. Mantén la postura durante diez respiraciones largas y profundas.

TORSIÓN DE LA COLUMNA EN POSICIÓN SEDENTE

Siéntate erguido y lleva la rodilla derecha hacia el pecho. Coloca el pie derecho sobre el suelo por encima y por fuera de la pierna izquierda, de manera que la rodilla apunte hacia arriba. Inhala y estira el brazo izquierdo hacia arriba, alargando el torso. Mientras exhalas, cruza el brazo por encima del muslo derecho. Presiona los dedos de la mano derecha contra el suelo, por detrás de las caderas. Estira la columna mientras inhalas y profundiza la torsión un poco más durante la exhalación. Repite este ciclo respiratorio y estos movimientos tres veces más; invierte el movimiento, llevando el torso hacia la izquierda para hacer una contratorsión. Repite la flexión hacia delante sobre una pierna y la torsión de la columna en posición sedente hacia el otro lado.

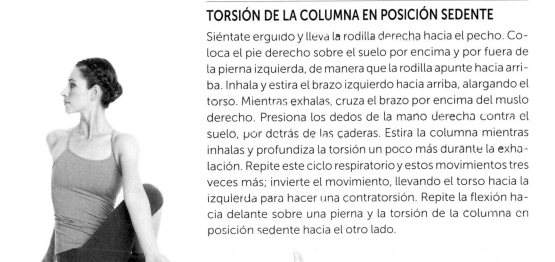

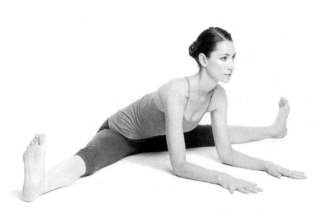

AMPLIA APERTURA LATERAL DE PIERNAS EN POSICIÓN SEDENTE

Siéntate erguido y abre las piernas lateralmente hasta que sientas una pequeña tensión, pero sin que llegue a resultar incómoda. Coloca las manos sobre el suelo delante del cuerpo y entre las piernas, mientras mantienes el torso alargado. Permanece en esta postura durante diez respiraciones largas y profundas, con exhalaciones más prolongadas que las inhalaciones con el fin de liberar la tensión acumulada.

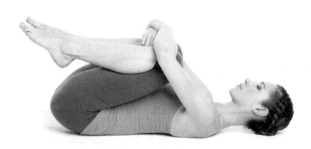

FLEXIÓN DE AMBAS RODILLAS SOBRE EL CUERPO

Túmbate sobre la espalda y lleva ambas rodillas hacia el pecho. Rodea las espinillas con los brazos y balancéate lateralmente muy despacio, relajando la parte baja de la espalda sobre el suelo. Mantén la postura durante diez respiraciones largas y profundas.

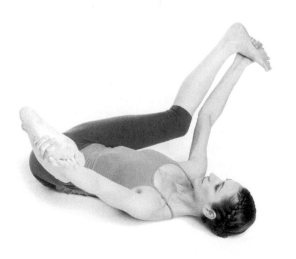

EL NIÑO FELIZ

Túmbate sobre la espalda. Lleva las rodillas hacia el pecho. Sujeta los pies por la parte exterior, de manera que las plantas queden orientadas hacia arriba. Tira suavemente de las rodillas hacia el suelo utilizando la fuerza de los brazos. Si estás a gusto, puedes balancearte suavemente de lado a lado para abrir un poco más la espalda y las caderas. Permanece en la postura durante diez respiraciones largas y profundas.

Gripe

La práctica del yoga puede potenciar tu inmunidad y conseguir que no enfermes tan a menudo y, con un poco de suerte, que nunca lo hagas. Cuando tenemos gripe, nos duele el cuerpo, tenemos escalofríos y fiebre. Y no es nada divertido. Lo único que quieres hacer es estar en la cama. Sin embargo, hay algunas posturas simples de yoga que pueden ayudarte a recuperar la salud mucho más rápido que si te quedaras bajo las mantas. Las posturas sencillas de inversión estimulan el sistema linfático, una de cuyas funciones es eliminar las sustancias extrañas y los residuos presentes en el organismo. Algunas posturas muy simples que trabajan con el sistema linfático pueden limpiar tu cuerpo, liberándolo de los virus persistentes de la gripe. Las que incluyen torsiones suaves aumentan el flujo sanguíneo que se dirige hacia el bazo, combaten las infecciones y depuran la sangre.

EL YOGA PUEDE CURAR LA GRIPE

Esta rutina simple está diseñada para relajar todo el organismo y reconstituirlo desde el interior y, al mismo tiempo, calmar la mente. Cuando tu mente está relajada, tu cuerpo puede recuperar una salud óptima rápida y fácilmente. Cuando tu cuerpo está tranquilo, puede hacer mucho mejor su trabajo que cuando está lleno de tensiones y agobiado por la ansiedad.

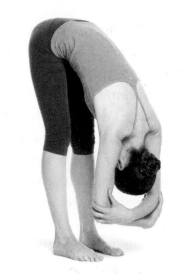

FLEXIÓN HACIA DELANTE DE PIE CON SUJECIÓN DE CODOS

Ponte de pie con los pies paralelos y situados a la misma distancia que las caderas. Flexiona ligeramente las rodillas y lleva el torso hacia delante sobre las piernas. Sujeta ambos codos y deja colgar la cabeza y el cuello. Mantén la postura durante cinco respiraciones largas y profundas. Si te sientes a gusto en ella, puedes balancear suavemente el torso de lado a lado.

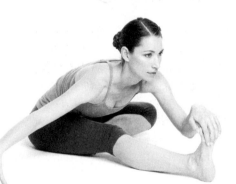

FLEXIÓN HACIA DELANTE CON UNA PIERNA EN POSICIÓN SEDENTE

Siéntate erguido con las piernas extendidas frente al cuerpo. Dobla la rodilla izquierda, acércala al cuerpo y ábrela lateralmente para apoyar la planta del pie sobre la parte superior del muslo derecho. Estira el torso y llévalo hacia delante sobre la pierna derecha mientras exhalas. Sujeta los dedos del pie derecho con la mano izquierda y presiona los dedos de la mano derecha sobre el suelo, junto a la pierna derecha. Alarga la parte izquierda de la espalda para llegar a tocar el pie derecho. Mantén la postura durante diez respiraciones largas y profundas. Repite el ejercicio con el otro lado.

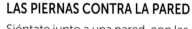

LAS PIERNAS CONTRA LA PARED

Siéntate junto a una pared, con las caderas lo más cerca posible de ella. Túmbate con el torso perpendicular a la pared. Levanta las dos piernas y apóyalas sobre la pared. Quédate en esta postura durante cinco minutos.

Hombros encorvados

A lo largo del día nuestros hombros tienden a inclinarse más y más hacia delante. Si esto sigue sucediendo día tras día durante muchos años, terminaremos totalmente encorvados, menguando de tamaño y acumulando una enorme cantidad de tensión en el cuerpo, algo que podríamos evitar fácilmente. Con independencia de que los hombros caigan hacia delante por el uso del ordenador, por una mala postura o porque simplemente lo haces para ofrecer una imagen divertida, creo que es mucho más divertido tener una buena postura y ser capaz de mantener el cuerpo recto y erguido durante toda la vida. Si estás encorvado, vas a perderte gran parte de la acción que podrías desarrollar en tu vida.

EL YOGA PUEDE CORREGIR LOS HOMBROS ENCORVADOS

El remedio del yoga para los hombros encorvados es abrir el pecho para que los hombros bajen y se relajen hacia atrás, el sitio al que pertenecen. La repetición es la clave. No creas que por el mero hecho de hacer esta rutina una sola vez y observar que te mantienes de pie mucho más erguido que antes se ha terminado el trabajo. Si quieres tener una postura perfecta y unos hombros sin tensión, de los cuales poder sentirte orgulloso durante muchos años, debes seguir practicando las posturas de yoga para abrir los hombros.

FLEXIÓN HACIA DELANTE DE PIE CON APERTURA DE HOMBROS

Encuentra una postura cómoda de pie, con los pies ligeramente separados. Inhala profundamente. Flexiona muy despacio el torso hacia delante sobre las piernas mientras exhalas. Entrelaza las manos detrás del cuerpo y eleva los brazos por encima de la espalda. Si sientes tensión en los tendones de las corvas, dobla ligeramente las rodillas y apoya el abdomen sobre los muslos. Relájate un poco más en la postura con cada exhalación. Comienza a alargar las exhalaciones para que sean algo más largas que las inhalaciones; esto te ayudará a abrir el cuerpo y serenar la mente. Permanece en la postura durante cinco respiraciones largas y profundas.

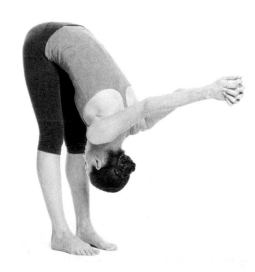

153

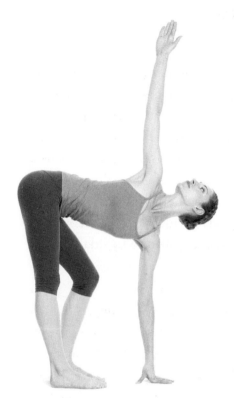

TORSIÓN FÁCIL CON ESTIRAMIENTO DE LA ESPALDA

Flexiona el torso hacia delante desde la posición de pie. Separa las manos y deja que los dedos lleguen hasta el suelo. Colócalos a unos tres centímetros por delante de los pies y presiona los dedos de la mano izquierda contra el suelo. Afloja la rodilla izquierda y, estirando el brazo derecho hacia atrás y hacia arriba por encima de los hombros, abre el torso haciendo una torsión hacia la derecha. Al mismo tiempo, estira la espalda a través del coxis y de la coronilla. Mantén la postura durante tres respiraciones largas y profundas. Repite el ejercicio con el otro lado.

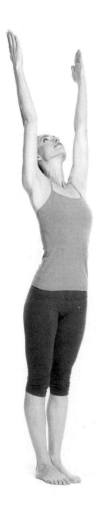

POSTURA DE PIE CON BRAZOS ESTIRADOS HACIA ARRIBA

Lleva las dos manos hacia el suelo, flexiona ligeramente las rodillas y deja que la cabeza y el cuello caigan relajadamente. Comienza a desenrollar la espalda, vértebra por vértebra, para volver a la postura vertical. Cuando la cabeza haya llegado a su sitio, inhala y levanta los brazos por encima de ella. Relaja el coxis y eleva el pecho. Relájate mientras exhalas y baja los brazos suavemente por los lados del cuerpo. Repite el ejercicio dos veces más.

Malestares y dolores

Los dolores y malestares en la espalda, el cuello y las articulaciones pueden acumularse con el paso del tiempo o manifestarse súbitamente. En cualquier caso, son una gran carga y representan una limitación para nuestra movilidad, aumentan nuestros niveles de estrés e interrumpen nuestra paz mental. La mejor manera de curarlos es prevenir su aparición. Una práctica asidua de yoga y meditación puede ser de gran ayuda, en particular las técnicas simples de yoga y respiración que se mencionan a continuación.

En un estudio realizado por el doctor Fadel Zeidan, de la Universidad Wake Forest de Carolina del Norte, intervinieron quince voluntarios que nunca habían practicado meditación. Durante el estudio, todos asistieron a cuatro clases de veinte minutos donde se les enseñó un tipo de meditación conocida como atención concentrada. Después del entrenamiento, se aplicó calor durante cinco minutos hasta un nivel que inducía el dolor sobre una pequeña porción de piel de la pierna izquierda de cada uno de los participantes. Durante el procedimiento, se estudiaron las señales del cerebro mediante una resonancia magnética. El doctor Zeidan afirmó: «Hemos encontrado un efecto importante, una reducción de alrededor de un 40% en la intensidad del dolor y una reducción del 70% en la sensación desagradable producida por el dolor. La meditación disminuyó el dolor mucho más que cualquier medicamento para paliarlo, e incluso que la morfina, que normalmente lo reduce en un 25%.

Así que ahora sabemos que la meditación puede alterar nuestra percepción mental de las experiencias dolorosas, y esta información es de enorme utilidad. También podemos utilizar el yoga físico (que es meditación en movimiento) para modificar el estado de nuestro cuerpo. Recurriendo a ambas técnicas podríamos llegar a deshacernos de nuestros dolores y malestares.

**CURACIONES DE LA VIDA REAL: TARA CONSIGUE
ELIMINAR EL DOLOR DE SUS HOMBROS**

Tengo que confesar que he tenido mi propia cuota de dolores y malestares. Debería haber sido capaz de prevenir un intenso dolor que sentía en la parte derecha de mi cuerpo, desde el hombro hasta la parte superior e inferior de la espalda, y que se debió al hecho de cargar demasiado peso sobre el hombro derecho. Y eso no es bueno. Sé que es difícil acordarse de cambiar el bolso de un hombro al otro pero, créeme, es lo mejor que puedes hacer si llevas demasiadas cosas en él. Aún mejor, utiliza una mochila. Cuando comencé a sufrir este dolor agudo y duradero, me dediqué a hacer una rutina suave de yoga para abrir mi espalda. Me llevó varios días conseguirlo, pero al final fui capaz de lograrlo. De modo que ahora llevo mi bolso en la mano y lo cambio de lado con frecuencia para mantener mi cuerpo equilibrado.

EL YOGA PUEDE ALIVIAR LOS MALESTARES Y LOS DOLORES

«Malestares y dolores» es una categoría bastante amplia e inabarcable, pero los principios fundamentales del yoga para tratar la mayoría de los dolores es trabajar despacio, respirar profundamente y, ¡sí, has acertado!, prestar atención. Cuando te mueves muy lentamente, le das a tu cuerpo la ocasión de comunicarte si estás mal alineado, de indicarte si lo que haces es realmente adecuado o si, por el contrario, acentúa el dolor. Debes deshacer muy despacio cualquier movimiento que te resulte doloroso mientras practicas yoga y volver a una posición neutral hasta recuperarte totalmente. Antes de reanudar la rutina debes esperar hasta que desaparezcan todas las sensaciones corporales incómodas. El antiguo consejo «tómatelo con calma» es muy útil cuando estamos trabajando para remediar un dolor o un malestar.

Prueba esta rutina cada vez que sientas un dolor o una molestia leves. Trabaja con cuidado y tranquilidad. Una vez más, recuerda que debes deshacer cualquier movimiento que suscite dolor. El hecho de arrugar la cara y quedarse sin aliento es la señal que indica que tu organismo empieza a sufrir dolor. En cuanto observes cualquiera de las dos cosas, vuelve atrás y ocúpate de generar el tiempo y el espacio necesarios para que el cuerpo pueda curarse y la mente consiga serenarse.

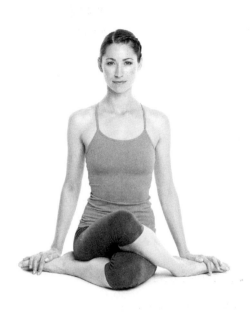

POSTURA DE LA CABEZA DE VACA

De rodillas, con las manos apoyadas sobre el suelo a modo de soporte, coloca la pierna derecha frente a la izquierda de modo que las rodillas estén perfectamente alineadas. Desplaza los pies hacia los lados y lleva suavemente las caderas hacia atrás, hasta que lleguen al suelo. Las rodillas están ahora una sobre otra. Si observas tensión en ellas o en las caderas, coloca un almohadón o un bloque debajo de las caderas para que haya más espacio y las caderas y las rodillas puedan abrirse sin tensión. Eleva el pecho y siente cómo los músculos se abren y los hombros se desplazan hacia atrás. Siéntate erguido y mantén la postura durante diez respiraciones largas y profundas. Luego repítelo cambiando las piernas.

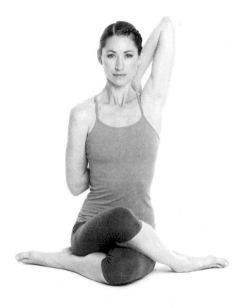

CABEZA DE VACA CON APERTURA DE HOMBROS

Si tienes capacidad para realizar movimientos más amplios, inhala y eleva el brazo izquierdo. Flexiona el codo, coloca la mano por detrás de la espalda y relájala. Dobla el codo derecho y llévalo hacia la espalda, luego desplaza la mano derecha en dirección a la mano izquierda. Si las manos llegan a tocarse, puedes entrelazarlas. Si no es así, no te preocupes puesto que, de cualquier modo, este movimiento produce una gran apertura de los hombros. Separa bien los dedos y abre los codos un poco más. Mantén la postura durante diez respiraciones largas y profundas. Luego repite el ejercicio con el otro lado.

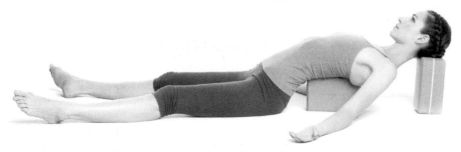

EL PUENTE CON DOS BLOQUES

Coloca uno de los bloques sobre el suelo en sentido longitudinal, de manera que si te acostaras completamente sobre él se situaría a lo largo de la columna vertebral. Siéntate a unos centímetros por delante del bloque y luego túmbate sobre él para usarlo como soporte para la parte media y superior de la espalda. Toma el otro bloque y colócalo debajo de la cabeza. Deberías sentirte muy cómodo, así que ubícalo de acuerdo con tus necesidades hasta que descubras la posición en la que te encuentres realmente a gusto.

Una vez que hayas adoptado la posición más cómoda, inhala profundamente algunas veces a través de la nariz y exhala por la boca. Luego continúa respirando de forma natural, profunda y pausadamente, y mantén la postura todo el tiempo que te sientas cómodo. Cuando decidas deshacerla, retira los bloques girando hacia el lado derecho. Respira varias veces para recuperarte.

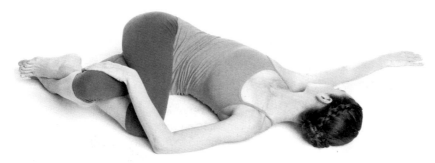

TORSIÓN EN LA POSTURA TUMBADA DEL ÁGUILA

Túmbate sobre la espalda. Inhala profundamente por la nariz y luego exhala por la boca. Relájate y respira naturalmente durante algunos instantes para que tu cuerpo se asiente en la postura y la mente se calme.

Cuando estés preparado, dobla las rodillas y coloca las plantas de los pies en el suelo cerca de las caderas. Levanta las caderas y desplázalas hacia la derecha y luego en dirección al suelo. Cruza la pierna derecha sobre la izquierda. Lleva ambas rodillas hacia el pecho y luego hacia la izquierda, apóyalas sobre el suelo y relájalas. Extiende el brazo derecho hacia el lado derecho y dirige la mirada hacia la mano. Apoya la mano izquierda sobre la rodilla izquierda para que ambas rodillas se relajen y bajen hacia el suelo. Mantén la postura durante veinte respiraciones largas y profundas. Cuando estés preparado, lleva nuevamente las piernas hacia el centro y repite el ejercicio hacia el otro lado.

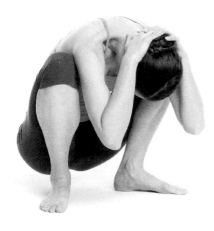

POSTURA EN CUCLILLAS PARA DESCARGAR EL CUELLO

Ponte de pie. Separa los pies hasta que estén a la misma distancia que hay entre los hombros. Gíralos ligeramente hacia fuera, con los talones hacia dentro. Dobla las rodillas y baja las caderas hacia el suelo. Los talones deben estar firmemente apoyados sobre el suelo; si no llegan a tocarlo, puedes colocar una manta para tener mayor estabilidad en la postura. Permanece en ella durante cinco respiraciones largas y profundas.

Entrelaza los dedos y apoya las manos suavemente en la base del cuello por detrás de la cabeza. Ahora relaja la cabeza y el cuello, dejándolos caer hacia delante y redondeando la espalda. No empujes la cabeza hacia abajo, limítate a sujetarla firme y constantemente para que el cuello se relaje. Mantén la postura durante cinco respiraciones largas y profundas. Para abandonarla, coloca los dedos de las manos sobre el suelo por detrás del coxis y siéntate suavemente.

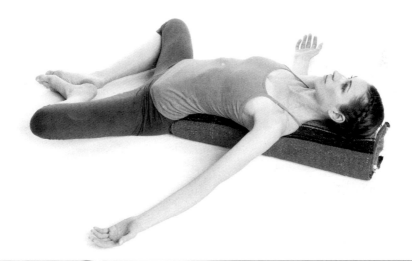

LA MARIPOSA TUMBADA CON APERTURA DE COLUMNA (UTILIZANDO UNA MANTA)

Enrolla una manta y colócala en sentido longitudinal por debajo de tu cuerpo. Si necesitas más altura, puedes enrollar dos mantas juntas. Siéntate y coloca la manta detrás de ti, cerca del coxis. Túmbate suavemente hasta que toda la columna vertebral descanse sobre la manta. Junta las plantas de los pies y relaja los brazos a ambos lados del cuerpo. Cierra los ojos y permanece tumbado durante veinte respiraciones largas y profundas.

Mente de mono

En la jerga de yoga «mente de mono» significa una mente dispersa y descontrolada, como un mono que se fija primero en un plátano, al segundo siguiente empieza a brincar de un lugar a otro, luego vuelve al plátano, y así sucesivamente. Todos hemos pasado por esto. ¿Te ha sucedido alguna vez que empiezas a hacer algo tan simple como escribir un correo electrónico y de pronto te detienes en la mitad de una frase para ir a buscar algo a la nevera, luego miras el correo que has recibido, poco después te pones a buscar una revista y finalmente recuerdas que estabas escribiendo un correo electrónico? Un estilo de vida con un ritmo frenético e incontrolable puede agravar la mente de mono. Tú eres lo que practicas, y existe una forma de concentrar la mente y mantenerla bajo control más allá de lo apretada o despejada que esté tu agenda. Si pasas todo el día corriendo, para ir al trabajo, para llegar puntual a una cita, etc., y nunca estás en el momento presente, tarde o temprano tendrás mente de mono. No obstante, si practicas estas simples técnicas al menos tres veces por semana, podrás deshacerte de ella.

EL YOGA PUEDE ACALLAR LA MENTE DE MONO

El remedio que propone el yoga es observar a tu mente de mono. Observar sin juzgar nos permite dar un pequeño paso atrás para tomar distancia y darnos cuenta de lo que sucede en nuestro interior. La mente de mono se disuelve cuando ganamos espacio y perspectiva, con lo que tenemos la sensación de estar despejados y concentrados. Cuando tu mente está acelerada y dispersa y te dedicas a observarla con atención, no tiene otra opción más que calmarse (como un niño pequeño cuya madre lo está mirando fijamente porque está a punto de hacer una travesura). Es la trampa que nos tiende la distracción. Las distracciones solo pueden entretenerte si las dejas existir; pero desaparecen si las miras fijamente a los ojos, igual que la tensión. Cuando diriges la respiración hacia la tensión, esta termina por disolverse. Cuando observas la mente de mono, el mono se sienta y presta atención.

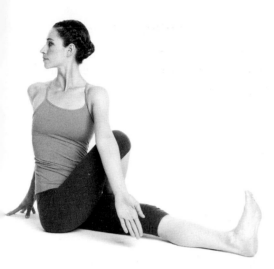

TORSIÓN DE COLUMNA EN POSICIÓN SEDENTE

Siéntate erguido y extiende ambas piernas frente al cuerpo. Recoge la rodilla derecha junto al pecho y desplaza el pie derecho por encima de la pierna izquierda, para colocarlo sobre el suelo cerca del cuerpo. Inhala llevando el brazo izquierdo hacia arriba y luego crúzalo por encima de la pierna derecha. Presiona los dedos de la mano derecha contra el suelo por detrás de las caderas. Inhala y estira el torso. Exhala y gira el torso hacia la derecha. Repite el mismo patrón respiratorio y los mismos movimientos dos veces más y luego haz el ejercicio hacia el otro lado.

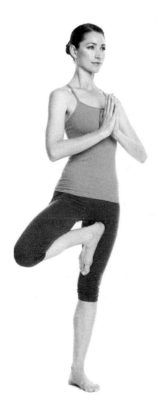

EL ÁRBOL, CON MANOS EN POSICIÓN DE ORACIÓN

Desplaza el peso corporal hacia la pierna izquierda. Acerca la rodilla derecha hacia el pecho, toma el tobillo y colócalo sobre el muslo izquierdo. Presiona el talón derecho contra el muslo izquierdo. Si te sientes inseguro o inestable, mantén la mano sobre el tobillo que está presionando el muslo contrario. Si encuentras fácilmente la estabilidad, eleva los brazos o presiona las palmas entre sí frente al pecho. Si esto te resulta demasiado difícil, coloca los dedos del pie sobre el suelo y apoya el pie sobre el talón de la otra pierna. Mantén la postura durante diez respiraciones largas y profundas. Vuelve a la posición de pie, respira diez veces larga y profundamente y haz el ejercicio con el otro lado.

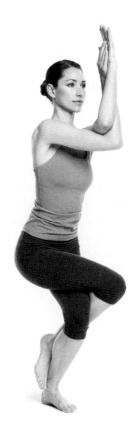

EL ÁGUILA

Lleva la rodilla derecha hacia el pecho. Dobla la rodilla izquierda y cruza la pierna derecha sobre la izquierda, enganchando el pie derecho en la pierna izquierda. Rodea el brazo izquierdo con el derecho. Baja un poco el cuerpo, como si quisieras sentarte, mientras elevas los brazos para mantener el equilibrio. Permanece en la postura durante cinco respiraciones largas y profundas. Deshazla y repítela hacia el otro lado.

Mente de oficina

Ahora que ya hemos hablado del cuerpo de oficina, tenemos que ocuparnos de la mente. Cuando tu cerebro está a punto de explotar debido a los innumerables correos electrónicos, las reuniones interminables, las hojas de cálculo y las listas de tareas pendientes, ¡estás sufriendo un ataque de mente de oficina! Puede que sigas haciendo tu trabajo aunque tu mente esté agotada, pero puedo asegurarte que la claridad y la concentración se han fugado por la ventana, ¡y qué decir de la alegría y la relajación! Los culpables son un par de ojos secos e irritados por mirar fijamente el monitor del ordenador, la ansiedad producida por los plazos establecidos para terminar los trabajos, las intrigas de la oficina, la falta de equilibrio entre la vida laboral y personal y los demás desafíos que debes afrontar en tu lugar de trabajo. Todos ellos se suman rápidamente y tú te sientes bloqueado y de mal humor, o tienes mente de oficina. No es una buena opción pero, por fortuna, el yoga puede ayudarte.

EL YOGA PUEDE MEJORAR LA MENTE DE OFICINA

Trabajar con un ritmo que se adapte mejor a tus propias necesidades será una gran ayuda a lo largo de tu jornada laboral. Conseguirás calmar la ansiedad, descargar la tensión de los ojos y relajar tu cuerpo para que no se acumulen nuevas tensiones. Practica la siguiente rutina por la mañana antes de ir a trabajar y cuando vuelvas por las tardes. Si puedes hacer otra sesión al mediodía, ¡mucho mejor!

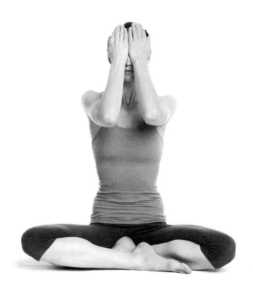

CALMAR LOS OJOS

Siéntate cómodamente y con la espalda recta y estirada. Frota con vigor las palmas de las manos hasta que sientas calor. Cierra los ojos y presiona suavemente los párpados con las bases de las manos mientras mantienes los dedos apoyados sobre la frente. Mantén la postura durante tres respiraciones largas y profundas y relaja luego las manos sobre los muslos.

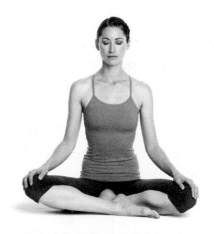

RESPIRACIÓN CONTANDO HASTA CUATRO

En posición sedente, inhala profundamente por la nariz y exhala todo el aire por la boca. Inhala por la nariz contando lentamente hasta cuatro. Retén la respiración al final de la inhalación, mientras cuentas otra vez hasta cuatro. Luego exhala por la nariz contando por última vez hasta cuatro. Repite el patrón respiratorio diez veces.

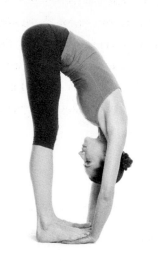

FLEXIÓN HACIA DELANTE DE PIE CON LOS PIES SOBRE LAS MANOS

De pie, coloca los hombros alineados con las caderas. Dobla las rodillas ligeramente y lleva la columna vertebral hacia delante, bajando en primer lugar la cabeza hasta que el torso cuelgue suavemente sobre las piernas. Coloca los pies sobre las palmas de las manos: los dorsos están sobre el suelo y los dedos de los pies en contacto con la parte interna de las muñecas. Relaja el cuello y la cabeza. Permanece en la postura durante diez respiraciones largas y profundas.

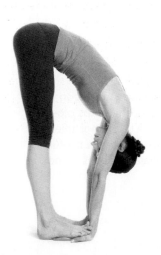

FLEXIÓN HACIA DELANTE DE PIE CON LOS PIES SOBRE LAS PALMAS DE LAS MANOS

Desde la posición anterior, retira suavemente las manos de debajo de los pies. Dales la vuelta a las manos y coloca los pies sobre los dorsos, con las palmas en el suelo, de modo que los dedos de los pies te toquen las muñecas. Relaja el cuello y la cabeza. Permanece en la postura durante diez respiraciones largas y profundas.

Miedos

Hay un conjunto de posturas de yoga destinadas a ayudarnos a afrontar nuestros miedos. Son posturas en las que invertimos la posición del cuerpo, adentrándonos en un terreno desconocido, y tenemos que abandonar el control durante algunos momentos antes de relajarnos y disfrutar de una sensación totalmente novedosa. No es extraño que las flexiones hacia atrás y las posturas de inversión de yoga puedan despertar resquemores, ya que nuestra perspectiva es completamente diferente de la que tenemos cuando estamos sobre nuestros pies. Constituyen una forma excelente de trabajar los miedos que se instalan en nuestro cuerpo mientras realizamos una actividad física, y también nos pueden ayudar a afrontar los miedos que sentimos en nuestra vida diaria. De modo que más allá de que temas ponerte boca abajo en yoga o de pasar a una nueva etapa de tu vida, las flexiones hacia atrás y las inversiones pueden ser una ayuda inestimable. Tienes que aprender a reconocer tus sensaciones en las diferentes posturas y confiar en que eres lo suficientemente fuerte como para hacerlas; y, lo más importante, no te olvides de pasártelo bien. Después de todo, estamos hablando de yoga, y el yoga se ha creado para que sea placentero... ¡igual que la vida!

EL YOGA PUEDE LIBERARTE DEL MIEDO

El remedio del yoga para superar los miedos es probar nuevas posturas, especialmente aquellas en las que te pones boca abajo o flexionas el cuerpo hacia atrás. Si somos capaces de llevar nuestro cuerpo hacia lo desconocido mientras practicamos yoga, también podemos hacerlo en el resto de nuestra vida. Esta rutina también te recuerda que debes divertirte en vez de preocuparte, empeñarte en hacer la postura perfecta y mantener el control todo el tiempo. En yoga puedes caerte sin ningún problema. Adelante, cáete. ¡Abandona las exigencias y pásalo bien!

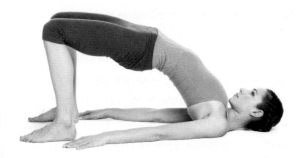

EL PUENTE

Túmbate sobre la espalda. Flexiona las rodillas y coloca los pies cerca de las caderas, presionándolos contra el suelo para que las rodillas se levanten. Sitúa los brazos a ambos lados del cuerpo y presiónalos hacia abajo, para usarlos como ayuda para elevar las caderas y el pecho y separarlos del suelo. Permanece en la postura durante cinco respiraciones largas y profundas.

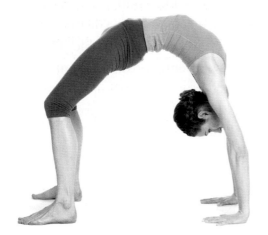

LA RUEDA

Flexiona los codos, coloca las palmas de las manos junto a las orejas y presiónalas contra el suelo. Comienza a elevar el pecho y estira los brazos tanto como te resulte posible mientras mantienes el pecho elevado Y sigues respirando cómodamente en la postura. Lleva las rodillas hacia delante y mantén alargada la columna vertebral. Permanece en la postura durante cinco respiraciones largas y profundas. Para deshacerla, lleva el mentón hacia el pecho, dobla los codos y baja el cuerpo lentamente al suelo.

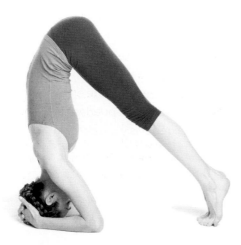

PREPARACIÓN PARA LA POSTURA SOBRE LA CABEZA

Siéntate sobre los talones. Entrelaza los dedos de las manos suavemente y colócalos sobre el suelo. Apoya la parte superior de la cabeza sobre el suelo, de modo que los dedos la sujeten por la parte posterior. Mantén la postura durante varias respiraciones para encontrarte a gusto y disfrutarla. Si te resulta muy dura y te sientes incómodo, deshazla y vuelve a sentarte sobre los talones.

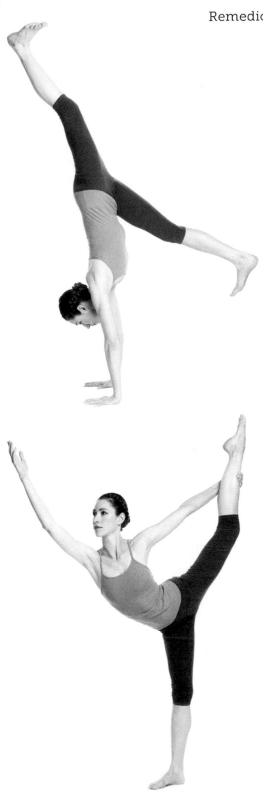

POSTURA SOBRE LAS MANOS CON LAS PIERNAS EN FORMA DE «L»

De pie sobre la pierna derecha, lleva el peso corporal hacia delante de forma que la pierna izquierda se extienda hacia atrás y los dedos de las manos lleguen al suelo. Presiona las palmas firmemente sobre el suelo, justo por debajo de los hombros. Estira los brazos. Mantén la pierna izquierda elevada y balancéate hacia delante y atrás, hasta lograr que las caderas se sitúen directamente por encima de los hombros. Comienza a dar pequeños saltos sobre la pierna derecha. Mientras saltas, levanta la pierna izquierda hasta que las caderas se encuentren por encima de los hombros, y deja que la pierna derecha cuelgue hacia abajo para que las dos piernas formen una «L». Sigue respirando durante todo el movimiento, inhalando mientras te balanceas o das pequeños saltos y exhalando cuando te relajas. Repite el ejercicio con el otro lado.

EL DANZARÍN

Lleva el peso corporal hacia la pierna derecha. Flexiona la rodilla izquierda y sujeta la pierna por la pantorrilla con la mano izquierda. Presiona suavemente el pie contra la mano para abrir la espalda. Estira el brazo derecho hacia arriba. Mantén la postura durante cinco respiraciones largas y profundas y luego repite el ejercicio con el otro lado.

Miedo a volar

Los viajes en avión pueden despertar ansiedad. Si volar, hacer trasbordos o colas en los aeropuertos o simplemente el hecho de pasar varias horas dentro de un avión te genera ansiedad, hay muchas posibilidades de que estés nervioso y estresado desde que sales de viaje hasta que vuelves a casa.

El miedo a volar es esencialmente un trastorno de ansiedad. Si nos concentramos en nuestra respiración, podemos controlar nuestros miedos.

Y aunque no tengas miedo de pasar varias horas encerrado en un avión, volar puede ser perjudicial para tu salud especialmente si eres un viajero frecuente. La presión de la cabina, el oxígeno reciclado del interior del avión y permanecer confinado en un asiento durante horas no son las condiciones ideales para nuestro cuerpo y nuestra mente. Por fortuna, hay algunas posturas y técnicas simples de yoga que puedes practicar en el asiento del avión para calmar la tensión corporal y mental.

EL YOGA PUEDE MITIGAR EL MIEDO A VOLAR: YOGA PARA EL AVIÓN

Los siguientes ejercicios, que puedes realizar en el asiento del avión, te ayudarán a reducir la ansiedad y abrir la columna. Recuerda que debes levantarte y caminar periódicamente. En los viajes largos intenta levantarte cada hora. No sientas vergüenza de hacer la postura del árbol cuando estás en la cola para ir al servicio. Quién sabe, ¡a lo mejor alguno de los pasajeros se suma a tu iniciativa!

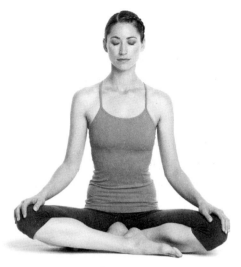

MEDITACIÓN EN POSICIÓN SEDENTE

Siéntate erguido sobre el asiento con los dos pies planos sobre el suelo y las rodillas orientadas hacia delante y por encima de los dedos de los pies. Relaja los hombros y apoya las manos sobre los muslos. Cierra los ojos e intenta concentrarte en tu respiración. Observa las inhalaciones y las exhalaciones y calma tu mente entre ambas. Comienza a alargar y profundizar la respiración hasta encontrar un ritmo respiratorio relajado y placentero. Si en tu mente surge algún pensamiento, limítate a observarlo como si fuera una nube que pasa por el cielo. Continúa observando tu respiración entre tres y cinco minutos.

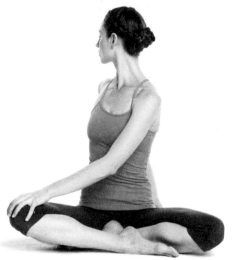

TORSIÓN FÁCIL EN POSICIÓN SEDENTE

Siéntate cómodamente, inhala y eleva el brazo izquierdo. Apoya la mano izquierda sobre la rodilla derecha mientras exhalas. Presiona los dedos de la mano derecha sobre el asiento por detrás de las caderas. Inhala y alarga el torso. Exhala y gira el torso hacia la derecha. Al final de la exhalación, vuelve a girar el torso hacia el centro para repetir luego el mismo movimiento y patrón respiratorio hacia el otro lado.

EL YOGA PUEDE MITIGAR EL MIEDO A VOLAR: YOGA PARA EL HOTEL

Cada vez que llegues a destino intenta encontrar un poco de tiempo para practicar yoga en la habitación del hotel, o dondequiera que estés. Con solo cinco minutos del saludo al sol conseguirás revitalizarte y poner tu circulación en movimiento otra vez. El yoga es un remedio fantástico también para el *jet lag*.

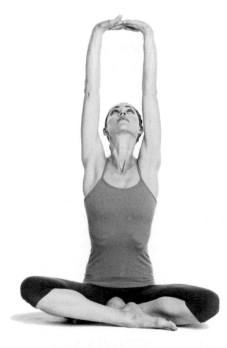

POSTURA SEDENTE CON ESTIRAMIENTO DE PALMAS HACIA ARRIBA

Entrelaza las manos y gíralas hacia arriba mientras elevas las palmas por encima de la cabeza. Relaja los hombros y fija la mirada en los dedos de las manos. Mantén la postura durante tres respiraciones largas y profundas y luego relaja suavemente las manos bajándolas por los lados del cuerpo.

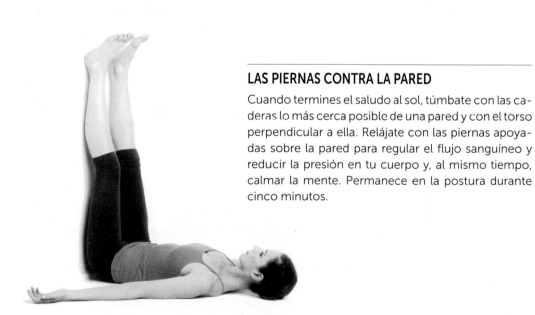

LAS PIERNAS CONTRA LA PARED

Cuando termines el saludo al sol, túmbate con las caderas lo más cerca posible de una pared y con el torso perpendicular a ella. Relájate con las piernas apoyadas sobre la pared para regular el flujo sanguíneo y reducir la presión en tu cuerpo y, al mismo tiempo, calmar la mente. Permanece en la postura durante cinco minutos.

Migrañas

El dolor punzante de una fuerte migraña a veces se acompaña de escalofríos, agotamiento, entumecimiento, pérdida de apetito, vómitos y sensibilidad a la luz; nadie podría desear experimentarla. La causa de las migrañas puede ser el estrés, algunos alimentos o motivos de índole personal. El ataque se inicia en diversas vías nerviosas y afecta al flujo sanguíneo que se dirige hacia el cerebro, además de los tejidos circundantes. Una práctica asidua de yoga puede reducir el número de episodios de migraña y, lo que es más importante, evitar que se manifiesten. Las técnicas y posturas simples que explico a continuación pueden aliviar la presión y la tensión que sientes en la cabeza cuando sufres una migraña.

EL YOGA PUEDE CURAR LA MIGRAÑA

Dado que gran parte del problema de las migrañas tiene que ver con el estrés, será de gran ayuda hacer esta rutina simple por lo menos tres veces a la semana. En presencia de una migraña, estos ejercicios conseguirán reducir la presión en la cabeza, equilibrar el sistema nervioso y calmarte hasta que desaparezca el dolor.

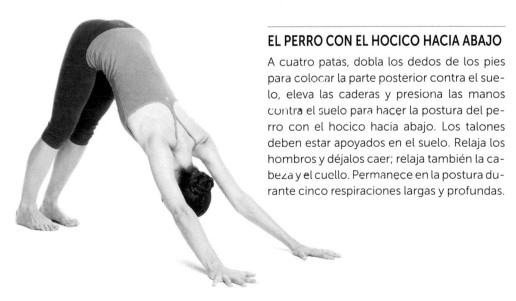

EL PERRO CON EL HOCICO HACIA ABAJO

A cuatro patas, dobla los dedos de los pies para colocar la parte posterior contra el suelo, eleva las caderas y presiona las manos contra el suelo para hacer la postura del perro con el hocico hacia abajo. Los talones deben estar apoyados en el suelo. Relaja los hombros y déjalos caer; relaja también la cabeza y el cuello. Permanece en la postura durante cinco respiraciones largas y profundas.

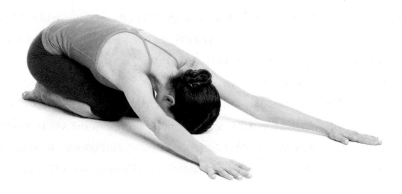

LA POSTURA DEL NIÑO

Vuelve a la postura a cuatro patas. Relaja las caderas y siéntate sobre los talones. Apoya la frente sobre el suelo y respira profundamente hacia la espalda. Respira larga y profundamente cinco veces en la posición.

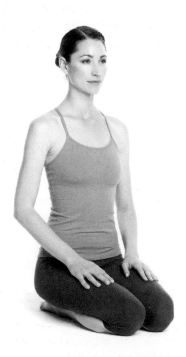

MASAJE DE LAS SIENES

Abandona la postura del niño para sentarte sobre los talones. Presiona los dedos índices sobre el entrecejo. Luego traza un arco que atraviese la frente en dirección a las sienes y presiónalas simultáneamente con la misma fuerza durante la exhalación. Repite el movimiento tres veces más.

Molestias de los corredores

Si eres corredor, deberías llevar contigo una esterilla de yoga la próxima vez que salgas a correr y acostumbrarte a practicarlo metódicamente. Además de mejorar la flexibilidad, el yoga aumenta la amplitud de los movimientos, lo que te ayudará a ser más rápido y efectivo. Otro beneficio importantísimo que reporta es que previene las lesiones y aumenta la capacidad pulmonar, lo que te permitirá aventajar a tus competidores. El yoga puede ser una terapia corporal formidable y una magnífica ayuda para eliminar el estrés mental cuando se trata de prevenir lesiones, o recuperarse de ellas, y de aliviar los dolores y las molestias causados por esta actividad física.

EL YOGA PUEDE ALIVIAR LAS MOLESTIAS DE LOS CORREDORES

Esta rutina está diseñada para abrir el pecho y la columna con el fin de aumentar la capacidad pulmonar y la movilidad del torso, así como también para aliviar los dolores musculares en la parte superior del cuerpo. Además, descarga la tensión acumulada en los grandes grupos de músculos que hay en las caderas y en los tendones de las corvas.

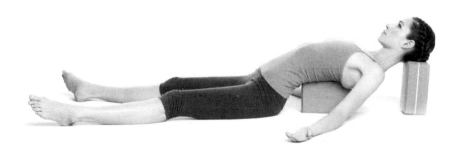

APERTURA DE COLUMNA CON PIERNAS ESTURADAS CON BLOQUES

Siéntate sobre el suelo delante de uno de los bloques que colocarás en sentido longitudinal al cuerpo. A continuación, túmbate y apoya la columna sobre el bloque sin separar las caderas del suelo. Coloca el otro bloque debajo de la cabeza. Estira y relaja las piernas, y mantén la postura durante veinte respiraciones largas y profundas.

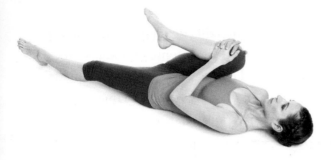

FLEXIÓN DE UNA RODILLA SOBRE EL PECHO

Retira los bloques y túmbate sobre la espalda. Sujeta la rodilla derecha y acércala al pecho. Tira de ella hacia el hombro derecho con cada exhalación. Mantén la postura durante cinco respiraciones largas y profundas.

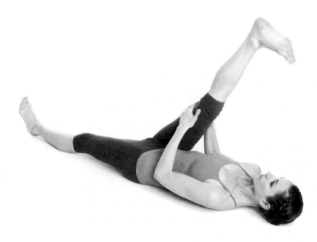

RELAJAR LOS TENDONES DE LAS CORVAS

Extiende la pierna derecha hacia arriba y sujétala por detrás de la pantorrilla, de la rodilla o del tendón de la corva, lo que te resulte más fácil y cómodo. Permanece en la postura durante diez respiraciones largas y profundas. En vez de tirar de la pierna para acercarla al cuerpo, intenta aprovechar las exhalaciones para liberar la tensión y llevar la pierna al pecho de un modo natural a medida que se crea más espacio.

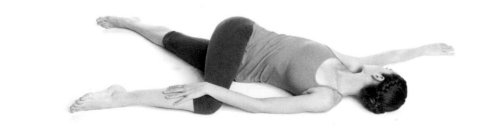

TORSIÓN CON UNA RODILLA SOBRE EL SUELO

Flexiona la rodilla derecha para acercarla al pecho. Abre los brazos a los lados del cuerpo y lleva la pierna derecha sobre el cuerpo hacia la izquierda. Permanece en la postura durante diez respiraciones largas y profundas.

A continuación relaja la pierna derecha sobre el suelo y eleva la rodilla izquierda sobre el pecho para repetir la secuencia con el otro lado.

Muslos flácidos

Es posible que los muslos flácidos no sea el síntoma clínico más grave que el yoga puede curar, pero el hecho de tonificar tu cuerpo te convierte en una persona más fuerte, más esbelta, más ligera y más eficiente. Y eso está muy bien. Cuando lo practicas metódicamente, el yoga tiene la capacidad de modelar tu cuerpo desde el interior, hasta que recupere la salud y tenga un aspecto extraordinario. Te ofrece una «base firme y sólida» y un cuerpo dinámico.

EL YOGA PUEDE ACABAR CON LOS MUSLOS FLÁCIDOS

El remedio para los muslos flácidos consta de algunas fases. El estado de armonía mental que te ofrece una práctica asidua quizás sea incluso más importante que los beneficios físicos que te reportan las posturas que estiran la parte inferior del cuerpo. Los alimentos que consumes son esenciales cuando se trata de modelar el cuerpo. Cuando te sientes sereno y decidido gracias a tu práctica habitual de yoga, te sientes más inclinado a ingerir un delicioso pepino o una col que comida rápida o alimentos procesados, a los que les encanta alojarse en el interior de tus muslos. Cuanto más practiques, más te apetecerá tomar sabrosos alimentos nutritivos que tu cuerpo puede disfrutar, utilizar como combustible y procesar eficazmente. Y, como consecuencia, tu cuerpo estará más fuerte, más sano y más tonificado.

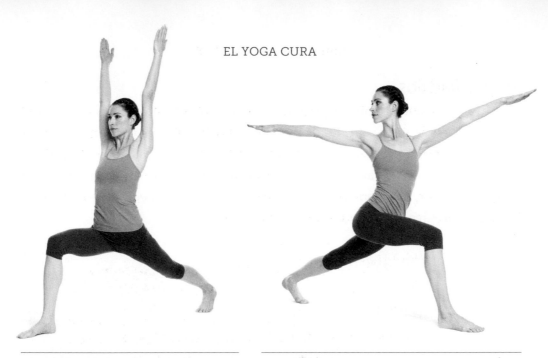

POSTURA DE ZANCADA ALTA CON BRAZOS ARRIBA

Adopta la postura de zancada alta. Presiona los pies contra el suelo y estira el torso hacia arriba, alineando los hombros con las caderas. Inhala y lleva los brazos hacia arriba. Relaja los hombros y mantén la postura durante cinco respiraciones largas y profundas.

POSTURA DE ZANCADA ALTA CON TORSIÓN

Desde la postura anterior y con los brazos todavía levantados, exhala y abre el torso hacia la derecha. Abre los brazos y baja las caderas. Permanece en la postura durante tres respiraciones largas y profundas. Por último, vuelve a la zancada alta.

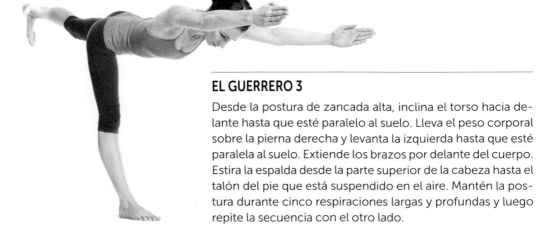

EL GUERRERO 3

Desde la postura de zancada alta, inclina el torso hacia delante hasta que esté paralelo al suelo. Lleva el peso corporal sobre la pierna derecha y levanta la izquierda hasta que esté paralela al suelo. Extiende los brazos por delante del cuerpo. Estira la espalda desde la parte superior de la cabeza hasta el talón del pie que está suspendido en el aire. Mantén la postura durante cinco respiraciones largas y profundas y luego repite la secuencia con el otro lado.

Nalgas caídas

Como ya hemos visto, el yoga nos reporta importantes beneficios, como por ejemplo bajar la tensión arterial alta, reducir el riesgo de padecer diabetes y combatir la ansiedad. Pero seamos sinceros, también puede ser muy beneficioso para tu trasero y sería una lástima ignorarlo. Tu práctica de yoga es una solución integral para conseguir una salud corporal radiante mediante un trabajo interior. Y tu aspecto exterior será una dulce recompensa.

EL YOGA PUEDE ACABAR CON LAS NALGAS CAÍDAS

Las siguientes posturas de yoga son la mejor fórmula para modelar las nalgas que hay en el mercado, y quizás sea este uno de los secretos mejor guardados de la industria del fitness. Puedes hacer todas las sentadillas, zancadas y flexiones que desees en el gimnasio, pero si realizas las siguientes posturas de yoga de forma asidua notarás su efecto precisamente en la zona que quieres mejorar. Las posturas te ayudarán a modelar y tonificar tus nalgas y te sentirás orgullosa de poder presumir de ellas. ¡Así que a tratarlas bien y fortalecerlas! Mientras haces torsiones, mantienes las posturas y fluyes a través de ellas de forma equilibrada, al mismo tiempo fortaleces, reafirmas, tonificas, elevas y alargas la parte inferior de tu cuerpo. Simultáneamente, la parte superior también se vigoriza, pero de eso nos ocuparemos un poco más adelante.

LA SILLA

De pie, con los pies alineados con las caderas y paralelos entre sí, inhala y baja las caderas. Eleva los brazos por encima de la cabeza y relaja los hombros, bajándolos y llevándolos hacia la espalda. Relaja la zona de las costillas y estira la columna vertebral. Mantén la postura durante diez respiraciones largas y profundas.

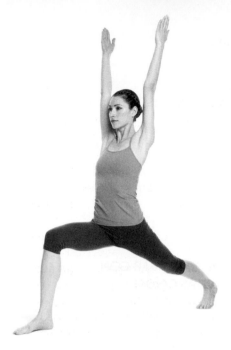

POSTURA DE ZANCADA ALTA CON BRAZOS ARRIBA

Adopta la postura de la silla y baja suavemente el torso sobre las piernas. Presiona los dedos contra el suelo y desplaza la pierna izquierda hacia atrás lo máximo que puedas, para hacer la postura de zancada baja. Presiona los pies contra el suelo, eleva el torso y alinea los hombros con las caderas. Inhala y eleva los brazos por encima de la cabeza. Relaja los hombros, llevándolos hacia la espalda. Permanece en la postura durante cinco respiraciones largas y profundas.

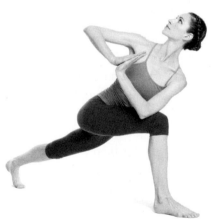

POSTURA DE ZANCADA ALTA CON TORSIÓN Y MANOS EN POSICIÓN DE ORACIÓN

En la postura de zancada alta, presiona las palmas de las manos entre sí frente al pecho. Inhala y eleva el pecho y las palmas. Mientras exhalas gira el cuerpo hacia la pierna derecha, que está por delante, y ejerce presión con el codo izquierdo sobre la parte exterior del muslo. Empuja con firmeza la mano que está arriba contra la de abajo para girar el torso un poco más. Separa el abdomen de la parte superior del muslo. Estira todo el cuerpo desde la parte superior de la cabeza hasta el talón que está detrás del cuerpo. Permanece en la postura durante cinco respiraciones largas y profundas.

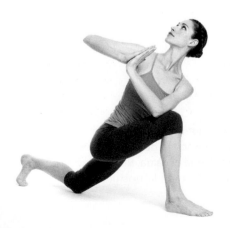

POSTURA DE ZANCADA ALTA CON TORSIÓN Y MANOS EN POSICIÓN DE ORACIÓN (RODILLA DE ATRÁS SOBRE EL SUELO)

Si no te resulta fácil encontrar el equilibrio en la postura de zancada alta con las manos en posición de oración, puedes bajar al suelo la rodilla que está por detrás y proseguir con la torsión. Mantén la postura durante cinco respiraciones largas y profundas.

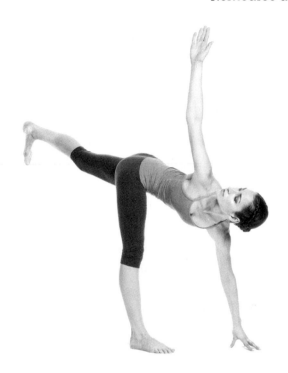

LA MEDIA LUNA CON TORSIÓN

A partir de la postura anterior, abre los brazos y presiona los dedos de la mano izquierda contra el suelo por el borde interior del pie que está frente al cuerpo, justo por debajo del hombro izquierdo. Desplaza el peso corporal hacia la pierna derecha y levanta la pierna que está por detrás hasta que esté paralela al suelo. Mueve los dedos de la mano izquierda hacia delante y mantenlos presionados contra el suelo por debajo del hombro izquierdo. Abre el torso hacia la derecha y estira el brazo derecho hacia arriba, hasta colocarlo por encima del hombro derecho. Mantén la postura durante tres respiraciones largas y profundas.

LA MEDIA LUNA

Desde la postura de la media luna con torsión, presiona los dedos de la mano derecha contra el suelo justo por debajo del hombro derecho. Gira la cadera izquierda para que quede alineada por encima de la derecha, de manera que el torso se oriente a la izquierda. Eleva el brazo izquierdo por encima del hombro y fija la mirada en la mano. Mantén la postura durante tres respiraciones largas y profundas. Repite la secuencia con el otro lado comenzando por la postura de la silla.

Ojeras y bolsas debajo de los ojos

Una causa común de las bolsas y ojeras es no descansar lo suficiente o no tener una nutrición adecuada. Los alimentos muy salados y procesados pueden ser la causa de la retención de líquidos y acentuar las bolsas que se forman bajo los ojos. Algunos expertos afirman que las bolsas son una parte natural del proceso de envejecimiento. Al parecer se producen porque los ligamentos se debilitan y no consiguen sostener eficazmente la grasa natural que hay debajo de los ojos que, como consecuencia, empuja la superficie de la piel provocando esa característica hinchazón. Es conveniente saber que el yoga puede invertir los efectos del envejecimiento.

Como he dicho reiteradas veces, una práctica asidua de yoga lleva a elegir alimentos más sanos y te ayuda a dormir mejor de forma natural. Por tanto, el hecho de que uses la esterilla metódicamente significa que ya estás trabajando para eliminar la hinchazón de los ojos y las ojeras. La clave es practicar cada día; es la única forma de ver los resultados.

EL YOGA PUEDE ELIMINAR LAS OJERAS Y LAS BOLSAS DEBAJO DE LOS OJOS

El remedio del yoga para las ojeras y las bolsas consiste en primer lugar en detenerse a observar cómo estás viviendo. A partir de ahí, empieza por descansar más, comer mejor, beber más agua, tener pensamientos más felices y eliminar las preocupaciones. Las posturas de inversión envían literalmente más sangre hacia la cabeza y mejoran la salud y la apariencia de la piel facial. Cuando haces una postura en la que la cabeza está por debajo del corazón, la circulación mejora y la piel de la cara se revitaliza. Las inversiones y otras posturas que se incluyen aquí te reportarán los mayores beneficios.

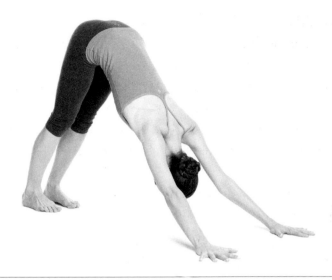

EL PERRO CON EL HOCICO HACIA ABAJO

A cuatro patas, apoya la parte posterior de los dedos de los pies sobre el suelo, eleva las caderas y empuja las manos contra el suelo para llevar el cuerpo hacia atrás y adoptar la postura del perro con el hocico hacia abajo. Lleva los talones hacia el suelo. Relaja los hombros, el cuello y la cabeza, dejándolos caer en dirección al suelo. Permanece en la postura durante cinco respiraciones largas y profundas.

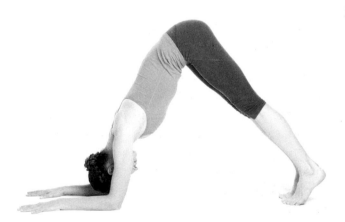

EL PERRO CON EL HOCICO HACIA ABAJO SOBRE LOS ANTEBRAZOS

Desde la postura anterior, baja los antebrazos para apoyarlos en el suelo paralelos entre sí. Mantén los dedos de las manos separados. Eleva los hombros, alejándolos del suelo, y relaja la cabeza. Quédate en la postura durante cinco respiraciones largas y profundas.

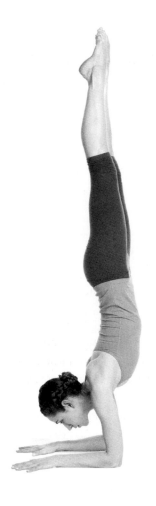

POSTURA DE INVERSIÓN SOBRE LOS ANTEBRAZOS

Si quieres pasar a una postura de inversión sobre los antebrazos, inhala y eleva la pierna derecha de manera que las caderas se coloquen por encima de los hombros. Bájala mientras exhalas. Intenta hacer lo mismo con la pierna izquierda y continúa así hasta que tengas la sensación de que puedes elevar simultáneamente las dos caderas sobre los hombros. Si te sientes preparado para hacerlo, da un pequeño salto la próxima vez que inhales y eleva una pierna para sostenerte sobre los antebrazos. Si es la primera vez que haces la postura, intenta colocarte cerca de una pared para poder impulsar las piernas hacia arriba y apoyarlas luego sobre ella. Permanece en la postura durante cinco respiraciones largas y profundas, y luego baja suavemente para hacer la postura del niño.

CALMAR LOS OJOS

Siéntate cómodamente manteniendo la espalda erguida y los hombros relajados. Frota las palmas de las manos vigorosamente hasta que sientas calor. Cierra los ojos y presiona suavemente los párpados con la base de las manos, con los dedos apoyados sobre la frente. Mantén la postura durante tres respiraciones largas y profundas; luego retira las manos y colócalas sobre los muslos.

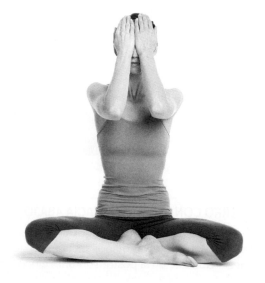

Pectorales caídos

Mientras nos ocupamos de recuperar la salud y la felicidad trabajando desde el interior mediante la práctica asidua de yoga, se produce de forma natural un efecto secundario sorprendente: nuestro cuerpo comienza a recuperar la forma que le corresponde. Se tonifica, se fortalece y se torna más esbelto. Un cuerpo flácido es el producto de músculos sedentarios, pero esto se puede remediar. Unos pectorales caídos pueden reafirmarse con algunas posturas simples de yoga destinadas a fortalecer y desarrollar estos músculos y los de los hombros. Y el resultado será unos pectorales turgentes y una mejor postura.

EL YOGA PUEDE MEJORAR LOS PECTORALES CAÍDOS

El remedio para los pectorales caídos consiste en fortalecer la parte superior del cuerpo con una práctica constante. Existen algunas posturas fantásticas en las que se trabajan los pectorales; con ellas podrás desarrollar la parte superior del cuerpo y, al mismo tiempo, fortalecerla, reafirmarla, tonificarla y conseguir que sea más esbelta.

La práctica asidua de yoga es fundamental para mantener la fuerza y el tono muscular; aunque percibas los efectos después de una sola clase, te recomiendo realizar los ejercicios diariamente para obtener resultados duraderos.

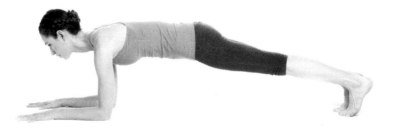

POSTURA DE LA TABLA SOBRE LOS ANTEBRAZOS

Ponte a cuatro patas y baja los antebrazos al suelo, manteniéndolos paralelos entre sí. Estira las piernas por detrás del cuerpo, apoya la parte posterior de los dedos de los pies contra el suelo y levanta el cuerpo, que debe formar una línea recta desde la coronilla hasta los talones.

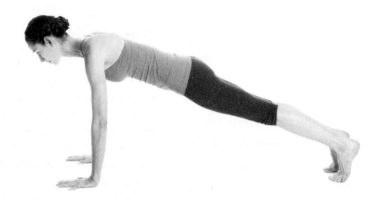

LA TABLA

Ejerce presión con las palmas sobre el suelo y estira los brazos para hacer la postura de la tabla. Coloca las muñecas justo debajo de los hombros y las rodillas bajo las caderas. Abre bien los dedos de las manos. Apoya la parte posterior de los dedos de los pies contra el suelo y estira las piernas y los brazos para formar una línea recta con el cuerpo desde la parte superior de la cabeza hasta los talones. Contrae el abdomen y eleva la parte superior de los muslos. Mantén la postura durante diez respiraciones largas y profundas. Si el ejercicio es demasiado intenso para ti, puedes bajar las rodillas al suelo. Debes ser capaz de respirar cómodamente durante toda la postura.

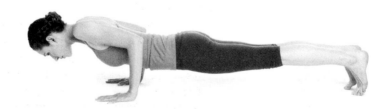

FLEXIÓN EN LA POSTURA DE LA TABLA

Puedes hacer esta postura con las rodillas elevadas o en contacto con el suelo (esta última versión es la más sencilla). Escucha a tu cuerpo. Lleva los codos hacia atrás y baja el cuerpo sin llegar al suelo, formando una línea recta hasta que la parte superior de los brazos esté paralela al suelo. Si la postura te resulta muy intensa, puedes bajar las rodillas al suelo y luego flexionar los codos para quedarte a medio camino, o bajar lentamente el abdomen hasta el suelo, llevando los codos hacia atrás. Presiona las manos sobre el suelo para hacer la postura de la tabla.

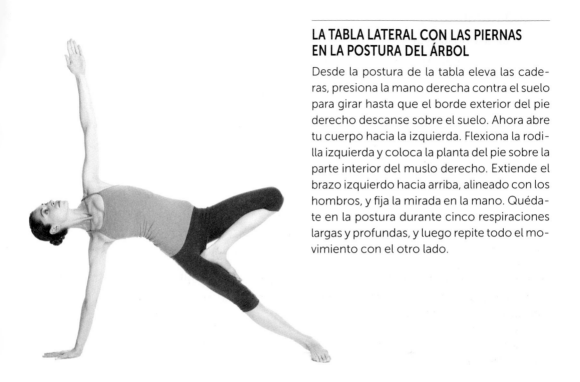

LA TABLA LATERAL CON LAS PIERNAS EN LA POSTURA DEL ÁRBOL

Desde la postura de la tabla eleva las caderas, presiona la mano derecha contra el suelo para girar hasta que el borde exterior del pie derecho descanse sobre el suelo. Ahora abre tu cuerpo hacia la izquierda. Flexiona la rodilla izquierda y coloca la planta del pie sobre la parte interior del muslo derecho. Extiende el brazo izquierdo hacia arriba, alineado con los hombros, y fija la mirada en la mano. Quédate en la postura durante cinco respiraciones largas y profundas, y luego repite todo el movimiento con el otro lado.

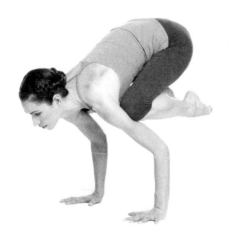

EL CUERVO

En cuclillas, coloca las palmas de las manos a unos pocos centímetros por delante de los pies y presiónalas firmemente contra el suelo. Coloca las rodillas sobre la parte superior de los brazos. Fija la mirada a una distancia aproximada de unos treinta centímetros de tu cuerpo. Levanta las caderas y el abdomen. Mantén la postura durante varias respiraciones. Si te sientes estable, separa un pie del suelo y luego vuelve a bajarlo. Luego intenta levantar el otro pie. Si conservas la estabilidad, puedes probar a levantar un pie y luego el otro. Si puedes, empuja las manos contra el suelo para elevar los dos pies. Permanece en la postura durante diez respiraciones largas y profundas; luego vuelve a bajar los pies al suelo.

Procastinar

¿Sueles postergar tus tareas y obligaciones hasta el último minuto? Todos hemos experimentado alguna vez esa situación y sabemos que se puede acompañar por negación, ansiedad, frustración y un ataque de pánico real cuando se acerca la fecha límite. A menudo carecemos de las herramientas necesarias para establecer un ritmo de trabajo y organizar un plan para realizar nuestras tareas con tiempo. Cuando algo nos agobia, podemos llegar a ignorarlo y postergarlo hasta el último momento, y el resultado es que nos vemos obligados a desarrollar una actividad frenética. Tenemos que encontrar una forma de hacer algo al respecto. El yoga puede ayudarnos a eliminar la tensión mental acumulada que bloquea nuestra creatividad y nuestras habilidades. Además, fomenta la concentración para que seamos capaces de acometer la tarea que tenemos entre manos sin dispersarnos. Suele suceder que mientras estamos realizando una tarea que nos urge completar, nos detenemos en medio de ella antes de concluirla. Cuando nos sentimos inspirados, disponemos de energía y entusiasmo para continuar con las actividades que nos hemos propuesto realizar y llevarlas a cabo de una forma relajada y concentrada. Esta rutina está diseñada para encender, o reavivar, el deseo de comprometernos con nuestros proyectos y mantener la concentración hasta el final.

EL YOGA PUEDE ACABAR CON LA TENDENCIA A POSTERGAR TAREAS

Estar inspirados es la mejor forma de luchar contra la tendencia a postergar nuestras actividades o tareas. Cualquier proyecto, fecha de entrega o cajón que hay que ordenar reciben la atención que reclaman cuando tu inspiración es duradera... y tú no te sentirás estresado.

De modo que prescindiendo de cualquier anticipación, o postergación, vamos directo al yoga. Esta rutina está diseñada para vigorizar todo tu cuerpo y calmar la tensión mental. ¡Concéntrate en la respiración y disfruta! Haz esta rutina al menos tres veces por semana hasta que recuperes el rumbo.

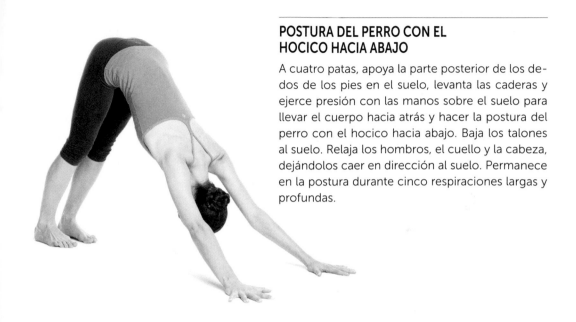

POSTURA DEL PERRO CON EL HOCICO HACIA ABAJO

A cuatro patas, apoya la parte posterior de los dedos de los pies en el suelo, levanta las caderas y ejerce presión con las manos sobre el suelo para llevar el cuerpo hacia atrás y hacer la postura del perro con el hocico hacia abajo. Baja los talones al suelo. Relaja los hombros, el cuello y la cabeza, dejándolos caer en dirección al suelo. Permanece en la postura durante cinco respiraciones largas y profundas.

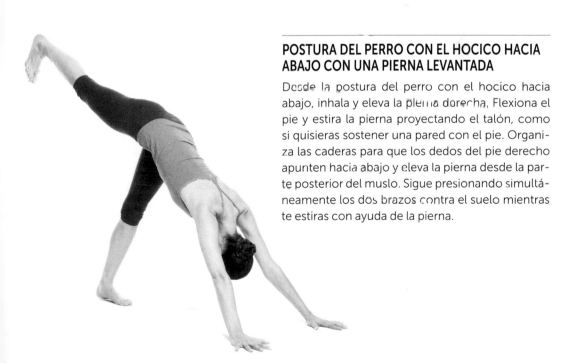

POSTURA DEL PERRO CON EL HOCICO HACIA ABAJO CON UNA PIERNA LEVANTADA

Desde la postura del perro con el hocico hacia abajo, inhala y eleva la pierna derecha, Flexiona el pie y estira la pierna proyectando el talón, como si quisieras sostener una pared con el pie. Organiza las caderas para que los dedos del pie derecho apunten hacia abajo y eleva la pierna desde la parte posterior del muslo. Sigue presionando simultáneamente los dos brazos contra el suelo mientras te estiras con ayuda de la pierna.

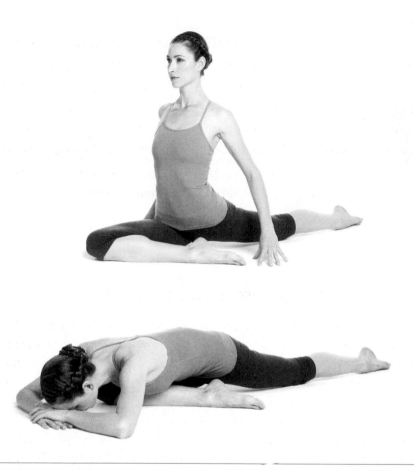

LA PALOMA/LA PALOMA CON EL TORSO RELAJADO

Lleva la rodilla derecha hacia dentro durante una exhalación para que el pie descanse detrás de la mano izquierda y la rodilla se apoye sobre el suelo junto a la mano derecha. De este modo la espinilla trabaja en paralelo a la parte anterior de la esterilla. Las caderas y los hombros deben estar orientados hacia delante. Mantén la postura durante tres respiraciones largas y profundas. Inhala, lleva los dedos hacia atrás y eleva el pecho. Desplaza los dedos hacia delante mientras exhalas y apoya los antebrazos en el suelo o forma una almohada con las manos para apoyar la cabeza. Permanece en esta posición durante diez respiraciones largas y profundas para liberar la tensión de las caderas y calmar la mente.

Cuando estés preparado para deshacer la postura, desplaza los dedos hacia atrás y coloca las manos junto a las caderas, que deben estar alineadas con los hombros. Presiona las manos hacia abajo y prepárate para volver a hacer el perro con el hocico hacia abajo.

Repite la secuencia con el otro lado. Recuerda que debes ser capaz de respirar fácilmente durante toda la práctica.

Resaca (cruda)

Cuando estás en muy baja forma debido a una resaca, lo único que deseas es que desaparezca y el último remedio que se te ocurriría para mejorar tu estado es el yoga. Sin embargo, es una de las mejores ayudas que puedes encontrar para la resaca. En mi clase de los sábados a media mañana hay un buen número de personas que sufren una deshidratación autoinducida, mareos y temblores por haber bebido demasiado la noche anterior. Acuden a la clase de yoga porque saben que la resaca habrá desaparecido después de practicar la postura del perro con el hocico hacia abajo, torsiones e inversiones durante una hora.

EL YOGA PUEDE ALIVIAR LA RESACA

La mejor forma de curar la resaca es no tenerla. No me parece que beber hasta emborracharse sea tan divertido. Con una práctica asidua de yoga puedes empezar a darte cuenta de que es agradable beber una copa de vino, pero no toda la botella. Tu tolerancia al alcohol puede llegar a ser menor después de que tu cuerpo se haya depurado gracias al yoga. (Lo digo por experiencia. El yoga te cambia de muy diversas maneras. A algunas las ves venir; otras son inesperadas).

Cuando tienes resaca, es muy beneficioso recurrir al yoga. Las posturas de torsión escurren literalmente las toxinas de nuestro cuerpo (incluido el alcohol), facilitan la digestión y mantienen limpio el flujo sanguíneo. El yoga mejora la circulación y ayuda al organismo a producir sangre nueva. Las posturas sobre la cabeza son conocidas por curar las jaquecas y la resaca. No obstante, te ruego que las practiques con sensatez y cuidado, dependiendo de tu nivel de experiencia con la práctica del yoga y también de la intensidad de tu resaca. Haz esta rutina cuando tengas resaca. Si observas que la estás haciendo más de una vez al mes, practica más yoga y bebe menos alcohol.

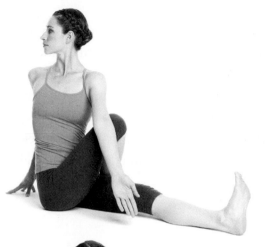

TORSIÓN DE COLUMNA EN POSICIÓN SEDENTE

Siéntate cómodamente. Flexiona la rodilla derecha y acércala al pecho; luego pasa la pierna derecha por encima de la izquierda y coloca el pie derecho sobre el suelo. Inhala profunda y largamente por la nariz. Exhala por la boca. Repite este patrón respiratorio dos veces más. Inhala con el brazo izquierdo estirado y apoya la mano izquierda sobre la rodilla derecha durante la exhalación. Apoya la mano derecha sobre el suelo por detrás de las caderas y ejerce presión con los dedos. Inhala y eleva el torso y el pecho. Exhala y gira el torso hacia la derecha. Repite la respiración y el movimiento dos veces más. Lleva el torso hacia el centro y repite el ejercicio hacia el otro lado.

EL HÉROE

De rodillas, con los hombros alineados con las caderas, presiona los pulgares contra la parte posterior de las rodillas y mueve las pantorrillas hacia los lados. Empuja los empeines contra el suelo, especialmente los bordes del lado de los dedos pequeños. Siéntate entre las piernas, ya sea sobre el suelo o sobre una almohada o un cojín. Si sientes alguna molestia en las rodillas, utiliza un soporte y recuerda que nunca debes forzarlas para que lleguen al suelo. Deja los hombros relajados por encima de las caderas y apoya las palmas de las manos sobre los muslos. Mantén la postura durante diez respiraciones largas y profundas. Esta postura estimula la digestión y calma la mente.

EL HÉROE CON TORSIÓN

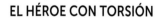

En la postura del héroe, sujeta la rodilla derecha con la mano izquierda. Presiona los dedos de la mano derecha contra el suelo por detrás de las caderas. Inhala y levanta el torso y el pecho. Exhala y gira el torso hacia la derecha. Repite la respiración y el movimiento dos veces más. Luego vuelve a hacer el ejercicio hacia el otro lado.

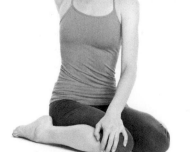

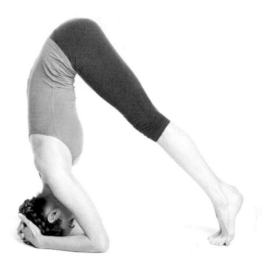

PREPARACIÓN PARA LA POSTURA SOBRE LA CABEZA/POSTURA SOBRE LA CABEZA

Cuando tengas resaca, puedes hacer la postura sobre la cabeza, pero bajo tu propia responsabilidad. Aunque seas un experto en esta postura, tu habilidad está un poco mermada si tienes resaca. Si es la primera vez que vas a intentarlo, probablemente sería mejor elegir un día en el que estés totalmente sobrio. Siéntate sobre los talones. Entrelaza las manos con suavidad y colócalas sobre el suelo. Sitúa la cabeza de manera que los dedos la sujeten por la parte posterior. Permanece en la postura durante algunas respiraciones hasta sentirte cómodo. Si no lo consigues, deshaz la postura y vuelve a sentarte sobre los talones; pero si la encuentras cómoda, apoya los dedos de los pies sobre el suelo y estira las piernas. Mantén la postura durante diez respiraciones largas y profundas. Cuando estés preparado para deshacerla, vuelve a bajar las rodillas al suelo y relájate en la postura del niño.

Si quiere seguir adelante para realizar la postura completa, comienza por desplazar los pies hacia el cuerpo hasta que las caderas se alineen con los hombros y la espalda esté vertical. Respira varias veces en la postura. Si te sientes cómodo, dobla una rodilla hasta que el talón esté junto a la cadera, luego bájalo al suelo y prueba con la otra pierna. Si tienes estabilidad sobre una pierna, puedes probar con las dos a la vez. Cuando desplaces los talones hacia las caderas, extiende muy despacio las piernas hacia arriba. Prueba a permanecer en la postura durante veinte respiraciones largas y profundas. Cuando te dispongas a deshacerla, baja primero una pierna y después la otra, y descansa en la postura del niño durante varias respiraciones.

Síndrome premenstrual y calambres

El síndrome premenstrual y los calambres pueden ser una dura experiencia mensual para muchas mujeres y causar síntomas que van desde el dolor y el malestar hasta la irritabilidad, la sensibilidad y la agresividad. La lista es ligeramente diferente para cada persona. A continuación, encontrarás algunas posturas de yoga simples que pueden ayudarte a tratar estas molestias para que ya no tengas que soportarlas cada mes.

EL YOGA PUEDE ALIVIAR EL SÍNDROME PREMENSTRUAL Y LOS CALAMBRES

Esta rutina está diseñada para calmar el cuerpo, aliviar la presión y el dolor que producen los calambres, reducir la ansiedad y equilibrar las emociones desmesuradas que acompañan a los ciclos menstruales. Si la practicas asiduamente, podrás comprobar que reduce estos incómodos síntomas.

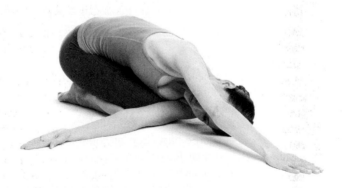

POSTURA DEL NIÑO CON TORSIÓN

Adopta la postura del niño. Lleva las caderas sobre los talones, relaja la frente sobre el suelo y extiende ambos brazos frente al cuerpo. Luego apoya la mano derecha sobre el suelo delante del cuerpo y pasa el brazo izquierdo por debajo del derecho, de modo que el hombro izquierdo y el lado izquierdo de la cara se apoyen sobre el suelo. Permanece en la postura durante cinco respiraciones largas y profundas y luego repite todo el movimiento hacia el otro lado.

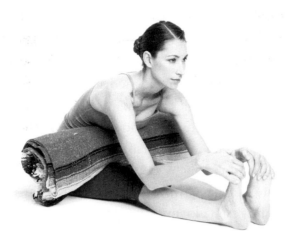

FLEXIÓN HACIA DELANTE CON PIERNAS RECTAS EN POSICIÓN SEDENTE

Enrolla una manta. Siéntate con las piernas estiradas frente al cuerpo. Coloca la manta sobre la parte superior de los muslos. Lleva el torso suavemente hacia delante sobre la manta y mantén la postura durante diez respiraciones largas y profundas.

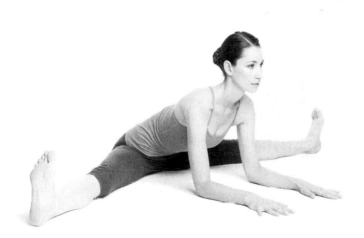

AMPLIA APERTURA LATERAL DE PIERNAS EN POSICIÓN SEDENTE

Siéntate erguida y abre las piernas hasta que sientas una ligera tensión, lo suficiente como para que se genera cierta incomodidad en la postura. Coloca las manos, y si fuera posible también los antebrazos, entre las piernas y mantén el torso estirado. Permanece en la postura durante diez respiraciones largas y profundas. Presta atención para que las exhalaciones sean un poco más largas que las inhalaciones y aflojar así la tensión acumulada en tu cuerpo.

Sobrepeso y obesidad

Se ha demostrado una y otra vez que la práctica asidua de yoga contribuye a tener un peso más saludable cuando las dietas y otros tipos de actividad física han fracasado. ¿Por qué? Porque el yoga es una práctica transformadora y sostenible que nos enseña a prestar atención. Dicho de un modo simple, hacer yoga favorece que la gente tome conciencia de qué y cómo se alimenta, y esto puede ayudar a prevenir este fenómeno tan temido por personas de mediana edad, incluso aunque su peso sea normal. También puede ayudar a que quienes tienen sobrepeso adelgacen más fácilmente. Gracias al yoga somos más sensibles a las necesidades de nuestro cuerpo y, como resultado, nuestros deseos y apetencias se modifican naturalmente y comenzamos a elegir alimentos que son nutritivos en vez de destructivos. Cuanto más constante sea nuestra práctica, más conciencia tendremos de nuestro cuerpo, y también de nuestra vida. Nuestra segunda naturaleza será cuidarnos con más esmero en todos los sentidos.

CURAS DE LA VIDA REAL: LA DRÁSTICA PÉRDIDA DE PESO DE DURK

Durk, un hombre muy jovial de un metro ochenta de altura y ciento trece kilos de peso, comenzó a hacer yoga para mejorar su forma física y reducir el estrés, y también para pasar un rato divertido con su novia. Después de algunas clases, empezó a preparar más comidas en casa con la intención de tomar más verduras. Ya no le apetecía consumir tantos fritos ni tanta carne, alimentos que hasta ese momento formaban una parte importante de su dieta. Estos nuevos hábitos alimentarios, sumados a clases de yoga tres o cuatro veces por semana, ayudaron a Durk a perder dieciocho kilos en cuatro meses. Su tensión sanguínea bajó hasta niveles saludables y sentía una energía y un entusiasmo que nunca antes había experimentado. Y como guinda del pastel, Durk puede ahora levantar las piernas por encima del corazón en la postura sobre la cabeza, algo difícil de realizar para personas con exceso de peso porque un torso rollizo puede impedir que las caderas se eleven por encima de la cabeza. La postura sobre la cabeza es fantástica porque corrige muchos desequilibrios corporales; incluso puede regular la glándula tiroides, lo que es muy útil cuando se desea perder peso. Durk está cada día más entusiasmado. Con cada clase de yoga se siente más cómodo y más ligero, tanto en su cuerpo como en su mente. Y además, siempre está sonriente.

EL YOGA PUEDE DISMINUIR EL SOBREPESO Y LA OBESIDAD

Si empiezas a hacer yoga con el objetivo de adelgazar, no te apresures. No hay ninguna necesidad de forzar el cuerpo ni de comprometerte desde el principio con una práctica de siete clases por semana. Prepárate para abrir tu cuerpo y tu mente, y crear el espacio necesario para que ambos emprendan un nuevo camino hacia una salud radiante y duradera. Empieza por una clase semanal durante varias semanas hasta que comiences a entender de qué va el yoga. Tras unas cuantas semanas de práctica, podrás pasar a tres o cuatro clases semanales, o incluso más, dependiendo de cómo te sientas. Te aficionarás al yoga en cuanto compruebes lo bien que te sientes cuando lo practicas cada día.

La meditación es muy importante y beneficiosa para adelgazar. Intenta meditar asiduamente a primera hora de la mañana. También puedes meditar antes de levantarte. Prueba la siguiente rutina de tres a cuatro veces por semana y medita diariamente.

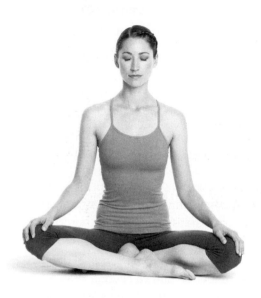

MEDITACIÓN EN POSICIÓN SEDENTE

Siéntate erguido y de la forma más cómoda posible. Relaja los hombros, alejándolos de las orejas. Apoya las palmas de las manos sobre los muslos (orientadas hacia arriba o hacia abajo, como te resulte más cómodo) y cierra los ojos. Comienza a prestar atención a tu respiración. Observa las inhalaciones y las exhalaciones. Calma tu mente entre ambas. Comienza a alargar y profundizar tanto las inhalaciones como las exhalaciones, manteniendo un ritmo lento. Si surge algún pensamiento, limítate a observarlo como si fuera una nube que pasa. Deja que el pensamiento atraviese la mente y vuelve a concentrarte en la respiración. Sigue observándola entre tres y cinco minutos. Puedes utilizar un cronómetro o simplemente dejarte llevar por la intuición y comprobar luego cuánto tiempo ha pasado realmente. Cualquiera de las dos formas es útil.

Medita al menos cinco minutos cada mañana.

Realiza esta práctica durante al menos cinco minutos por la mañana, otros cinco minutos a lo largo del día —en el trabajo, en el tren, en el autobús o en el taxi, siempre que no estés conduciendo— y otros cinco antes de acostarte. Una práctica de meditación asidua tranquilizará tu mente y te ayudará a relajar tu cuerpo. También es estupenda para los antojos, las ansias y la tendencia a los excesos y la ansiedad. La meditación sensibiliza a todo tu sistema para que disfrutes más de lo que comes. Tus sentidos del gusto, el tacto y el olfato se intensificarán. ¡Disfruta del viaje!

Ahora practicaremos una meditación en movimiento con varios saludos al sol. Deja que la respiración sea la única «postura de yoga» en la que te enfoques. Tu cuerpo se moverá de una postura a otra naturalmente; permite seguir tu respiración. Si notas que tu cuerpo se tensa, es una buena señal, porque significa que estás prestando atención; simplemente devuelve tu atención a la respiración. Una buena parte de la pérdida de peso se produce con la relajación, al encontrar la tranquilidad en el esfuerzo, tanto dentro como fuera de la esterilla. Encontrar la tranquilidad en la esterilla te ayudará a encontrarla en tu vida, y eso cambiará el modo en que te relacionas con la comida.

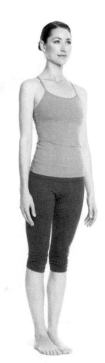

Saludo al sol

El saludo al sol, que sirve como calentamiento, alarga y fortalece el cuerpo y también calma la mente.

POSTURA DE PIE

De pie en uno de los extremos de la esterilla de yoga, coloca los pies paralelos y separados a la misma distancia que las caderas. Recuerda que los huesos de las caderas no están en la parte exterior de estas, así que debes asegurarte de no separar demasiado los pies. Puedes comprobarlo colocando dos puños entre los pies: te indicarán el espacio preciso que separa los dos huesos de las caderas. Cierra los ojos y presta atención a la respiración. Alarga y profundiza las inhalaciones y exhalaciones y completa lentamente un ciclo de cinco respiraciones. Abre los ojos muy suavemente.

POSTURA DE PIE CON BRAZOS ESTIRADOS HACIA ARRIBA

Inhala y eleva los brazos por los lados, llenando todo el espacio con tu respiración y tu movimiento. Relaja el coxis y levanta el pecho. Mantén los hombros relajados y mira hacia arriba manteniendo la cara relajada, especialmente la frente.

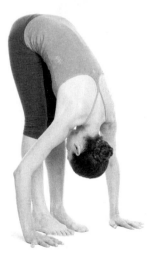

FLEXIÓN HACIA DELANTE DE PIE

Exhala y lleva el tronco hacia delante sobre las piernas. Deja que el cuello y la cabeza se relajen y cuelguen. Si sientes tensión en los tendones de las corvas, flexiona ligeramente las rodillas para que tengan más espacio para relajarse y abrirse. Presiona los dedos de las manos contra el suelo.

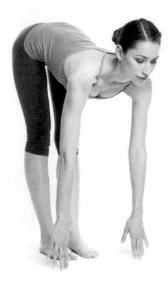

FLEXIÓN HACIA DELANTE DE PIE

Inhala, mira hacia delante y estira la espalda hasta que esté paralela al suelo. Deja que los dedos de las manos rocen el suelo. Si esto supone demasiada tensión para los tendones de las corvas, presiona suavemente las manos contra las espinillas para producir un estiramiento intenso de la columna.

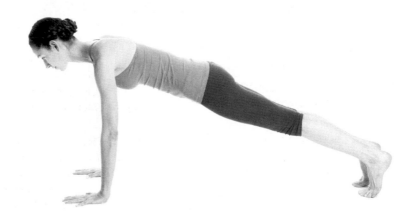

LA TABLA

Lleva las palmas de las manos hacia el suelo y presiónalas firmemente contra él; luego desplaza los pies hacia atrás para hacer la tabla. Las muñecas deben estar justamente debajo de los hombros y las rodillas bajo las caderas. Abre los dedos de las manos. Dobla los dedos de los pies para apoyar la parte posterior contra el suelo. Estira las piernas y los brazos para que el cuerpo forme una línea recta desde la coronilla, pasando por las nalgas, hasta los talones. Mantén el abdomen contraído y eleva la parte anterior de los muslos. Permanece en la postura durante cinco respiraciones largas y profundas. Si esto te resulta demasiado intenso, baja suavemente las rodillas hasta el suelo. Debes ser capaz de respirar fácilmente durante toda la postura.

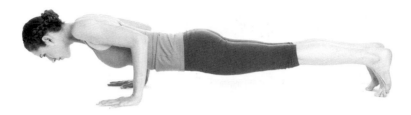

FLEXIÓN EN LA POSTURA DE LA TABLA

Flexiona los codos llevándolos hacia atrás y baja el cuerpo suspendiéndolo a mitad de camino del suelo hasta que la parte superior de los brazos esté paralela a él. El cuerpo debe seguir formando una línea recta. Si esta posición es demasiado intensa, puedes bajar las rodillas hasta que toquen el suelo y luego flexionar los codos para bajar hasta la mitad del recorrido, o incluso un poco más llevando los codos hacia atrás para que el abdomen se dirija hacia el suelo.

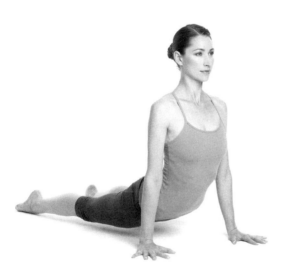

LA POSTURA DEL PERRO CON EL HOCICO HACIA ARRIBA

Baja las rodillas lentamente hasta el suelo. Mueve los hombros en dirección a la espalda y levanta el pecho mientras inhalas pausada y profundamente. Estira los brazos tanto como te sientas cómodo, manteniendo los hombros bajos y relajados. Si estiras los brazos y sientes molestias en la espalda, dobla los codos y sigue elevando el pecho hasta que te sientas cómodo en la postura. Puedes balancear el torso suavemente de lado a lado, si ese balanceo te resulta placentero. Debes sentir el cuerpo relajado y evitar la tentación de forzarlo y generar tensión.

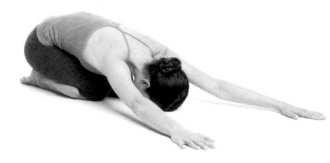

LA POSTURA DEL NIÑO

A cuatro patas, relaja las caderas y luego lleva el cuerpo hacia atrás para sentarte sobre los talones. Apoya la frente sobre el suelo y respira profundamente hacia la espalda. Mantén la postura durante cinco respiraciones largas y profundas.

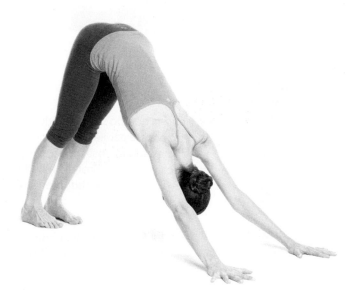

LA POSTURA DEL PERRO CON EL HOCICO HACIA ABAJO

Cuando estés preparado, abre bien los dedos de las manos, eleva las caderas, apoya la parte posterior de los dedos de los pies en el suelo y presiona las manos contra el suelo para llevar el cuerpo hacia atrás y adoptar la postura del perro con el hocico hacia abajo. Baja los talones al suelo y relaja los hombros y el cuello. Balancéate suavemente de lado a lado. Tienes toda la libertad para probar movimientos fáciles y coordinarlos con tu respiración, con el propósito de abrir el cuerpo y calmar la mente. Permanece en la postura durante cinco respiraciones largas y profundas.

A continuación, acerca lentamente los pies hacia las manos para volver a la postura de flexión hacia delante de pie. La cabeza y el cuello deben colgar relajadamente hasta el momento en que llegues otra vez a la posición vertical, después de haber desenrollado la columna vértebra tras vértebra. Cuando estés de pie, inhala y lleva los brazos hacia arriba por los lados, llenando todo el espacio con tu respiración y movimiento hasta volver al punto de partida. Repite cinco veces este ejercicio, o incluso más, para producir calor corporal y fomentar la relajación mental.

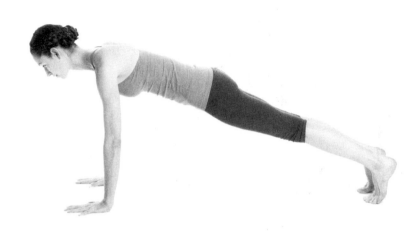

LA TABLA

Ponte a cuatro patas, con las muñecas por debajo de los hombros y las rodillas bajo las caderas. Separa los dedos de las manos, apoya en el suelo la parte posterior de los dedos de los pies y estira las piernas y los brazos para formar una línea recta desde la parte superior de la cabeza hasta los talones. Mantén el abdomen contraído y eleva la parte anterior de los muslos. Si esto te resulta demasiado intenso, puedes bajar las rodillas al suelo. Debes ser capaz de respirar fácilmente durante la postura.

Por el momento, vamos a quedarnos aquí. Esta simple postura puede enseñarnos que somos lo suficientemente fuertes como para mantener nuestro propio cuerpo elevado. No obstante, la mente puede intentar convencernos de lo contrario. Si notas que empieza a ponerse tensa, recuerda que tus brazos están firmes y que tu cuerpo se habrá revigorizado cuando termine el ejercicio. Luego vuelve a concentrarte en tu respiración. Mantén la postura de la tabla durante diez respiraciones largas y profundas. Intenta disfrutar del esfuerzo que estás realizando. Mantener el cuerpo en la postura de la tabla calma la ansiedad asociada a todo tipo de causas, incluida la ansiedad que nos induce a comer compulsivamente. Este ejercicio fortalece el cuerpo desde el interior, tonifica los hombros, los muslos y toda la región abdominal. El beneficio más importante es que aprendes a mantenerte relajado en circunstancias difíciles. Si necesitas un descanso, adopta la postura del niño, pero luego vuelve a hacer la tabla. ¡Y te aconsejo que la practiques todos los días! Comprobarás que cada vez te resulta más fácil. ¡Te lo aseguro!

LA TABLA LATERAL

Desde la postura de la tabla, eleva las caderas, presiona la mano derecha contra el suelo y gira el cuerpo hasta apoyarte sobre el borde externo del pie derecho. Coloca el pie izquierdo encima del derecho y abre el cuerpo hacia el lado izquierdo. Mantén las caderas levantadas, abre el pecho, extiende el brazo izquierdo con los dedos apuntando hacia arriba y dirige la mirada a los dedos. Puedes quedarte en esta posición o bajar la rodilla derecha hasta el suelo. Abandona la postura cuando observes que tu respiración deja de ser larga y profunda para acortarse y acelerarse. Forzar el cuerpo solo genera tensión y posibles lesiones. Permanece en la postura durante tres respiraciones largas y profundas y luego gira el cuerpo hacia el otro lado para repetir el ejercicio.

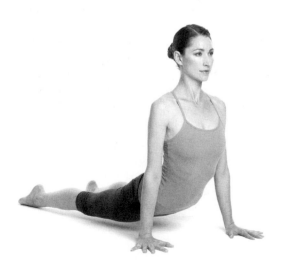

LA POSTURA DEL PERRO CON EL HOCICO HACIA ARRIBA

Baja las rodillas suavemente hasta el suelo. Relaja los hombros, alejándolos de las orejas, y levanta el pecho con una profunda inhalación. Estira los brazos hasta donde te sientas cómodo, manteniendo los hombros relajados y desplazados hacia atrás. Si no sientes ninguna molestia en la espalda, presiona los empeines de los pies contra el suelo y estira las rodillas. Mantén la postura durante dos inhalaciones y exhalaciones largas y profundas.

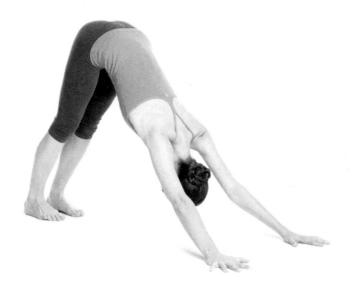

LA POSTURA DEL PERRO CON EL HOCICO HACIA ABAJO

Dobla los dedos de los pies para apoyar su parte posterior sobre el suelo durante una exhalación. Lleva las caderas hacia atrás y hacia arriba y baja los talones al suelo para hacer la postura del perro con el hocico hacia abajo. Permanece en ella durante cinco respiraciones largas y profundas.

Puedes repetir esta rutina de la siguiente forma: desde el perro con el hocico hacia abajo pasas a la postura de la tabla, a continuación a la tabla lateral (primero hacia un lado y después hacia el otro), luego a la postura del perro con el hocico hacia arriba y finalmente empujas el cuerpo hacia atrás para terminar con el perro con el hocico hacia abajo. Hacer los ejercicios de yoga con los ojos cerrados favorece que la atención se dirija hacia el interior y además supone un reto para tu conciencia corporal y tu equilibrio. ¡Y esto es muy divertido!

Sofocos

Los sofocos pueden deberse a disfunciones hormonales o, más comúnmente, a la menopausia. Son irrupciones de sensaciones intensas de calor, en ocasiones acompañadas de sudor, ansiedad, fragilidad y aumento de las palpitaciones cardíacas. Desde luego, ¡nada que pudiéramos desear!

Investigadores de la Facultad de Medicina de la Universidad de Massachusetts, en Worcester, reclutaron a ciento diez mujeres que sufrían al menos cinco o más fastidiosos sofocos al día. Fueron divididas en dos grupos. En el primero de ellos, las participantes asistieron a clases semanales de *mindfulness* de dos horas y media, dedicadas a la conciencia corporal, la meditación y el estiramiento. Con las del segundo grupo no se realizó ninguna intervención. Al finalizar el programa de *mindfulness,* las mujeres del primer grupo estaban menos estresadas y ansiosas, y ya no experimentaban los síntomas con la misma frecuencia. Además, dormían mejor, tenían un mejor concepto de su calidad de vida y padecían menos sofocos. En 2002, un estudio de *Women's Health Initiative* halló que la terapia hormonal empleada para aliviar los síntomas de la menopausia aumentaba el riesgo de sufrir un ataque cerebral y también cáncer de mama o de ovarios. ¡Qué duda cabe de que vale la pena encontrar un remedio alternativo!

EL YOGA PUEDE ALIVIAR LOS SOFOCOS

Prueba esta rutina al menos tres veces por semana para recuperar la temperatura corporal y protegerte de los sofocos. Tu cuerpo puede volver a su estado neutral y relajado.

ARCO HACIA ATRÁS EN LA POSTURA DE ZANCADA BAJA CON LA RODILLA APOYADA SOBRE EL SUELO

Adopta la postura de zancada baja, con la pierna derecha por delante y el pie izquierdo por detrás. Hunde las caderas hacia el suelo y haz tres respiraciones largas y profundas en esta posición. Lleva suavemente la rodilla izquierda hasta el suelo. Desplaza los dedos de las manos hacia atrás, hasta que se encuentren por debajo de los hombros. Deja caer las caderas hacia delante, lleva el coxis hacia abajo y arquea el pecho hacia arriba. Permanece en la postura durante cinco respiraciones largas y profundas.

TORSIÓN EN LA POSTURA DE ZANCADA BAJA CON LA RODILLA APOYADA SOBRE EL SUELO

Desde la postura anterior, gira el torso hacia la derecha. Presiona la mano izquierda sobre el muslo derecho y apoya la mano derecha sobre la pierna que está por detrás. Abre el pecho hacia el lado izquierdo y mira por encima del hombro derecho. Permanece en la postura durante tres respiraciones largas y profundas.

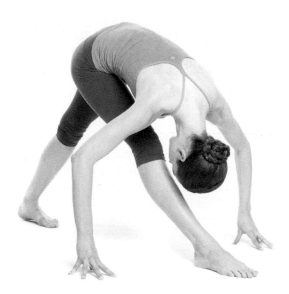

FLEXIÓN HACIA DELANTE SOBRE UNA PIERNA

A partir de la postura que se acaba de describir, coloca los dedos de las manos a los lados de la pierna y presiónalos contra el suelo. Lleva el pie izquierdo hacia atrás, a unos sesenta centímetros de la pierna derecha. Estira ambas piernas y flexiona el torso sobre la que está adelante. Si esta no se estira fácilmente, dobla las rodillas lo suficiente para que los dedos de las manos puedan ejercer presión contra el suelo. Mantén la postura durante diez respiraciones largas y profundas y luego repite la secuencia con el otro lado.

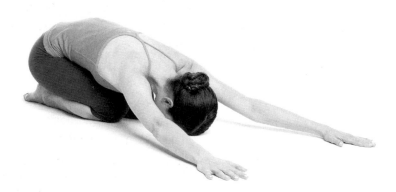

POSTURA DEL NIÑO

Adopta la postura a cuatro patas. Relaja las caderas y siéntate sobre los talones. Apoya la frente sobre el suelo y respira profundamente hacia la espalda. Respira cinco veces larga y profundamente.

Tensión

La tensión se acumula en nuestro cuerpo y nuestra mente a lo largo del día. Es una parte natural de la vida. Hace algunos siglos los humanos tenían condiciones de vida muy estresantes. ¿Acaso te gustaría pasar todo el día corriendo para evitar el ataque de los depredadores y luchando para salvar la vida? Aunque las tensiones modernas pueden parecer muy diferentes, acumulamos tensión y estrés en nuestro cuerpo igual que nuestros ancestros. Cuanto más estresante es el día, más tensiones acumula el cuerpo. Si no las descargamos, tarde o temprano nos pasarán factura. Es importante dominar las tensiones cada día para evitar que terminen convirtiéndose en una enfermedad.

EL YOGA PUEDE ALIVIAR LA TENSIÓN

Tratar la tensión no significa necesariamente encontrar formas de eliminarla. Siempre habrá cierto grado de tensión; lo importante es qué hacemos con ella y cómo la administramos. Cuando conseguimos encontrar la tranquilidad en medio de una jornada de esfuerzo y estrés, somos capaces de gestionar mucho mejor las cosas y con menos esfuerzo. Practica esta rutina una o dos veces al día para presionar el botón «reiniciar» y volver a un estado neutral.

LA POSTURA DEL NIÑO

A cuatro patas, relaja las caderas y lleva el torso hacia atrás para sentarte sobre los talones. Apoya la frente en el suelo y respira profundamente hacia la espalda. Permanece en la postura durante cinco respiraciones largas y profundas.

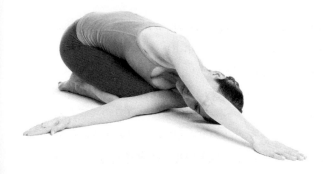

POSTURA DEL NIÑO CON TORSIÓN

Desde la postura del niño, pasa el brazo izquierdo por debajo del derecho de manera que el hombro izquierdo y el lado izquierdo de la cara descansen sobre el suelo. Permanece en la postura durante cinco respiraciones largas y profundas, y repite el ejercicio hacia el otro lado.

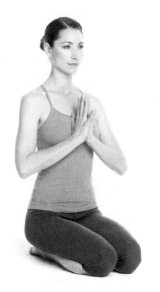

POSICIÓN SEDENTE SOBRE LOS TALONES CON LAS PALMAS JUNTAS (ACELERANDO Y REDUCIENDO EL RITMO DE LA RESPIRACIÓN)

Desde la postura del niño, desplaza el cuerpo hacia atrás para sentarte sobre los talones. Empuja las palmas de las manos una contra la otra frente al pecho y presiona los pulgares sobre el esternón para poder sentir los latidos del corazón. Cierra los ojos. Respira más profundamente para intentar aminorar el ritmo de los latidos cardíacos. Inhala profundamente y eleva el pecho. Exhala todo el aire por la boca. Repite este patrón respiratorio dos veces más. Mantén la postura y respira naturalmente durante varios instantes. Cuando estés preparado, coloca suavemente las manos sobre los muslos y relájalas.

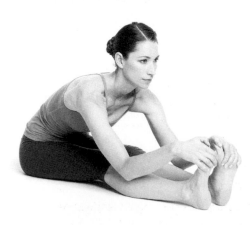

AMBAS PIERNAS ESTIRADAS FRENTE AL CUERPO EN POSICIÓN SEDENTE

Siéntate erguido y extiende ambas piernas hacia delante. Inhala y eleva los brazos. Estira el torso hacia delante sobre las piernas mientras exhalas. Si no llegas fácilmente a los dedos de los pies, flexiona las rodillas de manera que el abdomen se apoye sobre los muslos. Si quieres que las manos lleguen hasta los pies, conseguirás una mayor apertura si flexionas las rodillas que si redondeas la espalda. Permanece en la postura durante diez respiraciones largas y profundas.

Tensión sanguínea alta

La hipertensión, conocida popularmente como tensión alta, se produce cuando la presión sobre las arterias llega a ser tan fuerte como para poner en peligro la función de tu corazón y de otros órganos. Algunos factores que contribuyen a aumentar la tensión sanguínea son el sobrepeso, el tabaco, el estrés, la falta de ejercicio físico y un consumo de alcohol elevado (más de una o dos copas por día). La hipertensión puede dar lugar a una infección renal, al mal funcionamiento de las glándulas endocrinas y a problemas arteriales. Cuando es crónica, puede causar un ataque cardíaco, fallos del corazón o un derrame cerebral. A menudo, la hipertensión debida al estrés (aunque esta no es la única causa) no llega a detectarse, por lo que se dice de ella que es una asesina silenciosa.

No pretendo asustarte, pero la tensión sanguínea alta es un tema serio, al igual que tus niveles de estrés. Procura practicar yoga diariamente y llevar un estilo de vida sano y, por supuesto, consultar con un médico, ya que puede ayudarte a mantener tu tensión sanguínea bajo control.

EL YOGA PUEDE CURAR LA TENSIÓN SANGUÍNEA ALTA

Las posturas de yoga y las técnicas respiratorias que calman el cuerpo pueden tratar la tensión sanguínea alta. Algunas inversiones simples resultan muy útiles porque ponen en marcha varios reflejos internos que reducen la tensión sanguínea. La práctica asidua es necesaria para obtener beneficios duraderos. Insisto, debes consultar con tu médico antes de iniciar cualquier programa de ejercicios físicos.

CURACIONES DE LA VIDA REAL: LA TENSIÓN SANGUÍNEA Y EL COLESTEROL DE TODD SE REDUJERON GRACIAS AL YOGA

Cuando Todd empezó a hacer yoga, tenía tensión alta, niveles elevados de colesterol y veinte kilos de sobrepeso. Acababa de mudarse a Nueva York debido a su trabajo y había acudido al centro Strala para practicar yoga. Después de haberse convencido de que el camino hacia un estilo de vida sano era hacer yoga con asiduidad, Todd se aficionó definitivamente tras descubrir la gran diferencia que había en sus niveles de estrés y en sus estados anímicos después de varias clases semanales de yoga durante varias semanas. Un chequeo realizado por su médico reveló que la tensión sanguínea y el colesterol habían bajado hasta niveles saludables. Unos meses más tarde Todd había perdido trece kilos. Ahora sigue practicando yoga varias veces por semana para mantener su salud y su peso actual y no volver a sufrir estrés.

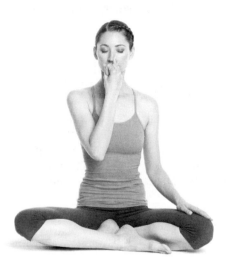

RESPIRACIÓN ALTERNA

Siéntate tan erguido como te resulte cómodo. Lleva los dedos índice y corazón de la mano derecha hacia la palma, para trabajar con el dedo anular y el pulgar, que dejan el espacio perfecto para la nariz. Esta posición de las manos te ayudará a alternar entre los dos orificios nasales mientras inhalas y exhalas.

Presiona el dedo anular sobre la fosa nasal izquierda e inhala por la derecha mientras cuentas hasta cuatro. Presiona la fosa derecha con el pulgar para cerrar la nariz y retén el aire mientras cuentas hasta cuatro. Afloja el dedo anular y deja salir todo el aire por el orificio izquierdo mientras cuentas hasta cuatro una vez más. Invierte el movimiento, es decir, comienza a inhalar por la fosa nasal izquierda, cierra luego las dos y exhala por el lado derecho. Repite el patrón respiratorio entre tres y cinco minutos.

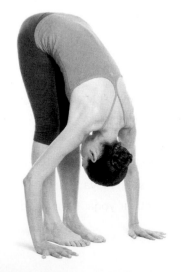

FLEXIÓN HACIA DELANTE DE PIE

Exhala y baja el tronco sobre las piernas. Relaja el cuello y la cabeza y deja que cuelguen. Si sientes tensión en los tendones de las corvas, flexiona un poco las rodillas para que se relajen y se abran. Presiona los dedos de las manos contra el suelo.

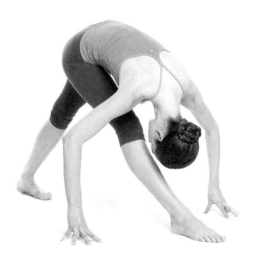

FLEXIÓN HACIA DELANTE SOBRE UNA PIERNA

Desde la postura anterior, presiona los dedos de las manos contra el suelo a ambos lados de las piernas. Lleva la pierna izquierda a unos sesenta centímetros por detrás de la derecha. Estira ambas piernas y lleva el torso sobre la que está por delante. Si esta no se estira fácilmente, flexiónala un poco para que los dedos de las manos puedan ejercer presión contra el suelo. Permanece en la postura durante diez respiraciones largas y profundas y luego repítela con el otro lado.

LA POSTURA DEL NIÑO

A cuatro patas, relaja las caderas y desplaza el cuerpo hacia atrás para sentarte sobre los talones. Apoya la frente sobre el suelo y respira profundamente hacia la espalda. Mantén la postura durante cinco respiraciones largas y profundas.

EL PUENTE

Túmbate sobre la espalda. Dobla las rodillas y presiona las plantas de los pies contra el suelo junto a tu cuerpo, de modo que las rodillas queden orientadas hacia delante. Presiona los brazos contra el suelo a ambos lados del cuerpo y eleva las caderas y el pecho. Respira cinco veces larga y profundamente en la postura.

Tensiones acumuladas

Cuando tenemos mucho trabajo, o estamos muy cansados o estresados, lo único que necesitamos es relajarnos. Cuando el cuerpo pasa mucho tiempo en tensión, le resulta muy difícil relajarse aun en situaciones placenteras. Estas simples posturas de yoga pueden eliminar la tensión acumulada en el cuerpo y en la mente para que seamos capaces de relajarnos por completo.

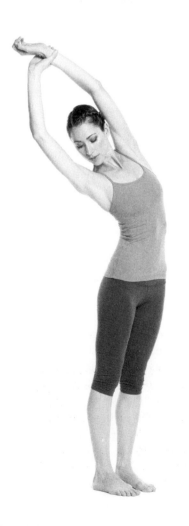

EL YOGA PUEDE ELIMINAR LAS TENSIONES ACUMULADAS

La tensión acumulada permanecerá en el cuerpo hasta que hagamos algo para resolver el problema. Es bastante frecuente que las tensiones se alojen en los costados del cuerpo, en la columna, en las caderas y también en la mente, de modo que vamos a utilizar esta secuencia de posturas para poner las cosas en su sitio. Practícala todas las veces que necesites tomar una píldora para el estrés sin efectos secundarios.

POSTURA DE PIE CON APERTURA LATERAL

De pie, coloca los pies paralelos y los hombros alineados con las caderas. Inhala y estira los brazos hacia fuera y hacia arriba. Sujeta la muñeca izquierda con la mano derecha y tira suavemente del brazo izquierdo hacia arriba y a la derecha, de manera que el torso se arquee de forma natural hacia ese lado. Mantén la postura durante tres respiraciones largas y profundas y luego repite el movimiento hacia el otro lado.

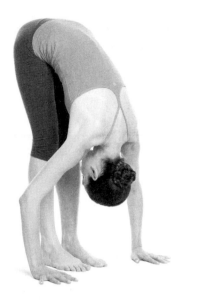

FLEXIÓN HACIA DELANTE DE PIE

Desde la postura anterior, quédate de pie con la espalda recta en una posición que te resulte cómoda. Exhala y dobla el tronco hacia delante sobre las piernas. Deja que la cabeza y el cuello cuelguen relajadamente. Presiona con los dedos de las manos sobre el suelo. Si sientes tensión en los tendones de las corvas, puedes flexionar ligeramente las rodillas para que tengan más espacio para relajarse y abrirse.

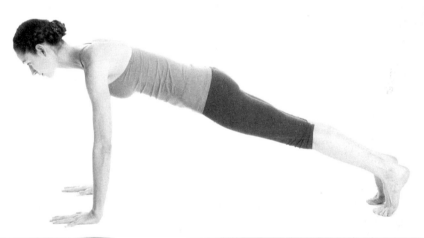

LA TABLA

Desde la flexión hacia delante, avanza con las manos sobre el suelo hasta colocarlas por debajo de los hombros. Presiona firmemente las palmas contra el suelo mientras llevas los pies hacia atrás para adoptar la postura que se utiliza normalmente para hacer flexiones. Extiende el cuerpo, proyectando la coronilla hacia delante y manteniendo el cuello alargado, mientras empujas con los talones hacia atrás. Mantén el abdomen contraído y eleva la parte anterior de los muslos. Permanece en la postura durante cinco respiraciones largas y profundas. Si el ejercicio te resulta demasiado intenso, puedes bajar suavemente las rodillas hasta el suelo. Asegúrate de que puedes respirar con facilidad durante esta postura.

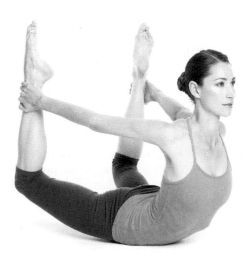

EL ARCO

Desde la postura de la tabla, flexiona los codos y baja lentamente el cuerpo al suelo. Dobla las rodillas y sujeta ambas piernas por la parte externa de los tobillos. Este movimiento eleva el cuerpo y abre la columna vertebral. Recuerda que debes mantener el estiramiento únicamente mientras puedas seguir respirando con facilidad. Permanece en la postura durante cinco respiraciones largas y profundas y luego baja suavemente al suelo. Respira varias veces mientras descansas y te relajas.

LA PALOMA

Ponte a cuatro patas y luego flexiona la rodilla derecha, desplázala suavemente hacia delante y apóyala de lado frente a ti (debe formar una V invertida). Estira la pierna izquierda por detrás del cuerpo y baja las caderas al suelo; si no llegan a tocarlo, siéntate sobre un almohadón o un bloque. Gira las caderas y los hombros hasta que ambos queden orientados hacia delante. Intenta estirarte al máximo en esta posición y mantenla durante diez respiraciones largas y profundas. Repite el ejercicio con el otro lado.

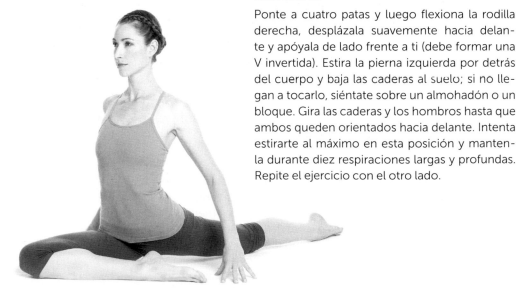

Tiroides (desequilibrios)

Una práctica constante de yoga regula todos los sistemas orgánicos y corrige los desequilibrios antes de que se transformen en problemas graves. B. K. S. Iyengar fue uno de los primeros yoguis modernos en describir la importancia de las posturas sobre los hombros para regular la salud corporal. Recomienda practicarlas a diario y sostiene que la postura sobre los hombros es una panacea para la mayoría de las enfermedades porque aumenta el flujo sanguíneo en las glándulas tiroides y paratiroides gracias al cierre del mentón sobre el cuello. Además, la posición invertida de las piernas sobre el corazón favorece un flujo sanguíneo que contribuye a que tu cuerpo funcione eficazmente.

EL YOGA PUEDE REGULAR EL DESEQUILIBRIO TIROIDEO

Es importante identificar exactamente qué tipo de desequilibrio tiroideo padeces, porque cada caso requiere un tratamiento diferente. En el hipertiroidismo la glándula tiroides produce demasiada hormona tiroxina, que puede acelerar considerablemente el metabolismo corporal causando pérdida de peso repentina, latidos cardíacos acelerados o irregulares, sudoración y nerviosismo. El hipotiroidismo se caracteriza por una secreción anormalmente baja de la hormona tiroidea. Los síntomas incluyen sensibilidad al frío, depresión, fatiga, dolor muscular o articular, piel seca y aumento de peso involuntario.

La hormona tiroidea afecta al crecimiento, al desarrollo y a muchos procesos celulares, de manera que una tiroides sana no solo tiene que ver con la rapidez o lentitud con que tu cuerpo metaboliza los alimentos sino, lo que es más importante, con la salud general de tu cuerpo. La siguiente rutina está diseñada para regular la glándula tiroides y ayudarte a recuperar un estado de equilibrio.

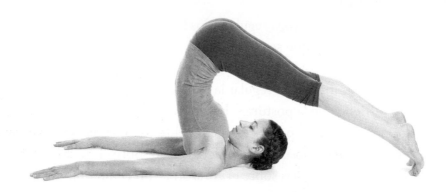

EL ARADO

Túmbate sobre la espalda con los brazos a los lados del cuerpo. Presiona las manos contra el suelo, redondea la espalda y desplaza lentamente los pies por encima de la cabeza hasta colocarlos sobre el suelo. Si esto te genera mucha tensión en la espalda o el cuello, abandona lentamente la postura y relájate, pues nunca debes forzar el cuello en esta posición. Si no sientes ninguna incomodidad, permanece en la postura durante diez respiraciones largas y profundas.

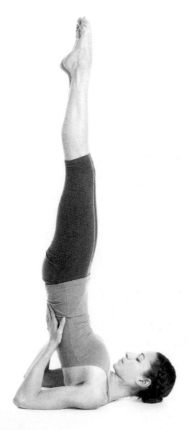

LA POSTURA SOBRE LOS HOMBROS

Si sientes tensión en el cuello cuando haces la postura del arado, permanece en ella un poco más de tiempo y luego desenrolla suavemente la espalda y vuelve a tumbarte sobre el suelo. En caso de que no sientas ninguna molestia en el cuello, presiona las palmas de las manos sobre la parte baja de la espalda con los dedos orientados hacia arriba. Acerca los codos entre sí y sujeta la espalda con las manos, cerca de los hombros. A continuación, eleva las piernas formando una línea recta con el cuerpo. Mantén la postura durante veinte respiraciones largas y profundas; puedes cerrar los ojos o fijar la mirada en el ombligo.

216

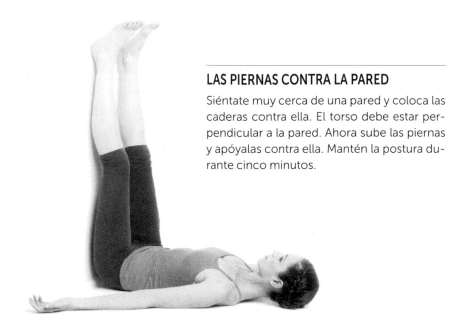

LAS PIERNAS CONTRA LA PARED

Siéntate muy cerca de una pared y coloca las caderas contra ella. El torso debe estar perpendicular a la pared. Ahora sube las piernas y apóyalas contra ella. Mantén la postura durante cinco minutos.

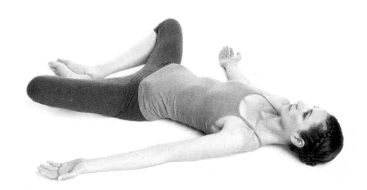

POSTURA DE LA MARIPOSA TUMBADA

Túmbate sobre la espalda y junta las plantas de los pies, relajando las rodillas de manera que caigan hacia los lados. Apoya las manos junto al cuerpo o encima de los muslos, lo que te resulte más cómodo. Permanece en la postura durante veinte respiraciones largas y profundas.

Trastorno de déficit de atención e hiperactividad (TDAH)

La dispersión mental es un problema que afecta a muchos niños y adultos, y es mucho más que una mera distracción. El yoga ha demostrado favorecer la concentración y calmar la mente, además de aliviar los síntomas de las personas que sufren este tipo de trastornos. Y aunque no los padezcamos, de todos modos estamos inmersos en una sociedad sobreestimulada y constantemente activa. Dependemos por completo de nuestros teléfonos móviles y pasamos gran parte del día enviando y recibiendo mensajes. Es muy fácil dejarse atrapar por este frenesí, y muy difícil dar un paso atrás para concentrarnos en una sola cosa cada vez. El tiempo que pasamos frente al ordenador también puede menguar nuestra capacidad de concentración.

En un estudio con niños que padecían TDAH, se dividió aleatoriamente a los participantes en dos grupos. Los niños de uno de los grupos asistieron a clases de yoga; los del otro grupo siguieron un programa de ejercicios más tradicional. Sin duda alguna, podemos anticipar quiénes fueron los ganadores. Los que practicaron yoga mejoraron su atención y tuvieron menos síntomas de TDAH que el grupo que realizó otro tipo de ejercicios.

EL YOGA PUEDE CURAR EL TDAH

Así como el hecho de reducir el estrés tiene un efecto más profundo sobre la salud en general, desarrollar la capacidad de prestar atención no solo ayuda a mejorar la concentración. Permanecer atentos sin implicarnos en los pensamientos que cruzan nuestra mente ni responder a cada impulso de nuestro cuerpo sin que medie la reflexión es esencial para disfrutar de un cuerpo y una mente relajados, y también para que este efecto sea duradero. Tener el cuerpo relajado y la mente serena es mucho más placentero que vivir con una mente que salta de un pensamiento a otro como una pelota de ping-pong, mientras nos movemos nerviosamente y nos crispamos intentando controlar la agitación mental.

Esta rutina se ha diseñado para relajar y centrar la mente a través de un pequeño esfuerzo físico. Cuando tenemos un día difícil, lo único que queremos es volver a casa, tumbarnos en el sofá y relajarnos. Como adultos, nos movemos constantemente entre el esfuerzo y la relajación. O trabajamos duro mientras producimos estrés y tensión en nuestro cuerpo y nuestra mente o nos relajamos. Si conseguimos aprender a aligerar nuestros esfuerzos, podremos llegar a estar relajados todo el tiempo.

Cuando realmente somos capaces de llevar una vida más tranquila, nuestra mente puede eliminar el exceso de actividad que obtura y agota nuestro cerebro y el resto de nuestro cuerpo. Piensa en esta rutina como si fuera el Drano[1] para una mente inquieta. Practica cada día y empieza a disfrutar de este nuevo y maravilloso hábito.

---

1. Drano es un producto para desatascar cañerías (N. de la T.).

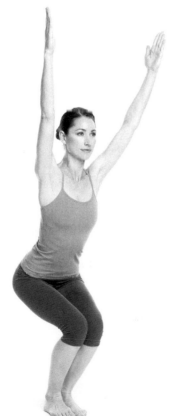

LA SILLA

De pie, coloca los pies paralelos y por debajo de los huesos de la cadera; los hombros deben estar alineados con las caderas. Respira tres veces larga y profundamente con los ojos cerrados. En la siguiente inhalación, flexiona las rodillas y lleva las caderas hacia abajo como si quisieras sentarte en una silla. Estira los brazos hacia arriba pero mantén los omóplatos bajos. Relaja las caderas. Deja que los músculos trabajen para ti, sin implicarte en el movimiento. Si surgen pensamientos, limítate a observarlos y luego déjalos marchar. Mantén la postura durante cinco respiraciones largas y profundas. Una buena señal es que tu cuerpo empiece a sentir que está trabajando para mantener la postura, porque esto indica que estás vivo y que tu organismo se ha puesto en marcha. Respira aún más profundamente para ofrecerle a tu cuerpo todo lo que necesita en esta posición.

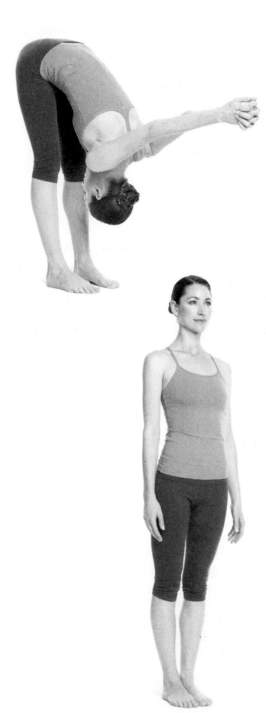

FLEXIÓN HACIA DELANTE DE PIE CON APERTURA DE HOMBROS

Encuentra una posición de pie con los pies un poco separados que te resulte cómoda. Inhala profundamente. Mientras exhalas lleva el torso hacia delante sobre las piernas. Entrelaza las manos detrás de la espalda y deja que los brazos se aparten de ella. Si sientes tensión en los tendones de las corvas, flexiona ligeramente las rodillas y apoya el abdomen sobre los muslos. Relájate un poco más en la postura con cada exhalación. Comienza a alargar las exhalaciones para que duren más que las inhalaciones y lograr así que el cuerpo se abra y la mente se calme. Mantén la postura durante cinco respiraciones largas y profundas.

POSTURA DE PIE

Desde la postura con apertura de hombros, suelta las manos y apoya las puntas de los dedos sobre el suelo. Flexiona ligeramente las rodillas, relaja el cuello y la cabeza y vuelve a la posición de pie desenrollando la columna de vértebra en vértebra. Los hombros deben estar alineados con las caderas y debes tener la sensación de que la coronilla flota hacia arriba. Inhala profundamente por la nariz y exhala todo el aire por la boca. Cierra los ojos y presta atención a tu respiración. Alarga y profundiza tanto las inhalaciones como las exhalaciones y mantén este ritmo durante cinco respiraciones completas. Abre suavemente los ojos.

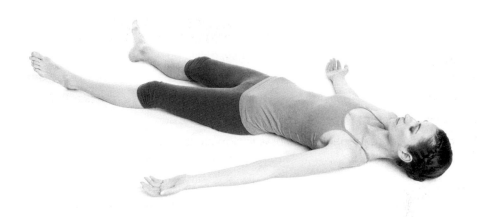

EL CADÁVER

Túmbate sobre la espalda. Abre las piernas a la misma distancia que hay entre las caderas, o un poco más, dependiendo de lo que te resulte más cómodo. Coloca los brazos a los lados del cuerpo con las palmas hacia arriba y relájalos. Inhala profundamente por la nariz y exhala todo el aire por la boca. Repite el mismo patrón respiratorio dos veces más. Luego respira naturalmente y limítate a relajarte entre tres y cinco minutos.

Cuando estés preparado para abandonar la postura, empieza poco a poco a respirar más profundamente. Haz rotaciones con las muñecas y los tobillos y balancea el cuerpo muy despacio hasta volver a sentarte.

INHALACIÓN/RETENCIÓN, EXHALACIÓN/RETENCIÓN

Encomendarle a tu mente una tarea específica suele ser muy efectivo para calmar y centrar una mente inquieta. Vamos a practicar un patrón respiratorio simple para crear una meditación cuyo objetivo será serenar y centrar tu mente.

Inhala lentamente por la nariz mientras cuentas hasta cuatro, donde uno es el inicio de la inhalación y cuatro es el final. Debes retener el aire mientras cuentas nuevamente hasta cuatro. Luego suelta todo el aire mientras cuentas otra vez muy despacio hasta cuatro. Comienza el ciclo una vez más con la siguiente inhalación y repítelo diez veces.

Si deseas continuar con la meditación un poco más de tiempo después de haber completado el ciclo respiratorio, vuelve a inhalar y exhalar de forma natural. Si tu mente comienza a dispersarse, guíala nuevamente hacia la respiración. Si te sientes inquieto, tienes toda la libertad para acomodarte mejor en la posición sedente. Sigue meditando todo el tiempo que quieras. Tu primer objetivo debería ser mantener esta rutina cada día durante una semana. A partir de entonces, con suerte, te habrás aficionado a los grandes beneficios que te reporta esta práctica y ya no querrás abandonarla. ¡A disfrutar!

Vértigo

La sensación de mareo que acompaña al vértigo no es nada divertida. La falta de equilibrio que se experimenta en esa situación suele despertar temores porque puede ser peligrosa. Las causas del vértigo pueden ser una consecuencia de un problema del oído interno, de una crisis de ansiedad o incluso de trastornos neurológicos, de modo que es importante consultar con un médico. En muchos casos el yoga puede ayudar a calmar la ansiedad que produce el vértigo, además de equilibrar los sistemas orgánicos para aliviar el problema e incluso curarlo.

EL YOGA PUEDE CURAR EL VÉRTIGO

El remedio del yoga para el vértigo consiste en respirar muy profundamente y moverse con la mayor lentitud posible, sin olvidar que siempre tienes la opción de detenerte y deshacer cualquiera de las posturas. Sentarse sobre los talones o descansar en la postura del niño son dos excelentes opciones si tienes un episodio súbito de mareos. Si te sientes un poco aturdido o la habitación empieza a dar vueltas, debes abandonar la postura.

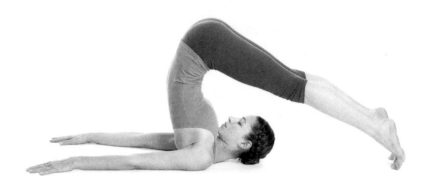

EL ARADO

Túmbate sobre la espalda con los brazos a ambos lados del cuerpo. Presiona con los brazos hacia el suelo, redondea la espalda y desplaza suavemente los pies hacia atrás, hasta que estén por encima de la cabeza. Si esta posición genera demasiada tensión en la espalda o el cuello, deshazla lentamente y relájate. No debes forzar el cuello para conseguir hacer la postura. Si no sientes ninguna molestia en el cuello ni la espalda, permanece en la postura durante diez respiraciones largas y profundas.

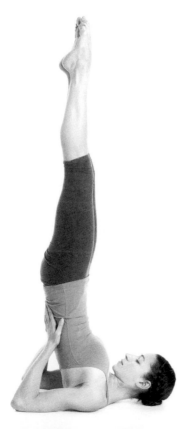

POSTURA SOBRE LOS HOMBROS

Vuelve a apoyar suavemente la espalda sobre el suelo. Presiona las palmas de las manos sobre la espalda, con las puntas de los dedos orientadas hacia arriba. Acerca los codos entre sí y coloca las manos un poco más cerca de los hombros. Estira y eleva la parte posterior de las piernas hasta que tu cuerpo forme una línea recta. Mantén la postura durante veinte respiraciones largas y profundas. Cierra los ojos o fija la mirada en el ombligo.

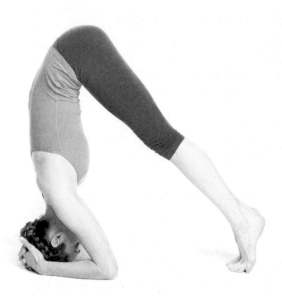

PREPARACIÓN PARA LA POSTURA SOBRE LA CABEZA

Siéntate sobre los talones, con los hombros alineados sobre las caderas. Entrelaza suavemente los dedos de las manos y apóyalos sobre el suelo. Coloca la parte superior de la cabeza sobre el suelo, de manera que los dedos la sujeten por la parte posterior. Respira varias veces en esa postura hasta sentirte cómodo y, si puedes, permanece un rato en ella antes de deshacerla. Si te encuentras a gusto, apoya la parte posterior de los dedos sobre el suelo y estira las piernas como si fueras a adoptar la postura del perro con el hocico hacia abajo. Mantén la postura durante diez respiraciones largas y profundas y cuando estés preparado, baja suavemente las rodillas al suelo y relájate en la postura del niño.

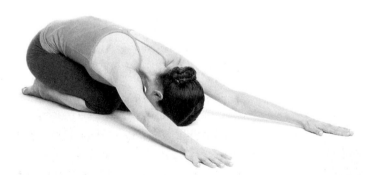

POSTURA DEL NIÑO

A cuatro patas, relaja las caderas y siéntate sobre los talones. Apoya la frente sobre el suelo y respira profundamente hacia la espalda. Mantén la postura durante cinco respiraciones largas y profundas.

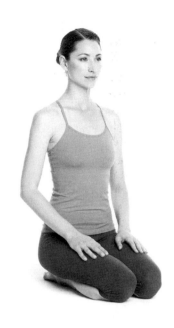

POSICIÓN SEDENTE SOBRE LOS TALONES

Desde la postura del niño, lleva las caderas hacia atrás para sentarte sobre los talones manteniendo los hombros alineados con las caderas. Apoya las manos sobre los muslos y quédate en la postura durante cinco respiraciones largas y profundas.

Viajes agotadores en coche

Los viajes largos en coche pueden resultar agotadores pero la espalda contraída, los hombros encorvados, la mente tensa, la falta de energía y los ojos cansados pueden mejorar con un poco de yoga. Y lo más divertido es que las posturas de yoga que pueden paliar estos malestares se pueden hacer en las paradas del viaje. Todo lo que necesitas es un poco de espacio y luego podrás continuar tu viaje por carretera sintiéndote más relajado.

EL YOGA PUEDE ELIMINAR EL CANSANCIO QUE PRODUCE UN VIAJE EN COCHE

Una forma realmente divertida de reorganizar tu cuerpo durante un viaje por carretera es dar una vuelta alrededor del coche, o incluso alrededor de la gasolinera o de la cafetería, en la siguiente parada (obviamente, debes estar pendiente del tráfico). Si viajas solo, puede ser más seguro dar algunas vueltas alrededor del coche, pero si lo haces acompañado, será divertido hacer un poco de jogging alrededor de la gasolinera o del restaurante para revitalizar el cuerpo. La siguiente rutina, con excepción de la paloma (a menos que no te importe hacer un ejercicio sobre el suelo), se puede practicar en las paradas que haces para descansar. La paloma es un ejercicio excelente que puedes dejar para cuando llegues a tu destino. ¡Tus caderas te lo agradecerán!

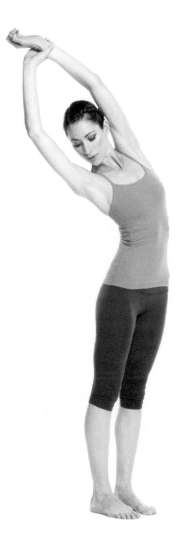

POSTURA DE PIE CON APERTURA LATERAL

De pie, con los pies paralelos y los hombros alineados con las caderas, inhala y estira los brazos hacia fuera y hacia arriba. Sujeta la muñeca izquierda con la mano derecha. Tira suavemente del brazo izquierdo hacia arriba con la mano derecha. Deja que el torso se arquee de forma natural sobre el lado derecho de tu cuerpo. Mantén la postura durante tres respiraciones largas y profundas y luego trabaja el otro lado.

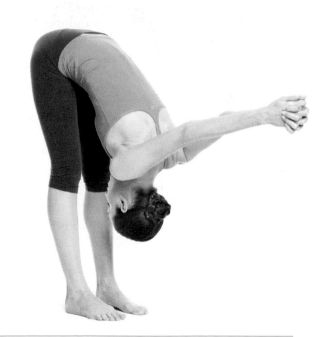

FLEXIÓN HACIA DELANTE DE PIE CON APERTURA DE HOMBROS

De pie, con los pies separados varios centímetros, inhala profundamente. Flexiona el torso hacia delante sobre las piernas mientras exhalas. Entrelaza las manos por detrás de la espalda y lleva los brazos hacia delante, separándolos de la espalda. Si sientes tensión en los tendones de las corvas, dobla ligeramente las rodillas y acerca el abdomen a los muslos. Relájate y profundiza la postura un poco más con cada exhalación. Comienza a alargar las exhalaciones para que duren un poco más que las inhalaciones; esto provoca que el cuerpo se abra y la mente se calme. Permanece en la postura durante cinco respiraciones largas y profundas.

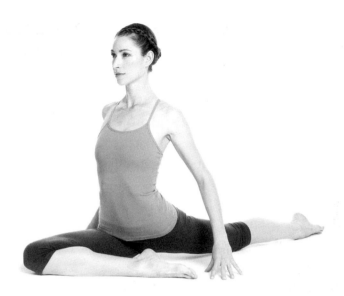

LA PALOMA

Desde la postura anterior, lleva los dedos hacia el suelo y da un paso hacia atrás con la pierna izquierda hasta adoptar una postura de zancada baja. Desplaza el pie derecho hacia la mano izquierda y relaja la rodilla en dirección a la mano derecha. Si las caderas no tocan el suelo, siéntate sobre un cojín o una manta. Las caderas y los hombros deben estar orientados hacia delante. Permanece en la postura durante tres respiraciones largas y profundas. Lleva las puntas de los dedos hacia atrás y eleva el pecho mientras inhalas. Luego repite con la otra pierna.

Visión borrosa

Muchos de nosotros pasamos muchas horas frente a la pantalla del ordenador y esto puede causar sequedad, fatiga ocular y visión borrosa o doble. Un estudio reciente publicado en *Head & Face Medicine* comunicó los efectos del tratamiento visual del yoga aplicado a un grupo de informáticos profesionales de Bangalore, en la India. Los empleados de una compañía de *software* fueron divididos en dos grupos. En uno de ellos los participantes asistieron a clases diarias de yoga durante dos meses, mientras que los del otro grupo realizaron diversas actividades recreativas todos los días en ese mismo lapso de tiempo. Los investigadores observaron una reducción del 30% de los problemas oculares en el grupo que había practicado yoga, incluidas la sequedad y el cansancio ocular. Los integrantes del grupo que había realizado actividades recreativas registraron un recrudecimiento de sus molestias.

EL YOGA PUEDE CURAR LA VISIÓN BORROSA

Si pasamos mucho tiempo del día frente al ordenador, es importante recurrir al yoga para combatir el cansancio ocular. Hay varias técnicas que pueden aliviar y remediar los problemas visuales. También es una buena idea reducir el tiempo que pasamos frente al ordenador cuando no trabajamos, con el fin de evitar problemas más importantes.

El objetivo de esta rutina es calmar la tensión acumulada en los ojos, relajar los músculos que hay a su alrededor y mejorar la visión. Es preciso hacer los ejercicios diariamente para obtener buenos resultados.

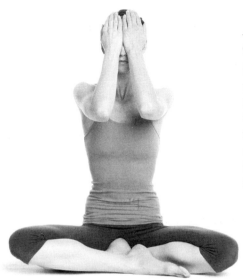

CALMAR LOS OJOS

Siéntate cómodamente manteniendo la espalda erguida. Relaja los hombros. Frota las palmas de las manos hasta que se calienten. Cierra los párpados y presiona suavemente la cuenca de los ojos con la base de las manos, apoyando los dedos sobre la frente. Respira de forma natural. Retira las manos y colócalas a ambos lados del cuerpo.

EL ÁGUILA

De pie, coloca los pies paralelos, a la misma distancia que hay entre las caderas y alineados con ellas. Inhala y dobla las rodillas para adoptar la postura de la silla. Cambia el peso corporal hacia la pierna izquierda. Cruza la pierna derecha por encima de la izquierda, colocando el pie derecho alrededor del tobillo izquierdo. Envuelve el brazo derecho con el izquierdo y sitúa los brazos frente a la cara. Baja las caderas para mantener el equilibrio y estírate con la ayuda de los brazos. Esta postura fortalece tu visión periférica. Debes mantenerla durante tres respiraciones largas y profundas y luego repetir la postura hacia el otro lado.

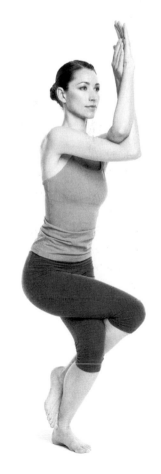

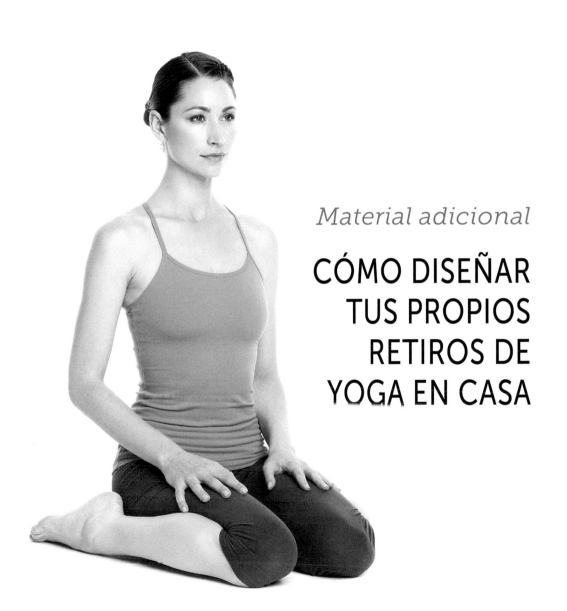

CÓMO DISEÑAR TUS PROPIOS RETIROS DE YOGA EN CASA

Ahora ya sabes que cuanto más yoga practiques en tu vida diaria, más feliz y sano estarás. Si en tu casa creas un ambiente que te ayude a recordar que debes respirar en profundidad y volver a conectar contigo mismo, puede ayudarte a que este camino cobre sentido y sea duradero. De esta forma el yoga te acompañará durante todo el día, más allá de que estés holgazaneando, relajándote o trabajando.

En el centro Strala me gusta decirles a los alumnos que practicar yoga es como mudarse a una casa o un apartamento más grande dentro de nosotros mismos, sin que tengamos que pagar más dinero por el alquiler o la hipoteca. Después de hacer yoga te sientes mejor porque durante la sesión has creado más espacio dentro de tu cuerpo y tu cabeza está más clara y ligera.

Tu propia casa es un lugar fantástico para practicar yoga. Con unas pocas ideas simples y una cuantas rutinas puedes transformar tu hogar en un retiro permanente de yoga que te permitirá renovarte e inspirarte para desarrollar tu creatividad día tras día.

¿Quieres depurar todo tu organismo y ordenar tu casa mientras realizas un trabajo interior que te ayude a revitalizarte? En el menú hay un retiro de desintoxicación de dos días para lograrlo. ¿Estás buscando un poco de inspiración para hacer un cambio creativo en tu vida? He ideado para ti el contexto ideal para hacer un retiro que fomenta la inspiración. Si lo que deseas es relajarte y rejuvenecer, hay un retiro específico para recuperarte y ponerte en forma. Puedes elegir uno de los tres retiros o hacer los tres. Lo único que necesitas para disfrutar de una verdadera felicidad es un fin de semana. ¡Apúntalo en tu agenda! ¡Feliz retiro!

Retiro para desintoxicarse, organizarse y ordenar

Tu casa es tu propio sitio de paz, calma, concentración y energía. En ella deberías sentirte seguro y relajado. Si está llena de objetos y desordenada, te resultará prácticamente imposible sentirte en paz. Hay algunos pequeños ajustes que puedes realizar para que en tu hogar prevalezca la serenidad; no requieren ninguna remodelación costosa, ni la instalación de estatuas de Buda de tamaño natural, ni tampoco construir un estanque *koi* con una pequeña cascada.

LIMPIO Y LIBRE DE TOXINAS

La mayoría de nosotros tenemos cierto grado de desorden en nuestra casa. Debo confesar que suelo dejar que los libros y papeles se amontonen sobre mi escritorio con la excusa de que necesito tenerlos a mano para buscar información e inspiración. La verdad es que las pilas son tan altas que a veces no soy capaz de encontrar una carta importante, un libro o una factura que debo pagar si no dedico un poco de mi tiempo a ordenar la mesa. Por lo tanto, comprendo por experiencia propia los beneficios de lograr un poco de orden tanto en el interior como en el exterior. ¡El cuerpo, la mente y el hogar tienen más conexiones de lo que estaríamos dispuestos a admitir!

El desorden puede llegar a ser agobiante. ¿Por dónde empezar? Cuando nos decidimos a abrir los ojos para prestar atención a lo que nos rodea, podemos empezar a considerar qué es lo que realmente necesitamos, qué nos hace falta y qué es lo que debemos organizar. Todos tenemos la capacidad de conseguir que la serenidad impere en nuestra casa y en nuestra vida. Limpiar y ordenar nuestro hogar puede considerarse como una práctica de yoga que ayuda a limpiar y ordenar la mente. Ambas prácticas deben realizarse a diario.

Cuando te dedicas a ordenar y recoger tu casa estás creando espacio para la inspiración y la creatividad. Necesitamos ampliar el espacio interior y exterior, de manera que vamos a empezar.

PRIMER DÍA: TOMAR NOTAS

Comienza tu retiro por la mañana. Necesitarás una libreta y un bolígrafo. Siéntate erguido y de la forma más cómoda posible en el rincón favorito de tu casa. Inhala y exhala profunda y largamente. Mira a tu alrededor. ¿Hay desorden? ¿Podrías recoger la habitación sin demasiado esfuerzo? ¿Hay correo por revisar, ropa para lavar, platos sucios u otros objetos amontonados en la casa? Apunta en tu libreta dónde está el desorden y piensa qué vas a hacer con todo eso. ¿Tienes que recoger los trastos, hacer la colada o donar la ropa que ya no utilizas? Haz una lista y elabora un plan.

Ahora, cierra los ojos y dedícate a prestar atención a tu respiración. Si la mente empieza a dispersarse, debes reconducirla. Pregúntate lo siguiente:

- ➤ ¿Tengo buena salud?
- ➤ ¿Cómo podría mejorarla?
- ➤ ¿Tomo alimentos que no son sanos?
- ➤ ¿Podría comer más saludablemente?
- ➤ ¿Cuál es mi nivel de ansiedad?
- ➤ ¿Podría estar menos estresado?
- ➤ ¿Qué podría hacer para reducir mi nivel de estrés?

Abre los ojos y apunta en tu libreta todo lo que venga a tu mente. Es importante descubrir los factores que pueden estar contribuyendo a perturbar tu salud, de modo que tienes toda la libertad para escribir lo que quieras. Lee lo que has escrito y elabora un plan para resolver el desorden que hay en tu casa, porque es un obstáculo para que disfrutes de una vida sana. Si tienes tiempo, empieza ahora mismo. Y no pasa nada si en este momento solo puedes ocuparte de ordenar una sola pila de papeles. ¡Es una forma de empezar!

YOGA PARA ORGANIZARSE Y ORDENAR: RETIRO MATINAL

Haz esta rutina después de tomar notas y ordenar.

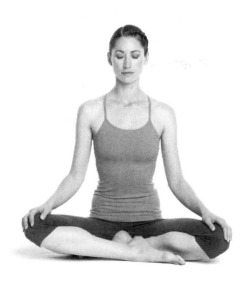

MEDITACIÓN EN POSICIÓN SEDENTE

Siéntate erguido en la postura que te resulte más cómoda. Relaja los hombros, alejándolos de las orejas. Apoya las manos sobre los muslos y cierra los ojos. Empieza a prestar atención a tu respiración. Observa el ir y venir de las inhalaciones y las exhalaciones, calma tu mente entre ambas y, paulatinamente, comienza a alargarlas y profundizarlas estableciendo un ritmo respiratorio lento y relajado. Si surge algún pensamiento en tu mente, limítate a observarlo como si fuera una nube que pasa. Continúa observando tu respiración entre tres y cinco minutos.

RESPIRACIÓN DE FUEGO

En posición sedente, inhala larga y profundamente y luego exhala todo el aire. Comienza a respirar rápidamente por la nariz. Mantén un ritmo rápido e intenta que las inhalaciones y las exhalaciones tengan la misma duración. Continúa respirando de este modo durante un minuto, luego empieza a inhalar y exhalar más lentamente de forma gradual hasta que vuelvas a la respiración larga y profunda. Abre suavemente los ojos.

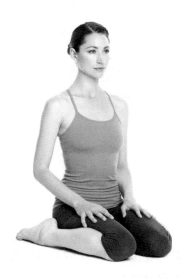
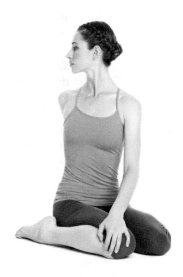

EL HÉROE

Sentado sobre los talones, mantén las caderas alineadas con las rodillas. Lleva los dedos gordos hacia la parte posterior de las rodillas y abre las pantorrillas hacia los lados. Presiona firmemente los empeines de los pies contra el suelo. Apoya las caderas sobre el suelo entre los pies. Si la postura no te resulta fácil o al hacerla sientes dolor en las rodillas, puedes sentarte sobre un bloque o un cojín. Continúa presionando los empeines hacia abajo para proteger las rodillas. Mantén la postura durante diez respiraciones largas y profundas.

EL HÉROE CON TORSIÓN

En la postura del héroe, sujeta la rodilla derecha con la mano izquierda. Apoya la mano derecha sobre el suelo por detrás de las caderas y presiona los dedos contra el suelo. Inhala y estira el torso hacia arriba. Exhala y gira el torso hacia la derecha. Luego repite el ejercicio hacia el otro lado.

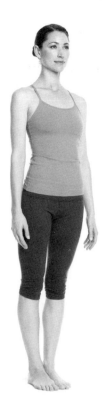

POSTURA DE PIE

De pie en el extremo superior de la esterilla de yoga, coloca los pies paralelos y ligeramente separados por debajo de las crestas de las caderas. Debes tener en cuenta que los huesos de las caderas no están en la parte exterior, de manera que no separes demasiado los pies. Si colocas dos puños entre ellos, te indicarán cuál es la distancia aproximada. Cierra los ojos y concéntrate en la respiración. Alarga y profundiza las inhalaciones y exhalaciones. Mantén ese ritmo respiratorio durante cinco respiraciones completas. Abre suavemente los ojos.

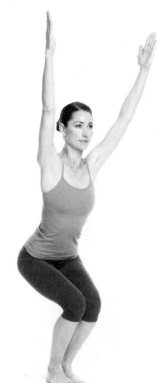

LA SILLA CON RESPIRACIÓN DE FUEGO

Inhala y baja las caderas mientras elevas los brazos por encima de los hombros. Relaja los hombros y estírate. Permanece en la postura durante tres respiraciones largas y profundas. A continuación, practica la respiración de fuego durante treinta segundos.

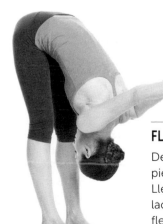

FLEXIÓN HACIA DELANTE DE PIE CON APERTURA DE HOMBROS

Desde la postura de la silla, flexiona el torso hacia delante sobre las piernas, entrelaza las manos detrás de la espalda y relaja los hombros. Lleva los brazos hacia delante y en dirección al suelo con cada exhalación. Si sientes demasiada tensión en los tendones de las corvas, flexiona las rodillas y apoya el abdomen sobre los muslos. Quédate en la postura durante cinco respiraciones largas y profundas.

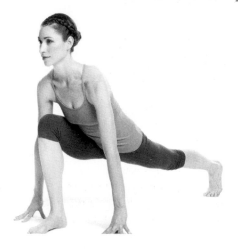

POSTURA DE ZANCADA BAJA

Presiona los dedos de ambas manos contra el suelo, flexiona las rodillas y da un paso atrás con la pierna izquierda para hacer una postura de zancada baja. Lleva las caderas hacia el suelo. Estira el cuerpo hacia arriba a través de la parte superior de la cabeza y hacia abajo a través del talón izquierdo. Si la postura te resulta cómoda, puedes balancear el cuerpo ligeramente de lado a lado y de atrás hacia delante para que las caderas se abran y relajen. Permanece en la postura durante cinco respiraciones largas y profundas.

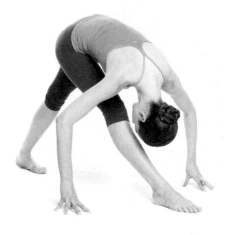

FLEXIÓN HACIA DELANTE SOBRE UNA PIERNA

A partir de la última postura, presiona los dedos de las manos contra el suelo a ambos lados de las piernas. Lleva la pierna izquierda hacia atrás a unos sesenta centímetros de la derecha. Estira ambas piernas y flexiona el torso sobre la que está por delante. Si la pierna no se estira con facilidad, dobla la rodilla lo suficiente como para que los dedos puedan ejercer presión contra el suelo. Mantén la postura durante diez respiraciones largas y profundas. A continuación repite el movimiento con el otro lado.

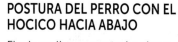

POSTURA DEL PERRO CON EL HOCICO HACIA ABAJO

Flexiona ligeramente la pierna que está por delante. Presiona las manos firmemente contra el suelo a ambos lados del pie. Lleva las piernas hacia atrás para hacer la postura del perro con el hocico hacia abajo. Relaja los talones para que lleguen al suelo, y también los hombros y la cabeza.

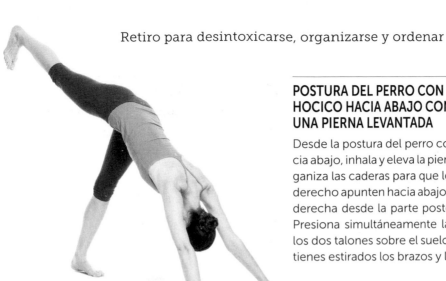

POSTURA DEL PERRO CON EL HOCICO HACIA ABAJO CON UNA PIERNA LEVANTADA

Desde la postura del perro con el hocico hacia abajo, inhala y eleva la pierna derecha. Organiza las caderas para que los dedos del pie derecho apunten hacia abajo y eleva la pierna derecha desde la parte posterior del muslo. Presiona simultáneamente las dos manos y los dos talones sobre el suelo mientras mantienes estirados los brazos y las piernas.

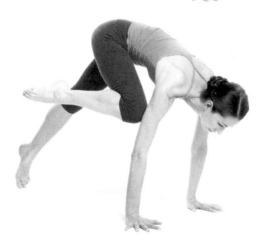

POSTURA DEL PERRO CON EL HOCICO HACIA ABAJO, CON LA RODILLA HACIA EL HOMBRO

Desde la postura del perro con el hocico hacia abajo con una pierna levantada, mantén las caderas y el abdomen elevados mientras inhalas y lleva la rodilla derecha hacia el hombro derecho. Eleva la pierna nuevamente hacia atrás durante la exhalación.

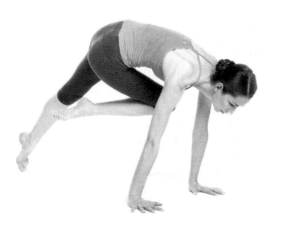

POSTURA DEL PERRO CON EL HOCICO HACIA ABAJO, CON LA RODILLA HACIA EL LADO CONTRARIO

Desde la postura del perro con el hocico hacia abajo con una pierna levantada, mantén las caderas y el abdomen elevados mientras inhalas. Lleva la rodilla derecha hacia la parte posterior del brazo izquierdo. Eleva la pierna nuevamente hacia atrás durante la exhalación para volver a adoptar la postura del perro con el hocico hacia abajo.

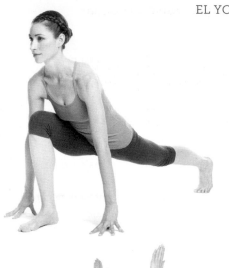

POSTURA DE ZANCADA BAJA

A partir de la postura del perro con el hocico hacia abajo, inhala y eleva la rodilla derecha en dirección a la frente y luego coloca el pie entre las manos. Lleva las caderas hacia el suelo. Estira el cuerpo hacia arriba a través de la parte superior de la cabeza y hacia atrás a través del talón izquierdo. Si la postura te resulta cómoda, balancea el cuerpo ligeramente de lado a lado y de atrás hacia delante, para que las caderas se abran y relajen. Permanece en la postura durante cinco respiraciones largas y profundas.

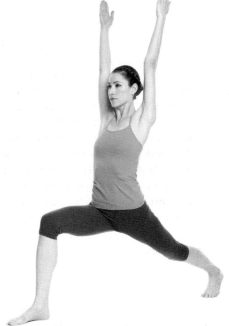

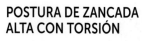

POSTURA DE ZANCADA ALTA CON BRAZOS ARRIBA

Adopta la postura de zancada baja. Presiona los pies contra el suelo y estira el torso hacia arriba, alineando los hombros con las caderas. Inhala y estira los brazos hacia arriba. Relaja los hombros y mantén la postura durante cinco respiraciones largas y profundas.

POSTURA DE ZANCADA ALTA CON TORSIÓN

Desde la postura de zancada alta y con los brazos todavía levantados, exhala y gira el torso hacia la derecha manteniendo los brazos abiertos a los lados del cuerpo. Baja las caderas hasta que el muslo derecho esté paralelo al suelo.

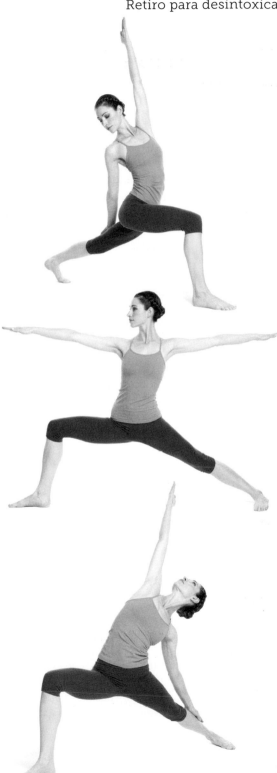

POSTURA DE ZANCADA ALTA CON TORSIÓN INVERTIDA

Desde la postura de zancada alta, inclina el torso hacia atrás en dirección a la pierna durante la inhalación. Apoya suavemente la mano derecha sobre la parte posterior de la pierna.

EL GUERRERO 2

A partir de la postura anterior, baja el talón que está por detrás para que el pie quede firmemente apoyado sobre el suelo. Extiende los brazos en cruz a la altura de los hombros, con el brazo derecho por delante y las palmas de las manos hacia abajo. Abre el torso hacia la izquierda y flexiona la rodilla que está por delante hasta situarla por encima del pie. Mira por encima de la mano que está frente a tu cuerpo. Dobla la rodilla que está por delante para que se sitúe sobre el pie y baja las caderas hasta que el muslo derecho quede paralelo al suelo. Mantén la postura durante diez respiraciones largas y profundas.

POSTURA DEL GUERRERO INVERTIDO

Desde la postura del guerrero 2, inhala e inclina el torso hacia atrás estirando ambos lados del cuerpo. Deja que los dedos de la mano izquierda rocen la pierna que está por detrás, e incluso se apoyen ligeramente sobre ella. Estira el brazo derecho por encima de la cabeza. Permanece en la postura durante dos respiraciones largas y profundas.

243

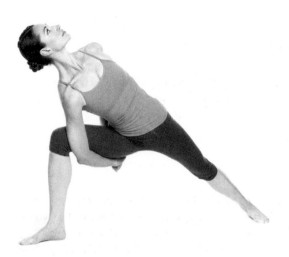

EL ÁNGULO EXTENDIDO CON LIGADURA

Desde la postura del guerrero invertido, desplaza el torso hacia arriba y hacia fuera sobre la pierna que está por delante del cuerpo. Presiona el antebrazo derecho sobre el muslo del mismo lado y estira el brazo izquierdo por encima de la cabeza. Si puedes, estira el torso para pasar los brazos alrededor de la pierna y juntar las manos, pero solo si consigues seguir respirando profunda y largamente. Al rodear la pierna derecha con los brazos, abre el torso hacia arriba de manera que el pecho se eleve en dirección al cielo raso. Permanece en la postura durante cinco respiraciones largas y profundas.

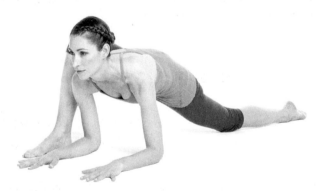

POSTURA DEL LAGARTO

Pasa a la postura de zancada baja desde la última postura, colocando la pierna derecha por delante. Mueve el pie derecho hacia la mano derecha, manteniendo los dedos de los pies orientados hacia delante. Apoya en el suelo la rodilla que está por detrás y luego baja suavemente los antebrazos al suelo. Mantén la postura durante diez respiraciones largas y profundas.

Lleva suavemente el cuerpo hacia atrás para pasar de la postura del lagarto a la del perro con el hocico hacia abajo. Acerca los pies a las manos y comienza a desenrollar muy lentamente la espalda para ponerte de pie. Repite la rutina hasta aquí, comenzando por la postura de pie. Después de hacer el lagarto con el otro lado, empuja tu cuerpo hacia atrás para pasar a la postura del perro con el hocico hacia abajo. A continuación, desplaza suavemente los pies hacia las manos, dobla las rodillas y túmbate sobre la espalda.

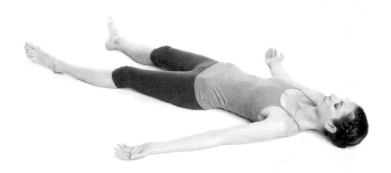

EL CADÁVER

Túmbate sobre la espalda. Abre las piernas a la misma distancia que hay entre las caderas, o incluso un poco más, dependiendo de lo que te resulte más cómodo. Coloca los brazos a los lados del cuerpo con las palmas hacia arriba y relájalos. Inhala profundamente por la nariz y exhala todo el aire por la boca. Repite el mismo patrón respiratorio dos veces más. Luego respira naturalmente y relájate entre tres y cinco minutos.

Cuando estés preparado para abandonar la postura, empieza poco a poco a respirar más profundamente. Haz rotaciones con las muñecas y los tobillos. Lleva las rodillas hacia el pecho y balancea el cuerpo muy despacio hasta volver a sentarte.

BOCADOS DE FELICIDAD

Te aconsejo que intentes alimentarte de una manera muy sana durante tu retiro... porque también queremos eliminar el desorden interior. He aquí algunas sugerencias:

Agua: bebe muchísima agua durante los próximos dos días. El agua es el mejor agente limpiador, tanto en el interior como en el exterior. En general, no bebemos suficiente agua. Durante esos dos días debes llenar un vaso grande de agua una y otra vez, además de tener uno junto a la cama para beber por las noches.

Infusión de diente de león: en la mayoría de las herboristerías o tiendas de dietética puedes comprar esta infusión en bolsitas. Bebe una dos veces al día para favorecer la desintoxicación y limpieza de tu organismo.

Quinoa y col: es un plato sabroso para tomar en la comida o la cena. ¡O en ambas! La col es un alimento muy nutritivo, rico en beta-caroteno, vitaminas K y C, luteína y calcio. Los antioxidantes que contiene la col mantienen los niveles de colesterol bajos y reducen el riesgo de contraer al menos cinco tipos de cáncer, entre ellos, el de vejiga, mama, colon, ovarios y próstata. Puedes hervirla al vapor para potenciar su capacidad de reducir el colesterol. La quinoa es tan fácil de cocinar como el arroz; es una proteína completa, lo que significa que incluye por lo menos nueve aminoácidos esenciales. Es rica en lisina (una sustancia esencial para el desarrollo y la reparación de tejidos) y también en magnesio, hierro, cobre y fósforo, por lo que resulta muy útil para combatir jaquecas y los síntomas de la diabetes y la aterosclerosis.

Una vez finalizada la rutina, vuelve a tu estilo de vida normal y busca formas de ordenar tu vida física y emocionalmente. Si prefieres permanecer en «modo retiro», busca ese libro que estás deseando leer, duerme una siesta o sal a dar un paseo. Disfruta de un agradable día de ocio sin tener que atender ninguna de tus obligaciones.

YOGA PARA ORGANIZARSE Y ORDENAR: RUTINA VESPERTINA

Haz esta rutina por las noches antes o después de cenar. Si te inclinas por la segunda opción, debes esperar al menos una hora para digerir los alimentos ingeridos.

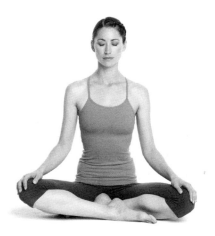

MEDITACIÓN EN POSICIÓN SEDENTE

Siéntate erguido y de la manera más cómoda posible. Relaja los hombros, alejándolos de las orejas. Descansa las manos sobre los muslos y cierra los ojos. Comienza a dirigir tu atención a la respiración. Observa el ir y venir de las inhalaciones y exhalaciones y calma tu mente entre ambas. Dedícate a alargar y profundizar cada inhalación y exhalación, estableciendo un ritmo respiratorio cómodo y pausado. Cuando un pensamiento irrumpa en tu mente, limítate a observarlo como si vieras pasar una nube. Déjalo fluir y vuelve a concentrarte en la respiración; sigue respirando entre tres y cinco minutos.

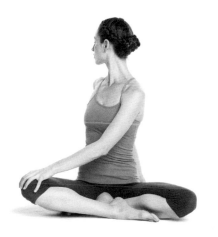

TORSIÓN FÁCIL EN POSICIÓN SEDENTE

A partir de una postura sedente que te resulte cómoda, inhala y eleva el brazo izquierdo por encima de la cabeza. Sujeta la rodilla derecha con la mano izquierda durante la exhalación. Coloca los dedos de la mano derecha por detrás de las caderas y presiónalos contra el suelo. Inhala y estira el tronco en la posición, sin despegar los isquiones del suelo. Exhala y gira el torso hacia la derecha. Al final de la exhalación vuelve a llevar el tronco hacia el centro. A continuación, repite el movimiento y el mismo patrón respiratorio hacia el otro lado.

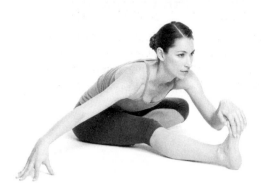

FLEXIÓN HACIA DELANTE SOBRE UNA PIERNA EN POSICIÓN SEDENTE

Siéntate erguido. Extiende la pierna derecha por delante del cuerpo y flexiona el pie derecho. Dobla el pie izquierdo en dirección al cuerpo para que la rodilla se relaje y caiga hacia la izquierda. Inhala y extiende los brazos hacia arriba. Exhala y lleva el torso sobre la pierna derecha. Sujeta los dedos del pie derecho con la mano izquierda y presiona los dedos de la mano derecha sobre el suelo, junto a la pierna derecha. Eleva el torso y estíralo hacia delante sobre las piernas. Extiende el lado izquierdo de la espalda para alargarlo. Mantén la postura durante diez respiraciones largas y profundas.

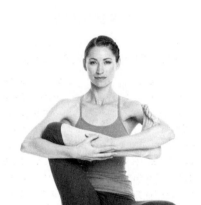

SUJECIÓN DE LA ESPINILLA EN POSICIÓN SEDENTE

Abraza la rodilla derecha con ambos brazos hasta que la espinilla esté paralela al suelo. Flexiona la rodilla izquierda y desliza la pierna hacia el cuerpo, de manera que el talón se sitúe junto a la parte central de este. Alarga el torso y siéntate erguido. Relaja los hombros desplazándolos hacia abajo. Balancea la pantorrilla y la pierna entera de lado a lado para abrir la cadera.

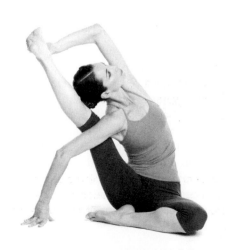

LA BRÚJULA

Presiona la mano derecha contra el suelo por debajo de la pantorrilla derecha y apoya la pierna por detrás del hombro derecho. Sujeta la parte externa del pie derecho con la mano izquierda. Presiona los dedos de la mano derecha contra el suelo, junto a la cadera del mismo lado. Inclínate hacia la derecha y mira hacia arriba por debajo del brazo izquierdo. Comienza a estirar la pierna derecha mientras abres el torso, elevándolo y desplazándolo hacia la izquierda. Mantén la postura durante cinco respiraciones largas y profundas. A continuación, abandona la postura y repite la secuencia desde la flexión hacia delante con el otro lado.

FLEXIÓN DE UNA RODILLA SOBRE EL PECHO

Túmbate sobre la espalda. Sujeta la rodilla derecha y llévala suavemente hacia el pecho. Tira de la rodilla hacia el hombro derecho con cada exhalación. Mantén la postura durante cinco respiraciones largas y profundas.

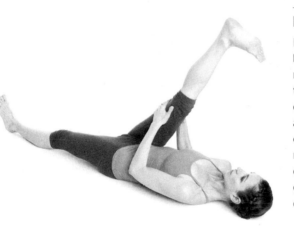

RELAJAR LOS TENDONES DE LAS CORVAS

Extiende la pierna derecha hacia arriba y sujétala por la pantorrilla, o por la parte posterior de la rodilla, como te resulte más fácil. Mantén la postura durante diez respiraciones largas y profundas. Relaja la pierna para acercarla un poco más a la cara con cada exhalación. En vez de tirar de ella con los brazos, utiliza las exhalaciones para relajar la tensión de modo que la pierna se acerque al cuerpo de forma natural a medida que se genera más espacio. Repite todo el movimiento del otro lado.

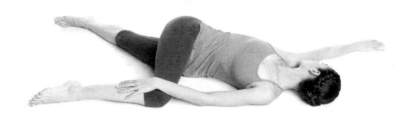

TORSIÓN CON UNA RODILLA SOBRE EL SUELO

Tumbado sobre la espalda, lleva la rodilla derecha hacia el pecho. Desplaza la pierna derecha hacia el lado izquierdo por encima del cuerpo; abre y relaja los brazos a los lados. Mira hacia la derecha. Permanece en la postura durante diez respiraciones largas y profundas. Repite la secuencia desde la flexión de una rodilla con el otro lado.

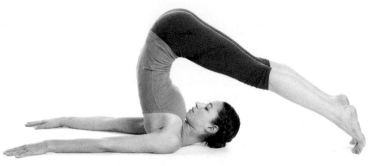

EL ARADO

Tumbado sobre la espalda, presiona los brazos sobre el suelo a cada lado del cuerpo, redondea la espalda y eleva los pies por detrás de la cabeza hasta situarlos sobre el suelo para hacer la postura del arado.

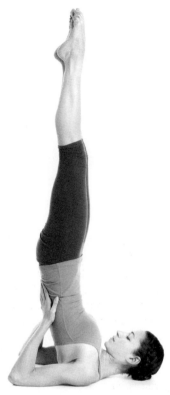

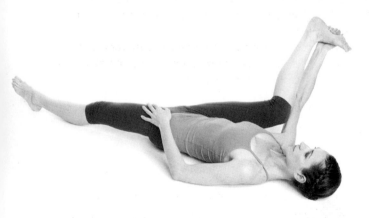

MEDIA POSTURA DEL NIÑO FELIZ

Tumbado sobre la espalda, flexiona la rodilla derecha sobre el pecho. La planta del pie debe estar orientada hacia arriba. Sujeta el borde exterior del pie derecho con la mano derecha y empuja la rodilla hacia el suelo con la fuerza del brazo. Permanece en la postura durante cinco respiraciones largas y profundas, y luego repite el ejercicio con el otro lado.

POSTURA SOBRE LOS HOMBROS

Estira lentamente la espalda para volver a tumbarte. Presiona las palmas de las manos contra la espalda, con los dedos apuntando hacia arriba. Junta los codos y baja las manos para acercarlas más a los hombros. Levanta la parte posterior de las piernas en el aire hasta que tu cuerpo forme una línea recta. Mantén la postura durante veinte respiraciones largas y profundas. Puedes cerrar los ojos o dirigir la mirada a tu ombligo.

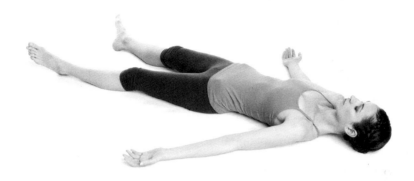

EL CADÁVER

Túmbate sobre la espalda. Abre las piernas a la misma distancia que hay entre las caderas, o incluso un poco más, dependiendo de lo que te resulte más cómodo. Coloca los brazos a los lados del cuerpo con las palmas hacia arriba y relájalos. Inhala profundamente por la nariz y exhala todo el aire por la boca. Repite el mismo patrón respiratorio dos veces más. Luego respira naturalmente y relájate entre tres y cinco minutos.

Cuando estés preparado para abandonar la postura, poco a poco empieza a respirar más profundamente. Haz rotaciones con las muñecas y los tobillos. Abraza las piernas junto al pecho y balancea el cuerpo muy despacio hasta volver a la posición sedente.

Trata de controlar las distracciones antes de irte a dormir. Puedes leer un libro o una revista en vez de mirar la televisión o usar el ordenador, y tener un diario junto a la cama por si se te ocurre apuntar algunas ideas o reflexiones. ¡Que duermas bien!

SEGUNDO DÍA: DESPERTARSE Y REFLEXIONAR

Lo primero que debes hacer al despertarte es sentarte en la cama y recostarte contra la pared o el cabecero. Relaja las manos sobre los muslos y presta atención a tu respiración. Medita durante varios minutos. Cuando hayas terminado, apunta en tu diario todo lo que se te ocurra. Anota cualquier cosa que pienses sobre el primer día del retiro.

Haz la rutina matinal antes del desayuno. Luego dedícate a cumplir con tus tareas como cada día; sigue bebiendo mucha agua y eligiendo alimentos nutritivos. Si tienes tiempo, continúa ordenando tu casa.

Dedica diez minutos a la meditación cada noche antes de la cena. Mantén tu diario a mano para apuntar cualquier idea u ocurrencia que hayas tenido durante el día. Siéntate erguido de la forma más cómoda posible en tu lugar preferido de la casa. Inhala y exhala profunda y largamente. Cierra los ojos y presta atención a tu respiración durante diez minutos. Relájate completamente y observa el ir y venir de tus inhalaciones y exhalaciones. Si surge algún pensamiento o tienes alguna inspiración que te gustaría recordar, apúntalos y luego vuelve a concentrarte en la respiración.

Realiza la rutina vespertina antes o después de la cena. Cuando llegue la hora de acostarte, evita la sobreestimulación que producen la televisión y la pantalla del ordenador. Lee o escribe en tu diario antes de dormir y déjalo en tu mesilla de noche junto a un vaso grande de agua.

Repite la meditación matutina cuando te despiertes por la mañana y apunta luego tus ideas y ocurrencias en tu diario. En esta ocasión, después de escribir lo primero que venga a tu mente, describe la experiencia que has vivido en estos últimos dos días. Indica cuál es la parte del retiro que has encontrado más útil y deseas integrar en tu vida diaria. Es una forma de comprometerte por escrito con tu intención de hacerlo. ¡Disfruta del resto del día!

Retiro para inspirarse

La inspiración produce cambios y transformación. Aprovecha todo aquello que te inspira para introducir un cambio en tu vida con el fin de mejorarla y deja que te propulse como si fuera combustible para aviones. Tu inspiración te llevará lejos. ¿Sientes el deseo de revitalizar tu vida? ¿Hay algún evento inminente que podría servir para cambiar tu vida? Cualesquiera sean las circunstancias que te rodean, los dos días siguientes están pensados para inspirarte y ofrecerte esa chispa que todos necesitamos para mantenernos activos, animados y entusiasmados por la vida.

Todos pasamos por fases de inspiración, pero también por periodos en los cuales resulta un poco más duro levantarse por la mañana y ponerse en marcha. En este último caso, hay muchas cosas que puedes hacer en casa para volver a inspirarte y revigorizar tus pasiones. Si introduces un poco de feng shui acorde con tu estilo personal y sentido común, tu hogar puede dejar de ser un sitio que sirve únicamente para cobijarte para transformarse en un ambiente mágico que te inspirará en cada momento que pasas en él.

PRIMER DÍA: TOMAR NOTAS

Comienza tu retiro por la mañana. Necesitarás una libreta y un bolígrafo. Siéntate erguido y cómodo en tu lugar preferido de la casa. Inhala y exhala larga y profundamente. Recorre tu casa con la mirada y toma nota de lo que te inspira y de lo que no te inspira. ¿Hay algún cuadro u objeto que sea tu favorito? ¿Hay alguna zona de la casa que te atraiga especialmente cuando necesitas inspiración? ¿Hay otros rincones que no te inspiran particularmente y que quizás necesitarían una renovación?

Ahora cierra los ojos y concéntrate en la respiración. Comienza a observarte sin involucrarte emocionalmente. ¿Te sientes inspirado? ¿Sientes el deseo de sentirte inspirado? ¿Qué puedes hacer para cambiar tu vida y sentirte más inspirado? Abre los ojos y escribe en tu libreta todo lo que venga a tu mente. Si tienes alguna idea específica sobre cómo te gustaría recuperar la inspiración, apúntala.

LA INSPIRACIÓN DE DEEPAK CHOPRA

Mi amigo Deepak Chopra siempre tiene algo original, interesante, conmovedor y profundo que decir. Trabajamos juntos en un proyecto cuyo tema central era la transformación. Durante el rodaje, que se realizó en el hermoso Parque Nacional Joshua Tree, el director le pidió que hablara sobre cómo se podía motivar a las personas para que cambiaran su vida. Deepak le respondió de inmediato: «No creo en la motivación, sino en la inspiración». Y a continuación explicó que la motivación se basa en el miedo y no es duradera. Cuando intentas motivar a alguien, la estimulación llega desde el exterior. Por ejemplo: «Mira a esa persona, ¿acaso su ejemplo no te motiva para mejorar?» o: «No comas esa galleta, debes motivarte para elegir alimentos sanos». La motivación es algo forzado e impuesto, y aunque funcione por unos instantes, causa estrés, crea tensión y no es sostenible. Por el contrario, la inspiración surge de nuestro interior y es una fuente de energía sostenible y duradera que todos poseemos. Cuando estamos inspirados, somos capaces de acometer cualquier tarea, no existen límites ni fronteras para nuestra creatividad. Es importante fomentar la inspiración mediante la práctica del yoga para poder conectarnos no solo con nuestra intuición y creatividad, sino también con el flujo de la naturaleza.

Ahora te daré algunas ideas que puedes incorporar a tu hogar para que fluya la inspiración. Tienes toda la libertad para adoptarlas o desecharlas. En mis clases de yoga suelo decir que todo es optativo; lo único que tienes que hacer es respirar. Si encuentras que alguna de las siguientes sugerencias puede servirte, utilízala; de lo contrario, recurre a tu propio ingenio y no te olvides de disfrutar.

Objetos de poder: no te preocupes, no voy a hablarte de ningún objeto complicado o que infunda temor (como una gran espada) para recordarte que debes tomar las riendas de tu vida. ¿Hay en tu casa algún objeto que te hace sentir muy bien cuando lo ves, lo sientes o lo hueles? Yo tengo varias piedras que he coleccionado y un par de ranas del dinero (unas pequeñas figuras de ranas que dan buena suerte). Si tienes algunos objetos que te inspiren, puedes ponerlos juntos en un rincón de tu habitación preferida para verlos con más frecuencia.

Aromas agradables: puedes tener una botella pequeña de aceite de eucalipto junto a la cama para potenciar la energía natural y la creatividad. Cada mañana puedes oler ese aroma para empezar el día fresco y lleno de energía.

Arte: no tienes que ser un coleccionista de Monet ni Van Gogh para que el arte te inspire en tu propia casa. Una posibilidad es comprar un bastidor y unos lienzos para pintar tus propios cuadros. Pintar puede ser un gran proyecto que te sirva de inspiración para realizar otras tareas, y cuando acabes un cuadro tendrás algo bello para colgar en la pared.

YOGA PARA POTENCIAR LA INSPIRACIÓN: RUTINA MATINAL

Haz esta rutina por la mañana antes o después del desayuno. Si decides hacerla después de desayunar, deja pasar al menos una hora para hacer la digestión.

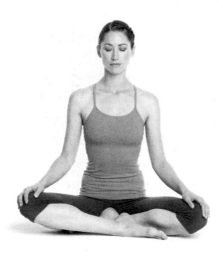

POSTURA DE PIE

De pie en uno de los extremos de la esterilla de yoga, coloca los pies paralelos y ligeramente separados a la misma distancia que hay entre los huesos de la cadera. Ten en cuenta que estos no se encuentran en la parte exterior, de modo que los pies no deben estar demasiado alejados. Dos puños colocados entre ellos te indicarán la distancia aproximada que hay entre los huesos de la cadera. Cierra los ojos y presta atención a tu respiración. Alarga y profundiza las inhalaciones y exhalaciones y sigue respirando con ese ritmo lento y placentero durante cinco respiraciones completas. Abre suavemente los ojos.

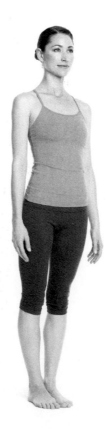

MEDITACIÓN EN POSICIÓN SEDENTE

Siéntate erguido de la manera más cómoda que sea posible. Relaja los hombros, alejándolos de las orejas. Descansa las palmas de las manos sobre los muslos. Comienza a dirigir tu atención a la respiración. Observa el ir y venir de las inhalaciones y exhalaciones, calma tu mente entre ambas y luego comienza a alargarlas y profundizarlas, estableciendo un ritmo respiratorio cómodo y pausado. Cuando un pensamiento irrumpa en tu mente, limítate a observarlo como si vieras pasar una nube. Déjalo fluir y vuelve a tu respiración; sigue respirando entre tres y cinco minutos.

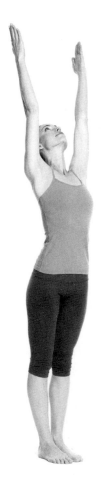

POSTURA DE PIE CON BRAZOS ESTIRADOS HACIA ARRIBA

Inhala y eleva los brazos por ambos lados del cuerpo, llenando todo el espacio con tu respiración y tu movimiento, hasta que estén estirados por encima de la cabeza. Relaja el coxis desplazándolo ligeramente hacia abajo y eleva el pecho. Mantén los hombros relajados y mira hacia arriba, con la cara y la frente relajadas.

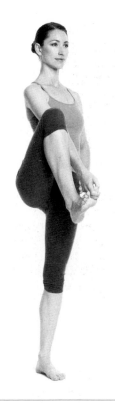

EL DANZARÍN

Lleva el peso corporal hacia la pierna derecha. Flexiona la rodilla izquierda y sujeta la pierna por la parte interna de la pantorrilla izquierda con la mano del mismo lado. Presiona suavemente el pie contra la mano para abrir la espalda. Estira el brazo derecho hacia arriba. Mantén la postura durante cinco respiraciones largas y profundas.

POSTURA DE PIE CON SUJECIÓN DEL DEDO GORDO

Lleva la rodilla derecha junto al pecho y sujeta el dedo gordo con dos dedos de la mano derecha. Permanece en la postura durante tres respiraciones largas y profundas.

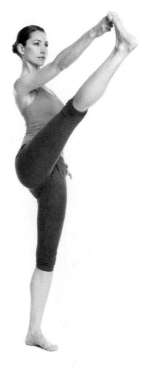

POSTURA DE PIE CON SUJECIÓN DEL DEDO GORDO Y LA PIERNA ESTIRADA HACIA DELANTE

Si en la postura anterior te sientes estable, extiende lentamente la pierna derecha frente al cuerpo, con el talón proyectado hacia delante. No intentes forzar la pierna si no se estira completamente. Mantén los hombros relajados y respira de forma regular. Quédate en la postura durante tres respiraciones largas y profundas.

POSTURA DE PIE CON SUJECIÓN DEL DEDO GORDO Y LA PIERNA ESTIRADA LATERALMENTE

Desde la postura anterior, abre la pierna hacia la derecha. Permanece en esta posición durante tres respiraciones largas y profundas; luego vuelve a llevar la pierna hacia delante.

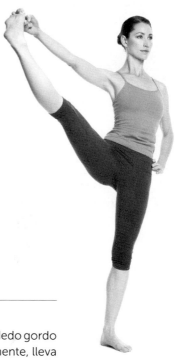

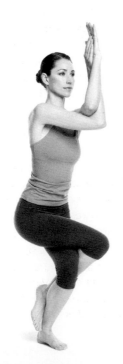

EL ÁGUILA

Desde la postura anterior, con el dedo gordo sujeto y la pierna abierta lateralmente, lleva la rodilla derecha hacia el pecho, flexiona la rodilla izquierda y cruza la pierna derecha sobre la izquierda. Coloca el pie derecho sobre cualquiera de los dos lados de la pantorrilla, como te resulte más cómodo. Pasa el brazo derecho por debajo del izquierdo para rodearlo. Flexiona la rodilla izquierda y eleva los brazos. Mantén la postura durante tres respiraciones largas y profundas.

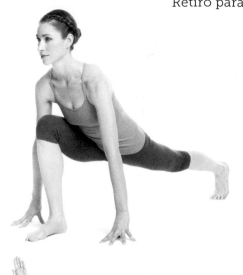

POSTURA DE ZANCADA BAJA

A partir de la postura del águila, libera las piernas y los brazos, presiona los dedos de las manos contra el suelo y desplaza la pierna izquierda hacia atrás para adoptar la postura. Lleva las caderas hacia el suelo. Estira el cuerpo hacia arriba a través de la parte superior de la cabeza y hacia atrás a través del talón izquierdo. Si la postura te resulta cómoda, balancea el cuerpo ligeramente de lado a lado, y de atrás hacia delante, para que las caderas se abran y relajen. Permanece en la postura durante cinco respiraciones largas y profundas.

POSTURA DE LA TABLA LATERAL

Presiona la mano derecha contra el suelo y abre los dedos. Eleva ligeramente las caderas, luego gira sobre el borde externo del pie derecho. Estira el brazo izquierdo hacia arriba y mira los dedos de la mano izquierda. Mantén la postura durante tres inhalaciones y exhalaciones largas y profundas. Coloca la mano izquierda sobre el suelo y vuelve a la postura de la tabla normal.

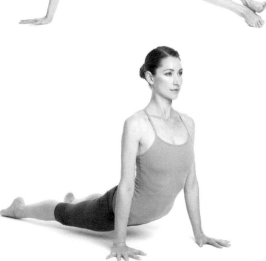

POSTURA DEL PERRO CON EL HOCICO HACIA ARRIBA

Desde la postura de la tabla, lleva las rodillas suavemente hacia el suelo, flexiona ligeramente los codos y baja los hombros. Balancea el pecho de lado a lado para relajar cualquier tensión que se haya alojado en el torso. Quédate en la postura durante tres respiraciones largas y profundas.

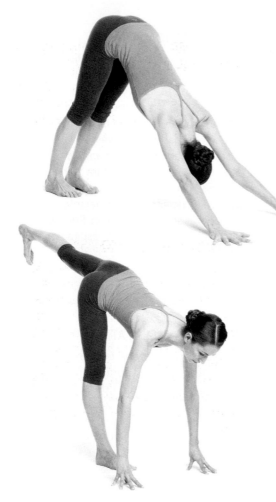

POSTURA DEL PERRO CON EL HOCICO HACIA ABAJO

Desde la postura del perro con el hocico hacia arriba, eleva las caderas y lleva el cuerpo hacia atrás para hacer la postura del perro con el hocico hacia abajo. Los talones deben tocar el suelo. Relaja los hombros, el cuello y la cabeza. Mantén la postura durante cinco respiraciones largas y profundas.

EL GUERRERO 3

Desde el perro con el hocico hacia abajo, avanza con el pie hasta una postura de zancada baja, cambia el peso corporal hacia la pierna derecha y eleva la izquierda hasta que esté paralela al suelo. Presiona los dedos de las manos contra el suelo justo por debajo de los hombros. Mantén la postura durante tres respiraciones largas y profundas.

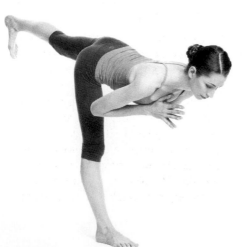

EL GUERRERO 3 CON LAS PALMAS DE LAS MANOS JUNTAS

Si te sientes estable en la postura del guerrero 3, pon a prueba tu equilibrio presionando las palmas una contra la otra frente al pecho.

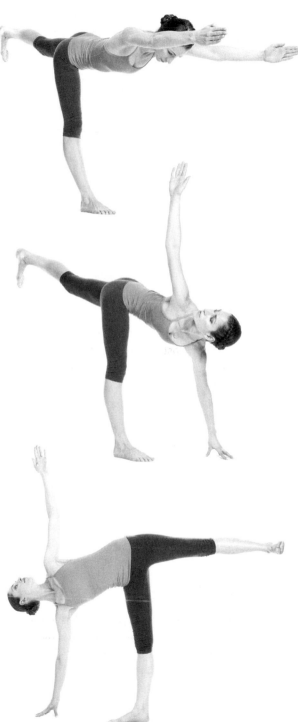

EL GUERRERO 3 CON LOS BRAZOS EXTENDIDOS HACIA DELANTE

Si te sientes estable mientras mantienes las palmas juntas, intenta estirar los brazos frente al cuerpo a la altura de los hombros.

LA MEDIA LUNA CON TORSIÓN

A partir de la postura del guerrero 3, coloca los dedos de la mano izquierda por debajo del hombro izquierdo y mantenlos presionados contra el suelo. Estira el brazo derecho hacia atrás y hacia arriba. Gira el torso hacia la derecha y ábrelo. Estira todo tu cuerpo a través de la coronilla y del talón que está elevado. Mantén la postura durante tres respiraciones largas y profundas.

LA MEDIA LUNA

Desde la media luna con torsión, presiona los dedos de la mano derecha contra el suelo justo por debajo del hombro derecho. Gira la cadera izquierda hasta que quede alineada por encima de la derecha y abre el torso hacia la izquierda. Eleva el brazo izquierdo por encima del hombro y fija la mirada en los dedos de la mano izquierda. Mantén la postura durante cinco respiraciones largas y profundas.

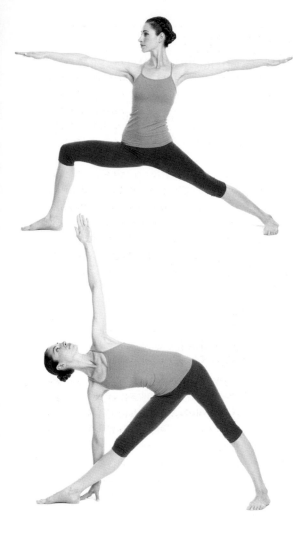

EL GUERRERO 2

A partir de la postura de la media luna, flexiona la pierna derecha, que está por delante, y baja la izquierda hasta que el pie se apoye sobre el suelo. Dobla la rodilla derecha hasta que se sitúe por encima del pie y baja las caderas hasta que el muslo quede paralelo al suelo. Las caderas y el torso están ahora orientados hacia la izquierda. Abre los brazos en cruz a la altura de los hombros y fija la mirada en los dedos de la mano derecha. Mantén la postura durante cinco respiraciones largas y profundas.

EL TRIÁNGULO

Desde la postura anterior, estira la pierna derecha para que ambas piernas estén rectas. Inclina y alarga el torso hacia la pierna que está por delante. Apoya la mano derecha sobre la espinilla o, si puedes, lleva los dedos hasta el suelo. Inclínate hacia atrás, abre los hombros y estira el brazo izquierdo por encima de ellos. Fija la mirada en los dedos de la mano izquierda y mantén la postura durante cinco respiraciones largas y profundas.

POSTURA DE ZANCADA BAJA

A partir de la postura del triángulo, flexiona la rodilla derecha y presiona los dedos de las manos contra el suelo a ambos lados de la pierna. El torso está orientado hacia delante. Apoya sobre el suelo la parte posterior de los dedos del pie que está por detrás y baja las caderas. Estira el cuerpo hacia arriba a través de la parte superior de la cabeza y hacia atrás a través del talón izquierdo. Si la postura te resulta cómoda, balancea el cuerpo ligeramente de lado a lado y de atrás hacia delante, para que las caderas se abran y se relajen. Permanece en la postura durante cinco respiraciones largas y profundas.

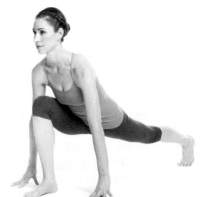

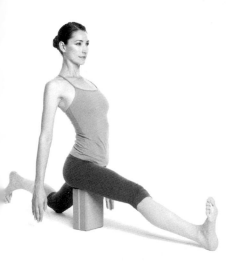

POSTURA DE APERTURA TOTAL DE PIERNAS CON BLOQUE

Toma un bloque o un libro de tapas duras. Desde la postura de zancada baja, lleva la rodilla que está por detrás hasta el suelo. Flexiona el pie que está frente al cuerpo y proyecta el talón hacia delante. Si fuera necesario, coloca el bloque debajo del muslo derecho para tener más estabilidad. Desplaza los dedos de las manos hacia atrás hasta que los hombros se encuentren por encima de las caderas. Eleva el pecho. Mantén la postura durante diez respiraciones largas y profundas. Abandónala suavemente, sentándote a un lado del cuerpo y preparándote para hacer la postura del perro con el hocico hacia abajo. Desplaza los pies hacia las manos, recupera la posición vertical y repite la rutina completa con el otro lado.

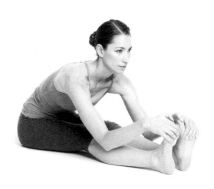

AMBAS PIERNAS ESTIRADAS FRENTE AL CUERPO EN POSICIÓN SEDENTE

Siéntate erguido y extiende ambas piernas hacia delante. Inhala y eleva los brazos. Estira el torso hacia delante sobre las piernas mientras exhalas. Si no llegas fácilmente a los dedos de los pies, flexiona las rodillas de manera que el abdomen se apoye sobre los muslos. Si tu intención es que las manos lleguen hasta los pies, conseguirás una mayor apertura si flexionas las rodillas que si redondeas la espalda. Permanece en la postura durante diez respiraciones largas y profundas.

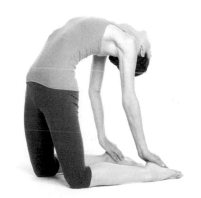

EL CAMELLO

De rodillas, mantén el cuerpo recto y erguido. Inhala y lleva el brazo derecho hacia arriba y hacia atrás. Intenta sujetar el talón derecho con la mano derecha. Si no te resulta fácil, vuelve a la postura inicial y prueba con el otro lado. Si consigues llegar al talón, levanta el otro brazo y repite el movimiento hacia el talón izquierdo. Alarga el pecho en dirección al cielo raso. Permanece en la postura durante tres respiraciones largas y profundas y luego endereza el torso.

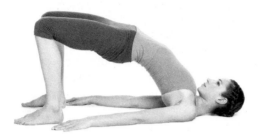

EL PUENTE

Túmbate sobre la espalda. Dobla las rodillas y presiona las plantas de los pies contra el suelo junto al cuerpo, de manera que las rodillas queden orientadas hacia delante. Presiona los brazos contra el suelo a ambos lados del cuerpo y eleva las caderas y el pecho. Haz cinco respiraciones largas y profundas en la postura.

LA RUEDA

Flexiona los codos y coloca las palmas de las manos sobre el suelo junto a las orejas. Presiona las manos firmemente contra el suelo y comienza a elevar el pecho. Estira los brazos todo lo que puedas mientras mantienes el pecho levantado en tanto seas capaz de seguir respirando fácilmente. Lleva las rodillas hacia delante y mantén la espalda estirada. Presiona los dos pies contra el suelo e imagina que te estiras a través de las rodillas. Mantén la postura durante cinco respiraciones largas y profundas. Para deshacerla, lleva el mentón hacia el pecho, flexiona los codos y baja el cuerpo al suelo muy despacio.

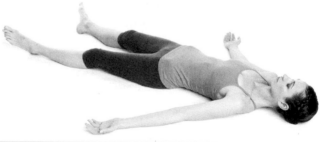

EL CADÁVER

Túmbate sobre la espalda. Abre las piernas a la misma distancia que hay entre las caderas, o un poco más, dependiendo de lo que te resulte más cómodo. Coloca los brazos a los lados del cuerpo con las palmas hacia arriba y relájalos. Respira profundamente por la nariz y exhala todo el aire por la boca. Repite el mismo patrón respiratorio dos veces más. Luego respira naturalmente y limítate a relajarte entre tres y cinco minutos.

Cuando estés preparado para abandonar la postura, poco a poco empieza a respirar más profundamente. Haz rotaciones con las muñecas y los tobillos y balancea el cuerpo muy despacio hasta volver a sentarte en una postura cómoda.

Dedícate a tus actividades diarias habituales y presta atención a todas las pequeñas cosas que te sirven de inspiración en cada momento del día.

BOCADOS DE FELICIDAD

Cada vez que necesito inspiración pienso en las especias. Añadir un poco de picante a tus alimentos estimula el organismo. Si quieres algo simple, puedes añadir unos granos de pimienta roja a tu cena. Si vas a tomar una comida mexicana o hindú, escoge la versión más picante. Mi plato mexicano favorito es un burrito picante de espinacas y frijoles negros acompañado de quinoa en vez de arroz. ¡Añade pimienta roja y salsa para potenciar su sabor! El té negro de especias, conocido como chai, es fantástico y puedes tomarlo después de las comidas; si lo prefieres dulce, puedes añadir un poco de miel natural.

YOGA PARA POTENCIAR LA INSPIRACIÓN: RUTINA VESPERTINA

Haz esta rutina por la noche, antes o después de cenar. Recuerda que si te inclinas por la segunda opción debes dejar pasar al menos una hora para digerir los alimentos ingeridos.

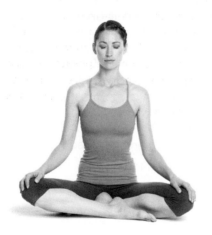

MEDITACIÓN EN POSICIÓN SEDENTE

Siéntate erguido de la manera más cómoda que sea posible. Relaja los hombros, alejándolos de las orejas. Descansa las palmas de las manos sobre los muslos (orientadas hacia arriba o hacia abajo, según lo que prefieras). Comienza a dirigir tu atención a la respiración. Observa el ir y venir de las inhalaciones y exhalaciones, calma tu mente entre ambas y luego dedícate a alargarlas y profundizarlas, estableciendo un ritmo respiratorio pausado y placentero. Cuando un pensamiento irrumpa en tu mente, limítate a observarlo como si vieras pasar una nube. Déjalo fluir y vuelve a tu respiración; sigue observando tu respiración entre tres y cinco minutos. Un cronómetro puede ser de gran ayuda, pero también puedes intentar calcular el tiempo y descubrir cuánto ha pasado en realidad al abrir los ojos. Cualquiera de las dos formas es útil.

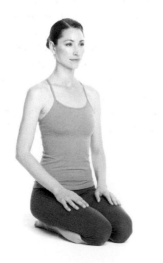

POSICIÓN SEDENTE SOBRE LOS TALONES

De rodillas, lleva las caderas hacia atrás para sentarte sobre los talones. Apoya las manos sobre los muslos con las palmas hacia abajo y permanece en la postura durante diez respiraciones largas y profundas.

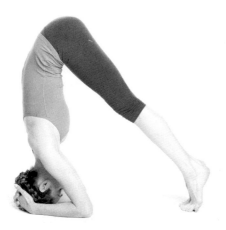

PREPARACIÓN PARA LA POSTURA SOBRE LA CABEZA

Entrelaza los dedos de las manos sin apretarlos y apóyalos sobre el suelo. A continuación, coloca la parte superior de la cabeza en el espacio formado por las manos para que los dedos puedan sujetarla por la parte posterior. Quédate en esa postura durante varias respiraciones hasta sentirte cómodo. Apoya la parte posterior de los dedos de los pies sobre el suelo, estira las piernas y eleva las caderas como para hacer la postura del perro con el hocico hacia abajo. Esto te aporta muchos de los beneficios de una postura sobre la cabeza aunque los pies no se separen del suelo. Mantén la postura durante diez respiraciones largas y profundas y cuando te sientas preparado, baja suavemente las rodillas al suelo y relájate en la postura del niño.

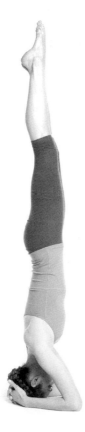

POSTURA SOBRE LA CABEZA

Comienza a mover los pies en dirección al cuerpo para que las caderas se alineen con los hombros y la espalda esté vertical. Mantén la postura durante varias respiraciones. Flexiona una rodilla y acerca el talón a la cadera. Baja la pierna e inténtalo con la otra. Luego trata de elevar las dos piernas al mismo tiempo. Cuando los talones se encuentren junto a las caderas, extiende suavemente las piernas hacia arriba. Si puedes, mantén la postura durante veinte respiraciones largas y profundas. Cuando estés preparado para bajar el cuerpo al suelo, baja primero una pierna y después la otra y descansa en la postura del niño durante varias respiraciones.

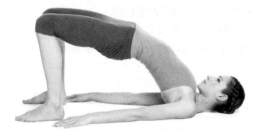

EL PUENTE

Túmbate sobre la espalda. Dobla las rodillas y presiona las plantas de los pies contra el suelo junto al cuerpo, de manera que las rodillas queden orientadas hacia delante. Presiona los brazos contra el suelo a ambos lados del cuerpo y eleva las caderas y el pecho. Haz cinco respiraciones largas y profundas en la postura.

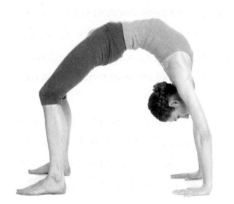

LA RUEDA

Flexiona los codos y coloca las palmas de las manos contra el suelo junto a las orejas. Presiona las manos firmemente contra el suelo y comienza a elevar el pecho. Estira los brazos todo lo que puedas mientras mantienes el pecho levantado, siempre que consigas seguir respirando fácilmente. Lleva las rodillas hacia delante y mantén la espalda estirada. Mantén la postura durante cinco respiraciones largas y profundas. Para deshacerla, lleva el mentón hacia el pecho, flexiona los codos y baja el cuerpo al suelo muy despacio.

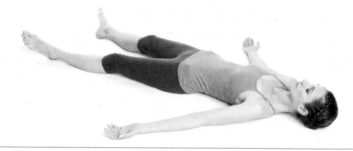

EL CADÁVER

Túmbate sobre la espalda. Abre las piernas a la misma distancia que hay entre las caderas, o un poco más, dependiendo de lo que te resulte más cómodo. Coloca los brazos a los lados del cuerpo con las palmas hacia arriba y relájalos. Inhala profundamente por la nariz y exhala todo el aire por la boca. Repite el mismo patrón respiratorio dos veces más. Luego respira naturalmente y relájate entre tres y cinco minutos.

Cuando estés preparado para abandonar la postura, empieza poco a poco a respirar más profundamente. Haz rotaciones con las muñecas y los tobillos y balancea el cuerpo muy despacio hasta volver a sentarte en una postura cómoda.

Trata de controlar las distracciones antes de irte a dormir. Puedes leer un libro o una revista en vez de mirar la televisión o usar el ordenador, y tener un diario junto a la cama por si se te ocurre apuntar algunas ideas o reflexiones. ¡Que duermas bien!

SEGUNDO DÍA: DESPERTARSE Y REFLEXIONAR

Lo primero que debes hacer al despertarte es sentarte y recostarte contra la pared o el cabecero de la cama. Relaja las manos sobre los muslos y presta atención a tu respiración. Medita en esta postura durante varios minutos. Cuando hayas terminado, apunta en tu diario todo lo que se te ocurra, es decir, lo primero que surja en tu mente. Si tienes alguna idea o reflexión sobre el primer día del retiro, apúntala también.

Haz la rutina matinal antes del desayuno. Luego dedícate a atender tus tareas como cada día; sigue bebiendo mucha agua y eligiendo alimentos nutritivos. Si te apetece estar todo el día en «modo retiro», elige cualquier actividad divertida que te sirva de inspiración, como puede ser tocar la guitarra, pintar, dar un paseo por la naturaleza o visitar una galería de arte.

Dedica diez minutos a la meditación cada noche antes de la cena. Mantén tu diario a mano para apuntar cualquier idea u ocurrencia que te haya servido de estímulo durante el día. Siéntate erguido de la forma más cómoda posible en tu lugar preferido de la casa. Inhala y exhala profunda y largamente. Cierra los ojos y presta atención a la respiración. Si tu mente comienza a dispersarse, vuelve a concentrarte en la respiración. Si surge algún pensamiento o imagen que te resulta inspirador y te interesa recordarlo, apúntalo en tu libreta o diario y luego vuelve a tu meditación.

¡Dedícate a tus ocupaciones, como es habitual, y permanece atento a cualquier cosa que pueda servirte de inspiración!

Practica la rutina vespertina antes o después de la cena. Cuando llegue la hora de acostarte, evita la sobreestimulación que produce la televisión o la pantalla del ordenador. En contra de lo que puedas pensar, estas actividades no te relajan. Lee un libro o escribe en tu diario antes de dormir. Deja el diario y un vaso grande de agua junto a tu cama.

Repite la meditación matutina cuando te despiertes por la mañana y luego apunta tus ideas y ocurrencias en tu diario. En esta ocasión, después de escribir lo primero que venga a tu mente, describe la experiencia que has vivido en estos últimos dos días. Anota en tu diario si hay alguna parte del retiro que has encontrado útil y te gustaría integrar en tu vida cotidiana; apúntalo con la verdadera intención de hacerlo.

Retiro para relajarse, revitalizarse y rejuvenecer

Nuestro ritmo de vida puede llegar a ser tan agitado que resulta esencial disponer de un espacio cómodo y tranquilo donde podamos relajarnos. Nuestro hogar debe ser un sitio donde nos sintamos en paz y podamos relajarnos totalmente. Este retiro se ha concebido para que consigas relajarte, recuperarte y rejuvenecer gracias a la comodidad y el bienestar que te ofrece tu propia casa... Y, además, ¡es mucho más económico que un *spa*!

PRIMER DÍA: TOMAR NOTAS Y RELAJARSE

Comienza tu retiro al anochecer. Necesitarás una manta, una libreta y un bolígrafo. Siéntate erguido y cómodo en tu lugar favorito de tu casa. Inhala y exhala larga y profundamente. Mira a tu alrededor para aprovechar todo aquello que te ayuda a relajarte y reconocer qué te produce el efecto contrario. Piensa si puedes introducir algún pequeño cambio para potenciar tu recuperación y revitalización. Por ejemplo, podrías cubrir el sofá con una manta o despejar el espacio en tu habitación para poder practicar yoga cómodamente.

¿Qué más? Dedica unos instantes a reflexionar sobre ello y luego haz la siguiente rutina.

YOGA PARA RELAJARSE: RUTINA VESPERTINA

Intenta mantener las distracciones a un nivel mínimo antes de irte a la cama. Lee un libro o una revista en vez de mirar la televisión o usar el ordenador. Mantén tu diario o una libreta cerca de la cama para tenerlo a mano cuando desees apuntar algo. ¡Que descanses!

POSTURA DE LA MARIPOSA TUMBADA

Enrolla una manta como si fuera un burrito mexicano. Siéntate y coloca la manta por detrás de las caderas y perpendicular a ellas. Túmbate sobre la manta de manera que quede debajo de la columna. Junta las plantas de los pies y relaja las rodillas para que caigan hacia los lados del cuerpo. Permanece en la postura entre tres y cinco minutos. Alarga la respiración para que sea más profunda; recuerda que las exhalaciones deben ser un poco más largas que las inhalaciones para favorecer la relajación. Cuando estés listo para abandonar la postura, gira hacia la derecha y presiona las manos contra el suelo para sentarte.

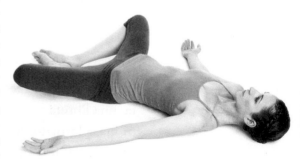

BOCADOS DE FELICIDAD

Antes de acostarte, prueba a tomar una infusión que te ayude a descansar profundamente durante la noche. Hay varias opciones, pero cualquier infusión que contenga menta, manzanilla o hierbabuena ayuda a dormir bien y despertarse fresco y lleno de energía. La raíz de valeriana es también un somnífero natural que puedes tomar en infusión, pero debes beberla con moderación porque el consumo excesivo puede provocar dolor de estómago o incluso una depresión leve.

SEGUNDO DÍA: DESPERTARSE Y REFLEXIONAR

Cuando te despiertes por la mañana, siéntate y recuéstate sobre la pared o el cabecero de la cama. Relaja las manos sobre los muslos mientras te concentras exclusivamente en tu respiración. Medita en esta postura durante varios minutos. Cuando termines, apunta en tu diario cualquier ocurrencia que acuda a tu mente. Indica también si te sientes descansado o no.

YOGA RECONSTITUYENTE: RUTINA MATINAL

Haz esta rutina por la mañana, antes o después del desayuno. Si lo haces después de desayunar, deja pasar aproximadamente una hora para hacer la digestión antes de realizar los ejercicios.

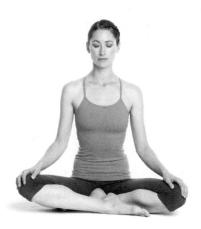

MEDITACIÓN EN POSICIÓN SEDENTE

Siéntate erguido y de la manera más cómoda posible. Relaja los hombros, alejándolos de las orejas. Descansa las manos sobre los muslos y cierra los ojos. Comienza a dirigir tu atención a la respiración. Observa el ir y venir de las inhalaciones y exhalaciones, calma tu mente entre ambas. Alarga y profundiza cada inhalación y exhalación, estableciendo un ritmo respiratorio cómodo y pausado. Cuando un pensamiento irrumpa en tu mente, limítate a observarlo como si vieras pasar una nube. Déjalo ir y vuelve a tu respiración; sigue respirando entre tres y cinco minutos.

POSTURA DE LA CABEZA DE VACA

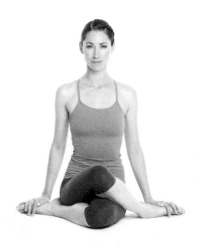

Comienza sentándote en una posición en la que no sientas ninguna molestia ni dolor. Puedes sentarte sobre el suelo o sobre un cojín, si eso te facilita las cosas. Presiona las manos contra el suelo a ambos lados de las rodillas para cambiar de posición y arrodillarte, soportando tu peso corporal con las manos bien plantadas sobre el suelo. Coloca la rodilla derecha frente a la izquierda para que estén perfectamente alineadas. Desplaza los pies hacia los lados y lleva suavemente las caderas hacia atrás, hasta que lleguen al suelo o al cojín. Las rodillas están ahora una sobre la otra. Si sientes tensión en ellas o en las caderas, coloca un almohadón o un bloque debajo de las caderas para que haya más espacio; así las caderas y las rodillas podrán abrirse sin tensión. Siéntate recto con los hombros alineados con las caderas. Apoya las manos cerca de los pies. Eleva el pecho y siente cómo los músculos se abren y los hombros se desplazan hacia atrás. Siéntate erguido y mantén la postura durante diez respiraciones largas y profundas.

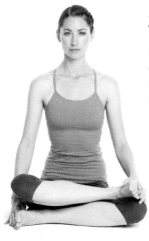

TOBILLOS JUNTO A RODILLAS EN POSICIÓN SEDENTE

Siéntate erguido. Dobla las rodillas y coloca la pierna derecha por encima de la izquierda. El tobillo derecho descansa sobre la rodilla izquierda y la rodilla derecha está encima del tobillo izquierdo. Permanece en la postura durante diez respiraciones largas y profundas.

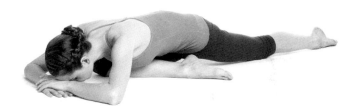

LA PALOMA

Desde la postura anterior, inclínate sobre la cadera derecha y extiende la pierna izquierda por detrás de ti. Si las caderas no llegan al suelo, utiliza un cojín o un bloque. Gira las caderas y los hombros hasta que estén orientados hacia delante. Permanece en la postura durante diez respiraciones largas y profundas.

Realiza la rutina completa con el otro lado. Debes comenzar por la postura de la cabeza de vaca, hasta llegar a este ejercicio.

EL PUENTE CON BLOQUE

Ten un bloque a mano Túmbate boca arriba, flexiona las rodillas y coloca las plantas de los pies en el suelo cerca del cuerpo, con las rodillas apuntando hacia delante y hacia arriba. Eleva las caderas y coloca el bloque debajo de la parte baja de la espalda. En esta postura deberías sentirte cómodo, de manera que debes encontrar la posición más adecuada para el bloque a lo largo de la espalda. Permanece en ella durante veinte respiraciones largas y profundas.

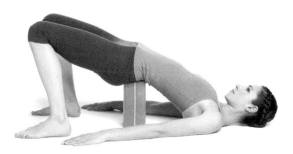

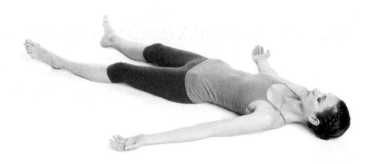

EL CADÁVER

Túmbate sobre la espalda. Abre las piernas a la misma distancia que hay entre las caderas, o un poco más, dependiendo de lo que te resulte más cómodo. Coloca los brazos a los lados del cuerpo con las palmas hacia arriba y relájalos. Inhala profundamente por la nariz y exhala todo el aire por la boca. Repite el mismo patrón respiratorio dos veces más. Luego respira naturalmente y relájate entre tres y cinco minutos.

Cuando estés preparado para abandonar la postura, poco a poco empieza a respirar más profundamente. Haz rotaciones con las muñecas y los tobillos y balancea el cuerpo muy despacio hasta volver a una postura sedente que te resulte cómoda.

Ocúpate de tus actividades habituales e intenta mantenerte lo más relajado posible, incluso mientras atiendes tus tareas cotidianas.

YOGA RECONSTITUYENTE: RUTINA VESPERTINA

Haz la rutina después de darte un baño para conseguir una relajación óptima.

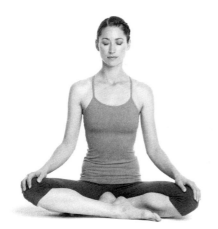

MEDITACIÓN EN POSICIÓN SEDENTE

Siéntate erguido de la manera más cómoda posible. Relaja los hombros, alejándolos de las orejas. Descansa las manos sobre los muslos. Comienza a dirigir tu atención a la respiración. Observa el ir y venir de las inhalaciones y exhalaciones, calma tu mente entre ambas y disponte a alargarlas y profundizarlas, estableciendo un ritmo respiratorio agradable y pausado. Cuando algún pensamiento irrumpa en tu mente, limítate a observarlo como si vieras pasar una nube. Déjalo ir y vuelve a tu respiración; sigue respirando entre tres y cinco minutos.

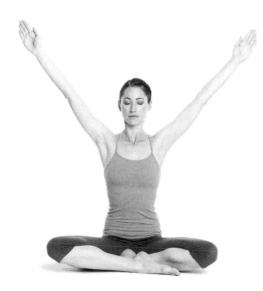

MEDITACIÓN EN POSICIÓN SEDENTE CON LOS BRAZOS EN FORMA DE V

Siéntate en una posición que te resulte cómoda y levanta luego los brazos en forma de V por encima de la cabeza. Relaja los hombros y estírate a través de los dedos de las manos. Esto quizás no signifique absolutamente nada al principio, pero debes mantener la postura respirando durante tres minutos. Practicar la meditación con los brazos levantados de este modo resulta mucho más intenso y conseguirás relajarte mucho más en cuanto superes la incomodidad que supone mantener los brazos en alto. Tardarás varios minutos en sentirte cómodo en esta posición, pero merece la pena hacerla porque aclarará tu mente y te liberará de la tensión corporal acumulada.

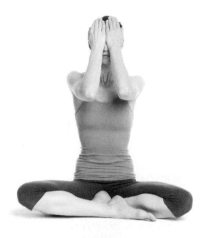

CALMAR LOS OJOS

Siéntate cómodamente y con la espalda recta y estirada. Frota con vigor las palmas de las manos hasta que sientas calor. Cierra los ojos y presiona suavemente los párpados con la base de las manos, mientras mantienes los dedos apoyados sobre la frente. Haz tres respiraciones largas y profundas en la postura y luego relaja las manos sobre los muslos.

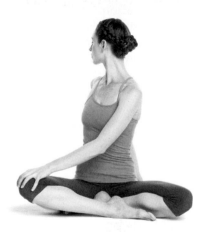

TORSIÓN FÁCIL EN POSICIÓN SEDENTE

Desde la posición sedente, inhala y eleva el brazo izquierdo por encima de la cabeza. Apoya la mano izquierda sobre la rodilla derecha durante la exhalación. Presiona los dedos de la mano derecha contra el suelo por detrás de las caderas. Manteniendo la posición, inhala y estira el tronco. Exhala y gira el torso hacia la derecha.

SUJECIÓN DE RODILLAS CON BRAZOS CRUZADOS EN POSICIÓN SEDENTE

Después de hacer la postura anterior, inhala con el brazo derecho levantado por encima del cuerpo y, con la mano izquierda apoyada sobre la rodilla derecha, levanta el brazo derecho para bajarlo luego hacia la rodilla izquierda y sujetarla con la mano. Las dos manos se apoyan en las rodillas opuestas. Relaja el torso y llévalo hacia delante sobre las piernas. Relaja la cabeza y el cuello. Mantén la postura durante tres respiraciones largas y profundas, y luego vuelve a llevar el torso a la vertical. A continuación, repite los mismos movimientos con el otro lado, empezando por la torsión fácil en posición sedente.

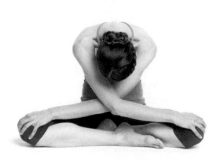

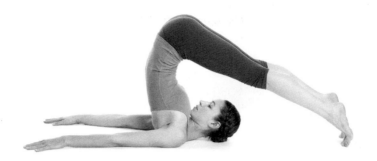

EL ARADO

Túmbate y estira las piernas por delante del cuerpo. Presiona las manos hacia abajo a ambos lados, redondea la espalda y desplaza los pies por encima de la cabeza hasta apoyarlos en el suelo, o hasta donde llegues sin tener que forzar el cuerpo.

POSTURA SOBRE LOS HOMBROS

Si sientes tensión en el cuello cuando adoptas la postura del arado, permanece un poco más en ella y luego baja suavemente la espalda para tumbarte otra vez. Si el cuello no registra ninguna molestia, presiona las palmas de las manos contra la espalda, con las puntas de los dedos hacia arriba. Junta los codos y lleva las manos un poco más abajo, es decir, más cerca de los hombros. Estira y eleva la parte posterior de las piernas hasta que tu cuerpo forme una línea recta. Mantén la postura durante veinte respiraciones largas y profundas. Cierra los ojos o fija suavemente la mirada en el ombligo.

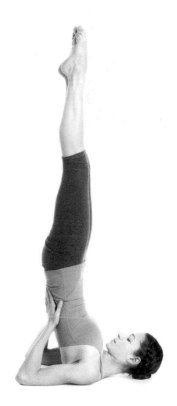

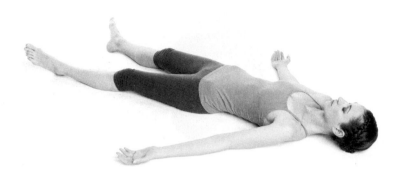

EL CADÁVER

Túmbate sobre la espalda. Abre las piernas a la misma distancia que hay entre las caderas, o un poco más, dependiendo de lo que te resulte más cómodo. Coloca los brazos a los lados del cuerpo con las palmas hacia arriba y relájalos. Inhala profundamente por la nariz y exhala todo el aire por la boca. Repite el mismo patrón respiratorio dos veces más. Luego respira naturalmente y relájate entre tres y cinco minutos.

Cuando estés preparado para abandonar la postura, poco a poco empieza a respirar más profundamente. Haz rotaciones con las muñecas y los tobillos, luego lleva las rodillas hacia el pecho y balancea el cuerpo muy despacio hasta volver a una posición sedente que te resulte cómoda.

Después de terminar tu sesión de yoga vespertina, prepárate para descansar. Recuerda dejar tu diario a mano por si quieres escribir algo. ¡Que duermas bien!

Unas pocas consideraciones más antes de que cierres el libro

Tengo la esperanza de haberte inspirado para practicar y compartir el yoga con todas las personas que conoces y te importan, independientemente de que seas un principiante que intenta incorporar hábitos saludables e integrar el yoga en su vida o un practicante avanzado, un maestro, un guía, un instructor o algo semejante. Como he dicho muchas veces a lo largo del libro, debes personalizar el yoga para que resulte efectivo en tu vida de acuerdo con tus necesidades; y también para conseguir tus propios objetivos, porque el yoga es para todo el mundo. Espero que te resulte tan natural como despertarte cada mañana y que lo conviertas en un hábito semejante al de beber un vaso de agua. Y, además, quiero que sepas aprovechar los beneficios que proporciona, porque realmente puede curar.

Puedes organizar tu práctica asidua de yoga como mejor te convenga. Solo tú puedes reconocer cuáles son los movimientos que eres capaz de hacer. No tienes ninguna necesidad de colocar un pie por detrás de la cabeza ni de hacer posturas complicadas para aprovechar su efecto transformador.

Y tampoco deberías pretenderlo. Quienes practican yoga de forma metódica tienen más vitalidad y mejor salud, una energía ilimitada y un mayor entusiasmo por la vida. El yoga también nos enseña a escuchar nuestras necesidades y deseos, a prestar atención al propio ser. Además, potencia la intuición que necesitamos para afrontar el estrés, los dolores y molestias y también las sorpresas inesperadas que la vida nos ofrece algunas veces.

El yoga nos enseña a calmarnos y relajarnos más allá de las circunstancias que nos toque vivir. Y aunque existen situaciones para las que no ofrece ningún remedio específico, una práctica habitual nos ayuda a sobrellevar más fácilmente los momentos complicados de la vida.

Independientemente de los esfuerzos de los investigadores, de las historias personales de transformación, de cualquier práctica diaria o idea transmitida a lo largo de los siglos, el yoga es tan natural como respirar. Todos tenemos en nuestro interior lo que necesitamos para que nuestra vida sea sana e inspirada y esté llena de vitalidad y entusiasmo en cada momento. Nos corresponde a nosotros decidir cómo lo empleamos.

Lo que importa es tu vida, tu contribución. Todo es posible.

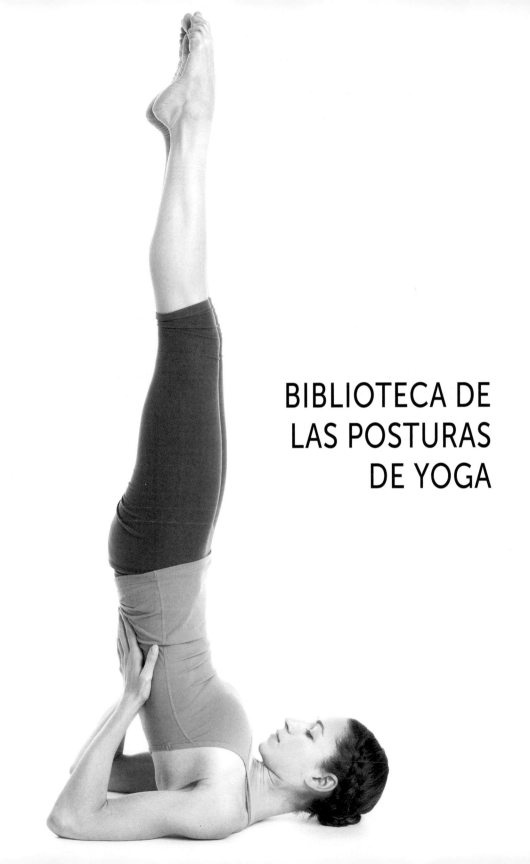

BIBLIOTECA DE LAS POSTURAS DE YOGA

Las posturas de yoga que he recopilado en este libro se basan en muchos años de experimentación y se crearon con el fin de que el practicante dirija su atención al interior con el propósito de curar su cuerpo y su mente.

Independientemente de que practiques yoga por razones de salud, de claridad mental, de conexión espiritual, o por todas esas razones al mismo tiempo, puedes adaptarlo a tu estilo de vida, tus intenciones y objetivos. Recuerda respirar conscientemente, ser menos exigente contigo mismo y, sobre todo, disfrutar. La práctica del yoga nos permite experimentar nuestro ser total. Lo que hagas con esa experiencia depende exclusivamente de ti.

En este índice presento algunos de los beneficios más importantes de cada postura. Recuerda que debes respirar larga y profundamente.

¡Namaste!

Posturas de pie

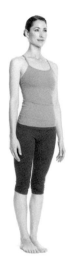

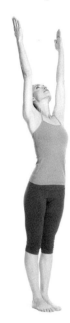

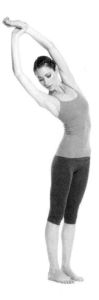

1. Postura de pie.
Mejora la postura, la confianza y la conciencia corporal.

2. Postura de pie con brazos estirados hacia arriba (saludo al sol). Mejora la postura y expande los pulmones.

3. Postura de pie con apertura lateral (con estiramiento de muñecas). Mejora la postura y expande los pulmones.

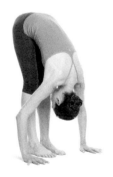

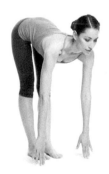

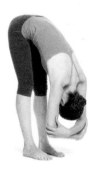

4. Flexión hacia delante de pie. Calma la mente y descarga la tensión acumulada en la parte baja de la espalda.

5. Flexión hacia delante de pie (espalda recta) (saludo al sol). Alarga la columna y abre los tendones de las corvas.

6. Flexión hacia delante de pie (con sujeción de codos). Calma la mente y descarga la tensión acumulada en la parte alta de la espalda.

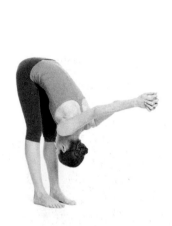

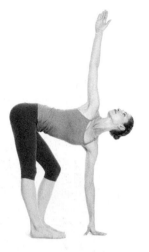

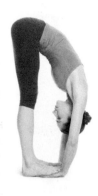

7. Flexión hacia delante de pie (con apertura de hombros). Calma la mente y abre los tendones de las corvas y los hombros.

8. Torsión fácil con estiramiento de la espalda. Alarga la columna y abre los tendones de las corvas.

9. Flexión hacia delante de pie (con los pies sobre las manos). Relaja las muñecas, abre los tendones de las corvas y calma la mente.

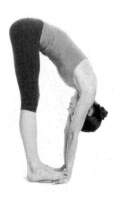

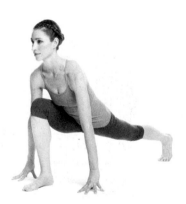

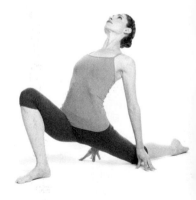

10. Flexión hacia delante de pie (con los pies sobre las palmas de las manos). Relaja las muñecas, abre los tendones de las corvas y calma la mente.

11. Zancada baja. Alarga la columna y abre las caderas.

12. Zancada baja (arco hacia atrás con la rodilla de atrás apoyada sobre el suelo). Alarga la columna y abre las caderas.

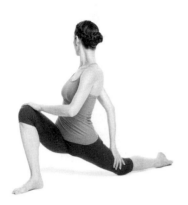

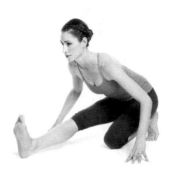

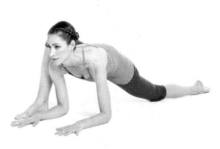

13. Zancada baja (torsión con la rodilla de atrás apoyada sobre el suelo). Alarga la columna, abre las caderas y favorece el flujo sanguíneo hacia los órganos vitales.

14. Estiramiento de los corredores. Abre los tendones de las corvas y calma la mente.

15. El lagarto. Abre las caderas y descarga la tensión emocional.

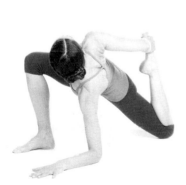

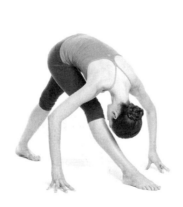

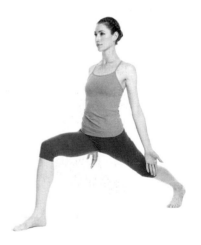

16. El lagarto con torsión (con sujeción de tobillos). Abre las caderas y la columna.

17. Flexión hacia delante sobre una pierna. Abre los tendones de las corvas y calma la mente.

18. Zancada alta (con brazos abajo). Desarrolla la conciencia corporal, aumenta la fuerza de las piernas y mejora el equilibrio.

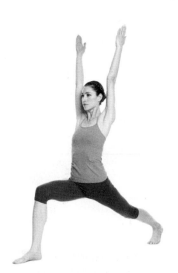

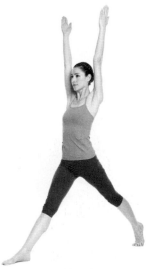

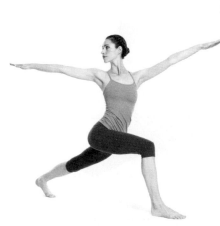

19. Zancada alta (con brazos arriba). Desarrolla la conciencia corporal, aumenta la fuerza de las piernas, abre el torso y mejora el equilibrio.

20. Zancada alta (con brazos y caderas arriba). Desarrolla la conciencia corporal, aumenta la fuerza de las piernas, abre el torso y mejora el equilibrio y la coordinación.

21. Zancada alta con torsión. Favorece el flujo sanguíneo hacia los órganos vitales y desarrolla la fuerza de las caderas, los tendones de las corvas, los hombros y los brazos.

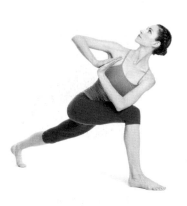

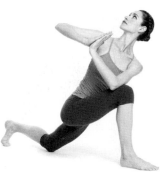

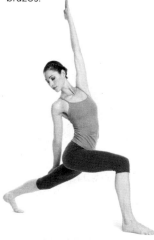

22. Zancada alta con torsión y manos en posición de oración. Favorece el flujo sanguíneo hacia los órganos vitales, tonifica los abdominales y fortalece las piernas.

23. Zancada alta con torsión y manos en posición de oración (rodilla de atrás sobre el suelo). Favorece el flujo sanguíneo hacia los órganos vitales, tonifica los abdominales y calma la mente.

24. Zancada alta con torsión invertida. Desarrolla la fuerza de las piernas y mejora el equilibrio y la coordinación.

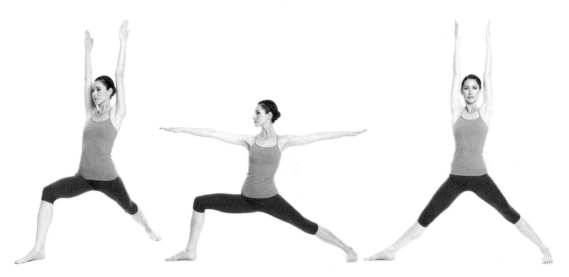

25. El guerrero 1. Fortalece las piernas, abre las caderas y desarrolla la confianza.

26. El guerrero 2. Fortalece las piernas, abre las caderas y desarrolla la confianza.

27. El guerrero 2 (con brazos extendidos hacia arriba). Fortalece las piernas, abre las caderas y expande los pulmones.

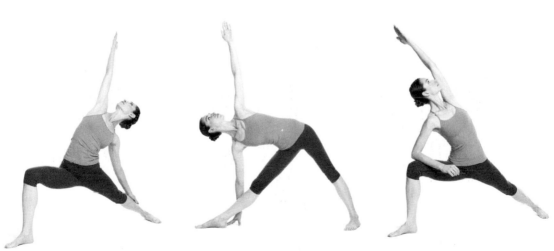

28. El guerrero invertido. Fortalece las piernas, abre las caderas, estira el torso y expande los pulmones.

29. El triángulo. Mejora la conciencia corporal, fortalece las piernas y estira el torso.

30. El ángulo extendido (con el antebrazo apoyado sobre el muslo). Fortalece las piernas, estira el torso y abre la columna.

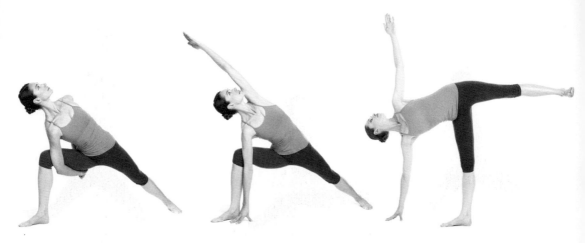

**31. El ángulo exten-
dido con ligadura.**
Fortalece las piernas,
abre el torso y los hom-
bros y mejora la con-
centración.

**32. El ángulo exten-
dido (con los dedos
de una mano sobre
el suelo).** Fortalece las
piernas, abre el torso y
los hombros y expande
los pulmones.

33. La media luna.
Mejora la conciencia
corporal y el equilibrio,
fortalece las piernas y
abre el torso.

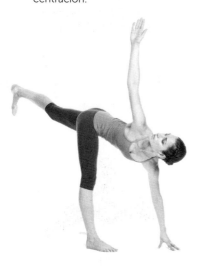

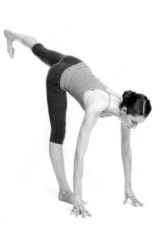

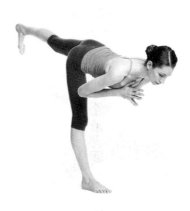

**34. La media luna
con torsión.** Mejora la
conciencia corporal y el
equilibrio, fortalece las
piernas y mejora el flujo
sanguíneo hacia los ór-
ganos vitales.

**35. El guerrero 3
(con los dedos de
las manos sobre el
suelo).** Fortalece las
piernas, estira el torso
y mejora la conciencia
corporal y el equilibrio.

**36. El guerrero 3
(con las palmas de
las manos presiona-
das entre sí).** Forta-
lece las piernas, estira
el torso y mejora la
conciencia corporal y el
equilibrio.

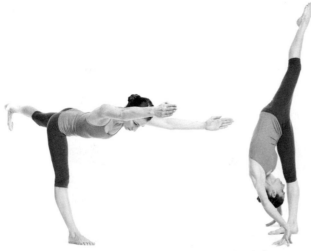

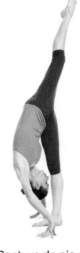

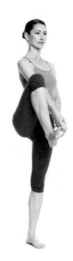

37. El guerrero 3 (con los brazos extendidos hacia delante). Fortalece las piernas, estira el torso y mejora la conciencia corporal, la concentración y el equilibrio.

38. Postura de pie con una pierna estirada hacia arriba. Fortalece y abre las piernas, descarga las tensiones alojadas en la cabeza y el cuello y calma la mente.

39. Postura de pie con sujeción del dedo gordo. Fortalece las piernas, mejora el equilibrio y fomenta la concentración.

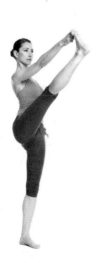

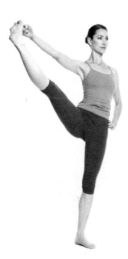

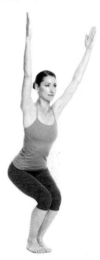

40. Postura de pie con sujeción del dedo gordo (pierna estirada hacia delante). Fortalece las piernas, mejora el equilibrio y la flexibilidad y fomenta la concentración.

41. Postura de pie con sujeción del dedo gordo (pierna estirada lateralmente). Fortalece las piernas, mejora el equilibrio y la flexibilidad y fomenta la concentración.

42. La silla. Fortalece las piernas, estira el torso y mejora la concentración.

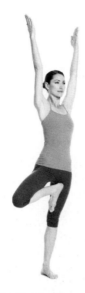

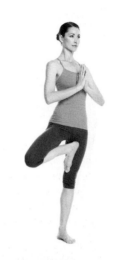

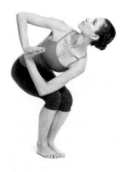

43. La silla con torsión. Fortalece las piernas, estira el torso, mejora la concentración y favorece un mayor flujo sanguíneo hacia los órganos vitales.

44. El árbol (con manos arriba). Fortalece las piernas y mejora el equilibrio y la concentración.

45. El árbol (con manos en posición de oración). Fortalece las piernas y mejora el equilibrio y la concentración.

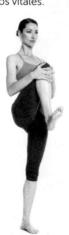

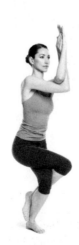

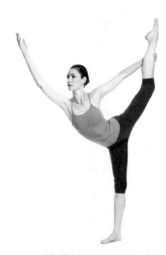

46. Postura de pie con sujeción de la espinilla. Fortalece las piernas y mejora el equilibrio y la concentración.

47. El águila. Fortalece las piernas y mejora el equilibrio y la concentración.

48. El danzarín. Fortalece las piernas y mejora la flexibilidad, el equilibrio y la concentración.

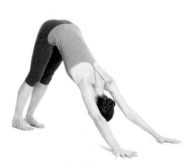

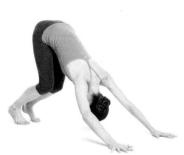

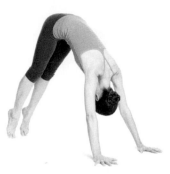

49. El perro con el hocico hacia abajo. Abre la parte posterior de las piernas y los hombros, relaja la tensión de los hombros y el cuello, mejora el flujo sanguíneo en todo el cuerpo y calma la mente.

50. El perro con el hocico hacia abajo (con rodillas y codos flexionados). Abre la parte posterior de las piernas (más suavemente que la postura anterior) y los hombros, relaja la tensión de los hombros y el cuello, mejora el flujo sanguíneo en todo el cuerpo y calma la mente.

51. El perro con el hocico hacia abajo (con talones levantados). Abre la parte posterior de las piernas, fortalece las pantorrillas, relaja la tensión de los hombros y el cuello, mejora el flujo sanguíneo en todo el cuerpo y calma la mente.

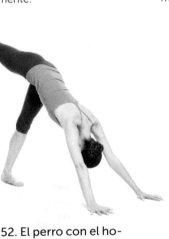

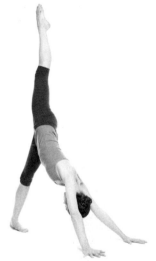

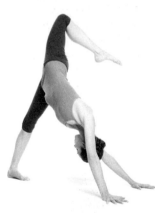

52. El perro con el hocico hacia abajo con una pierna levantada. Mejora la flexibilidad de los tendones de las corvas, relaja la tensión de los hombros y el cuello, mejora el flujo sanguíneo en todo el cuerpo y la circulación en las piernas y calma la mente.

53. El perro con el hocico hacia abajo con una pierna levantada (caderas abiertas). Amplía el movimiento de las caderas, mejora la flexibilidad de los tendones de las corvas, relaja la tensión de los hombros y el cuello, mejora el flujo sanguíneo en todo el cuerpo y la circulación en las piernas y calma la mente.

54. El perro con el hocico hacia abajo con una pierna levantada (caderas abiertas y rodilla flexionada). Amplía el movimiento de las caderas, mejora la flexibilidad de los tendones de las corvas, abre el torso, relaja la tensión de los hombros y el cuello, mejora la circulación en las piernas y calma la mente.

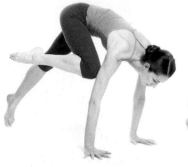 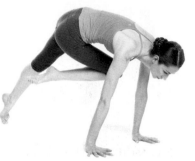 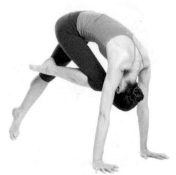

55. El perro con el hocico hacia abajo (con la rodilla hacia el hombro). Mejora la conciencia corporal, fortalece los músculos abdominales, las piernas y los brazos y favorece la concentración.

56. El perro con el hocico hacia abajo (con la rodilla hacia el hombro contrario). Mejora la conciencia corporal, fortalece los músculos abdominales, estira las piernas y los brazos, fomenta la concentración y el equilibrio y mejora el flujo sanguíneo hacia los órganos vitales.

57. El perro con el hocico hacia abajo (con la rodilla hacia la frente). Mejora la conciencia corporal, fortalece los músculos abdominales, estira las piernas y los brazos y mejora la concentración.

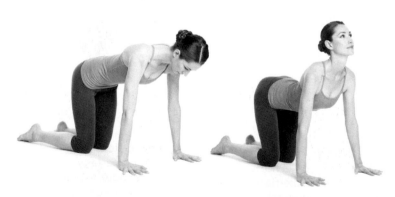 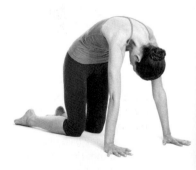

58. Postura sobre manos y rodillas con la espalda en posición neutral. Mejora la conciencia corporal y calma la mente.

59. La vaca. Abre la columna y calma la mente.

60. El gato. Abre la columna y calma la mente.

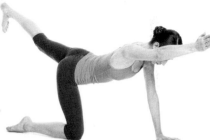

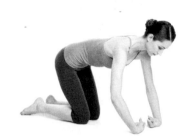

61. Postura sobre manos y rodillas (con extensión de un brazo y la pierna del lado opuesto). Desarrolla la conciencia corporal y fortalece las piernas, los brazos y los músculos abdominales.

62. Postura sobre manos y rodillas (descargar las muñecas). Libera la tensión acumulada en las muñecas.

63. Postura sobre manos y rodillas (descargar los puños). Libera la tensión acumulada en las muñecas.

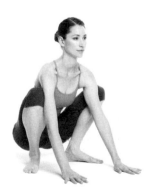

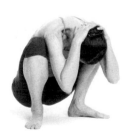

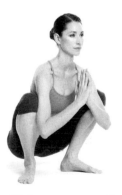

64. Postura en cuclillas. Abre las caderas y calma la mente.

65. Postura en cuclillas (descargar el cuello). Abre las caderas, libera la tensión del cuello y calma la mente.

66. Postura en cuclillas (con las palmas de las manos presionadas entre sí). Abre las caderas y la columna vertebral.

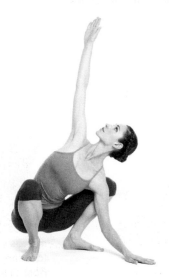

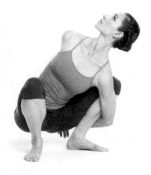

67. Postura en cuclillas (torsión con el brazo abierto). Abre las caderas y los hombros.

68. Torsión en cuclillas con ligadura. Abre las caderas, alarga la columna y mejora la amplitud de movimiento de los hombros.

Posturas sedentes

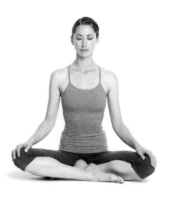

69. Meditación en posición sedente. Abre las caderas, estira la columna, mejora la postura, fomenta la concentración y calma y abre la mente.

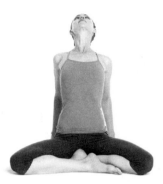

70. Elevación del pecho en posición sedente (con los dedos de las manos sobre el coxis). Abre las caderas, estira la columna y abre el pecho.

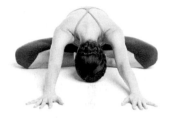

71. Flexión hacia delante fácil en posición sedente (piernas cruzadas). Abre las caderas y calma la mente.

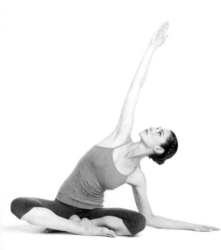

72. Flexión lateral en posición sedente (piernas cruzadas y antebrazo sobre el suelo). Abre las caderas y fortalece el torso.

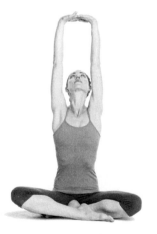

73. Postura sedente con estiramiento de palmas hacia arriba. Abre las caderas y estira el torso.

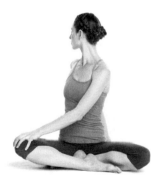

74. Torsión fácil en posición sedente (con una mano sobre la pierna del lado opuesto). Abre las caderas, los hombros y el torso y mejora la digestión y el flujo sanguíneo hacia los órganos vitales.

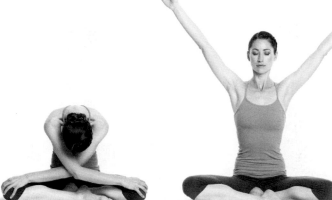

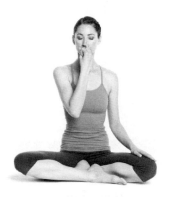

75. Sujeción de rodillas con brazos cruzados en posición sedente (piernas cruzadas). Abre las caderas y relaja la tensión.

76. Meditación en posición sedente (con los brazos en forma de V). Abre las caderas, mejora la concentración y calma y abre la mente.

77. Respiración alterna. Regula el sistema nervioso, calma la mente y mejora la respiración y la capacidad pulmonar.

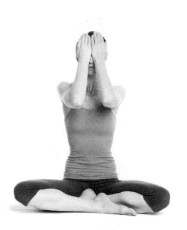

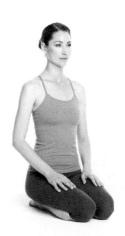

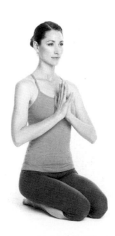

78. Calmar los ojos. Descarga la tensión ocular y calma la mente.

79. Posición sedente sobre los talones (con las palmas sobre el regazo). Alarga la columna, mejora la postura y calma la mente.

80. Posición sedente sobre los talones (con las palmas juntas). Alarga la columna, mejora la postura y calma la mente.

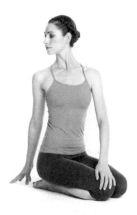

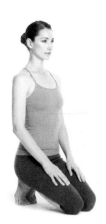

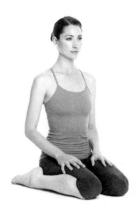

81. Torsión fácil en posición sedente sobre los talones. Alarga la columna y mejora el flujo sanguíneo hacia los órganos vitales.

82. Posición sedente sobre los talones (con la parte posterior de los dedos de los pies sobre el suelo). Alarga la columna y abre los arcos de los pies.

83. El héroe. Mejora la postura y favorece la digestión.

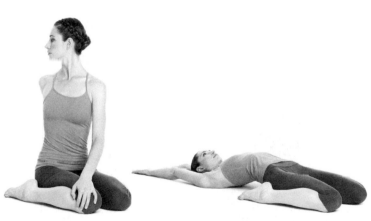

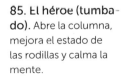

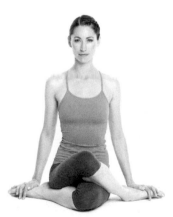

84. El héroe con torsión. Mejora la postura, favorece la digestión y mejora el flujo sanguíneo hacia los órganos vitales.

85. El héroe (tumbado). Abre la columna, mejora el estado de las rodillas y calma la mente.

86. Postura de la cabeza de vaca. Abre las caderas y calma la mente.

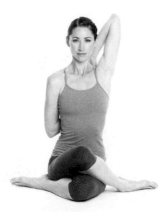

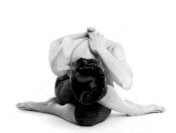

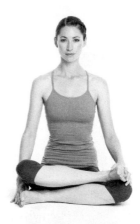

87. Postura de la cabeza de vaca con apertura de hombros (con el torso erguido). Abre las caderas y los hombros y calma la mente.

88. Postura de la cabeza de vaca con apertura de hombros (con flexión hacia delante). Abre las caderas y los hombros y calma la mente.

89. Tobillos junto a rodillas en posición sedente (con flexión hacia delante). Abre las caderas y calma la mente.

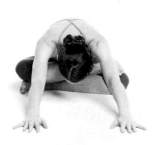

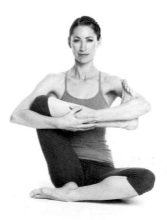

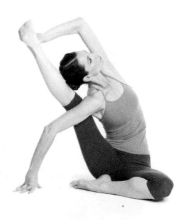

90. Tobillos junto a rodillas en posición sedente (con flexión hacia delante). Abre las caderas y calma la mente.

91. Sujeción de la espinilla en posición sedente. Descarga la tensión acumulada en las caderas y en las articulaciones de las caderas.

92. La brújula. Descarga la tensión acumulada en las caderas y los tendones de las corvas y mejora la amplitud del movimiento de las articulaciones de las caderas.

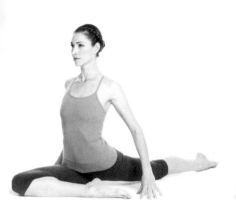

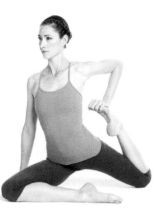

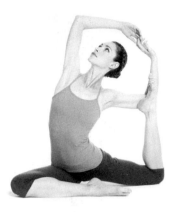

93. La paloma (con el torso erguido). Descarga la tensión acumulada en las caderas.

94. La paloma (con estiramiento del muslo). Descarga la tensión acumulada en las caderas y en la parte anterior de los muslos.

95. La paloma (postura completa). Descarga la tensión acumulada en las caderas.

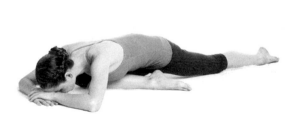

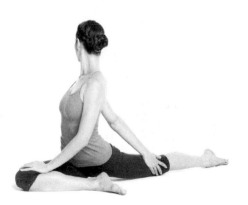

96. La paloma (con el torso relajado). Descarga la tensión acumulada en las caderas, alarga el torso y calma la mente.

97. La paloma con torsión. Descarga la tensión acumulada en las caderas, abre la columna y favorece la digestión.

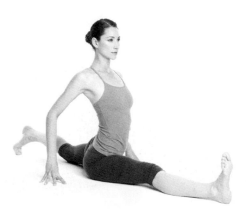

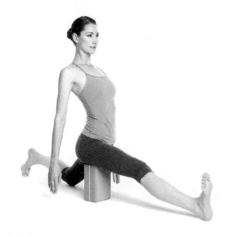

**98. Postura de apertura total de pier-
nas.** Descarga la tensión acumulada en las
caderas, mejora la flexibilidad de los tendones de las corvas y calma la mente.

**99. Postura de apertura total de piernas
con bloque.** Descarga la tensión acumulada en las caderas, mejora la flexibilidad de los
tendones de las corvas y calma la mente.

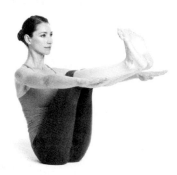

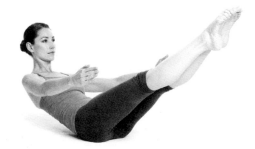

100. El barco. Fortalece los músculos abdo-
minales y desarrolla la
concentración.

**101. Media postura
del barco.** Fortalece
los músculos abdo-
minales y desarrolla la
concentración.

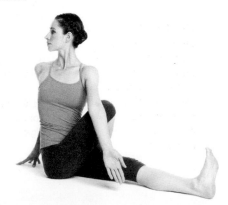

**102. Torsión de columna
en posición sedente (con
una pierna estirada).** Estira
la columna y mejora el flujo
sanguíneo hacia los órganos
vitales.

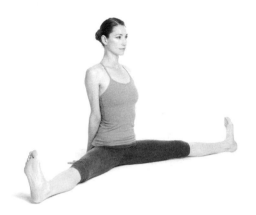

103. Amplia apertura lateral de piernas en posición sedente (con el torso erguido). Abre las caderas y los tendones de las corvas.

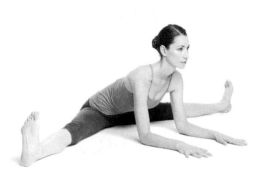

104. Amplia apertura lateral de piernas en posición sedente (con el torso inclinado hacia delante). Abre las caderas, los tendones de las corvas y la columna.

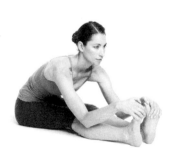

105. Ambas piernas estiradas frente al cuerpo en posición sedente. Abre los tendones de las corvas, estira la columna y calma la mente.

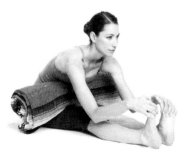

106. Flexión hacia delante con piernas rectas en posición sedente (con una manta sobre los muslos). Calma la mente y abre suavemente los tendones de las corvas.

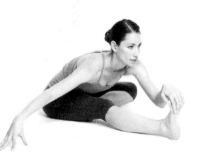

107. Flexión hacia delante con una pierna en posición sedente. Abre los tendones de las corvas y la parte baja de la espalda.

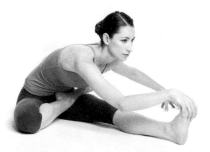

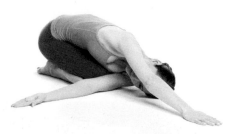

108. Flexión hacia delante sobre una pierna en posición sedente (con el pie sobre la cresta de la cadera). Abre los tendones de las corvas y la parte baja de la espalda y favorece la digestión.

109. Postura del niño con torsión. Descarga la tensión acumulada en los hombros y calma la mente.

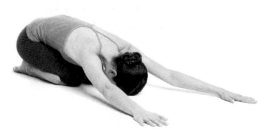

110. Postura del niño. Refresca el cuerpo y calma la mente.

Flexiones hacia atrás

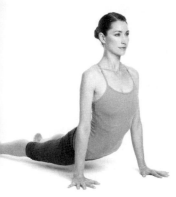

111. El perro con el hocico hacia arriba. Abre la columna y vigoriza la mente.

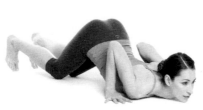

112. Postura con mentón, pecho y rodillas sobre el suelo (saludo al sol). Abre la columna y mejora la conciencia corporal.

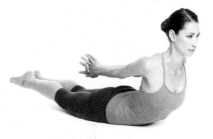

113. Postura sobre el abdomen (con manos entrelazadas detrás de la espalda y apertura de hombros). Abre la columna y vigoriza la mente.

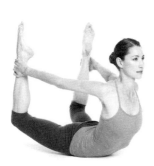

114. El arco. Abre la columna y las caderas y vigoriza la mente.

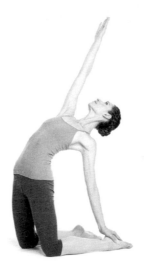

115. El camello con un brazo en alto. Abre la columna y las caderas y vigoriza todo el cuerpo.

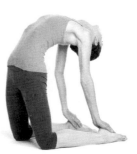

116. El camello. Abre la columna y las caderas y vigoriza todo el cuerpo.

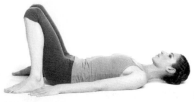

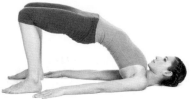

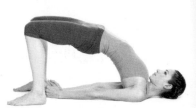

117. Preparación para el puente. Abre la columna, libera las tensiones alojadas en la parte alta de la espalda y vigoriza la mente.

118. El puente. Abre la columna, libera las tensiones alojadas en la parte alta de la espalda y vigoriza la mente.

119. El puente (con las manos entrelazadas). Abre la columna, libera la tensión de los hombros y vigoriza la mente.

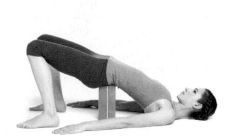

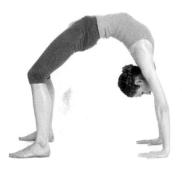

120. El puente con bloque. Abre la columna y calma la mente.

121. La rueda. Abre la columna y vigoriza la mente.

Inversiones y posturas de equilibrio sobre los brazos

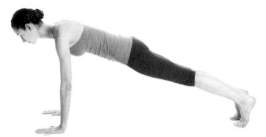

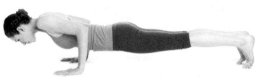

122. La tabla. Fortalece todo el cuerpo y mejora la concentración.

123. Flexión en la postura de la tabla. Fortalece todo el cuerpo y mejora la concentración.

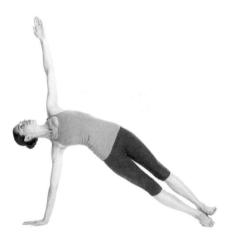

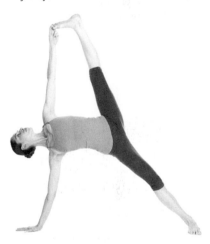

124. La tabla lateral. Desarrolla la conciencia corporal, abre los laterales del torso y mejora la concentración.

125. La tabla lateral con una pierna extendida. Desarrolla la conciencia corporal, abre los tendones de las corvas y mejora la concentración.

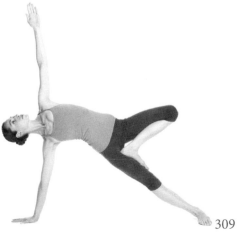

126. La tabla lateral con las piernas en la postura del árbol. Desarrolla la conciencia corporal, abre los laterales del torso y mejora la concentración.

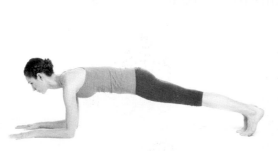

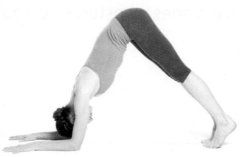

127. La tabla sobre los antebrazos. Desarrolla la conciencia corporal, fortalece los hombros y mejora el equilibrio.

128. Preparación para la postura de inversión sobre los antebrazos (el perro con el hocico hacia abajo). Desarrolla la conciencia corporal, fortalece los hombros y mejora el equilibrio.

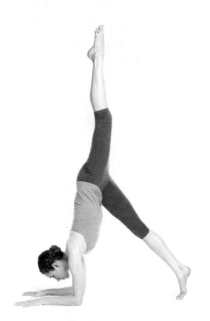

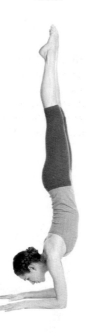

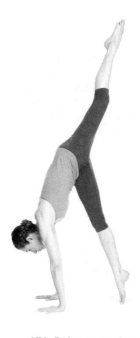

129. Preparación para la postura de inversión sobre los antebrazos (con una pierna levantada). Desarrolla la conciencia corporal, fortalece los hombros y mejora la coordinación.

130. Postura de inversión sobre los antebrazos. Desarrolla la conciencia corporal, fomenta la concentración, fortalece los hombros y mejora el equilibrio.

131. Balanceo sobre las manos. Desarrolla la conciencia corporal, promueve la concentración, fortalece los hombros y mejora el equilibrio.

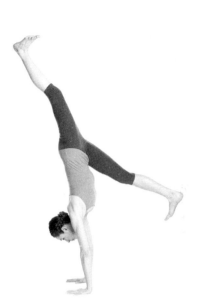

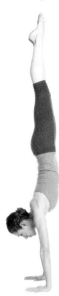

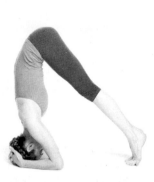

134. Preparación para la postura sobre la cabeza (con los pies en el suelo). Desarrolla la conciencia corporal, fortalece los hombros y mejora la concentración y el equilibrio.

132. Postura sobre las manos con las piernas en forma de «L». Desarrolla la conciencia corporal, fortalece los hombros y mejora la concentración y el equilibrio.

133. Postura sobre las manos. Desarrolla la conciencia corporal, fortalece los hombros y mejora la concentración y el equilibrio.

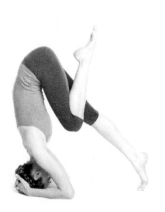

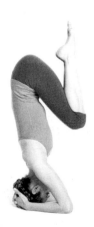

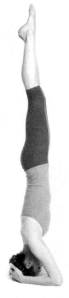

135. Preparación para la postura sobre la cabeza (con un pie junto a la cadera).

136. Preparación para la postura sobre la cabeza (con ambos pies junto a las caderas).

137. Postura sobre la cabeza. Calma la mente, agudiza la concentración y mejora el equilibrio.

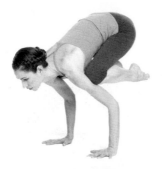

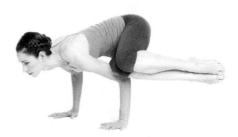

138. El cuervo. Desarrolla la conciencia corporal y la confianza y fortalece los músculos abdominales y los brazos.

139. El cuervo lateral. Desarrolla la conciencia corporal y la confianza y fortalece los músculos abdominales y los brazos.

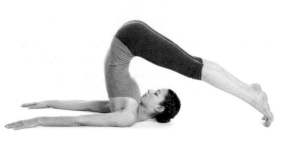

140. El arado. Descarga las tensiones alojadas en el cuello y la parte superior de la espalda y calma la mente.

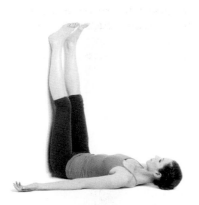

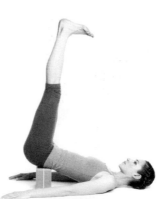

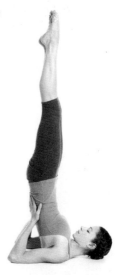

141. Las piernas contra la pared. Mejora la circulación y relaja la mente.

142. Postura sobre los hombros con apoyo (bloque). Mejora la circulación y relaja la mente.

143. Postura sobre los hombros. Mejora la postura y la circulación, regula las funciones de la tiroides, corrige el desequilibrio del sistema nervioso, agudiza la mente y relaja el cerebro.

Posturas en posición tumbada

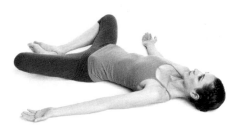

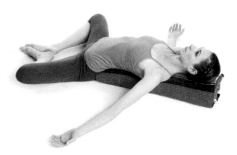

144. La mariposa tumbada. Abre la columna y las caderas y mejora la creatividad.

145. La mariposa tumbada con apertura de columna (con mantas). Abre la columna, descarga la tensión de las caderas y relaja el estrés emocional.

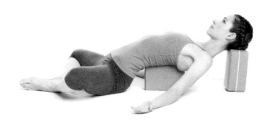

146. La mariposa tumbada con apertura de columna (con bloques). Abre la columna, descarga la tensión de las caderas y relaja el estrés emocional.

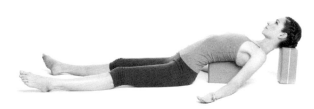

147. Apertura de columna con piernas estiradas (con bloques). Abre la columna, descarga la tensión de las caderas y la parte baja de la espalda, relaja la tensión emocional.

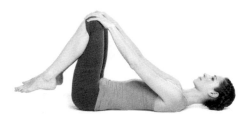

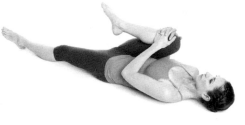

148. Sujeción de las dos rodillas. Descarga la tensión de las caderas y la espalda y calma la mente.

149. Flexión de una rodilla sobre el pecho. Descarga la tensión acumulada en las caderas y calma la mente.

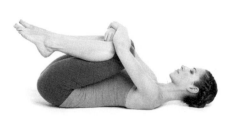

150. Flexión de ambas rodillas sobre el cuerpo. Descarga la tensión acumulada en las caderas y la espalda.

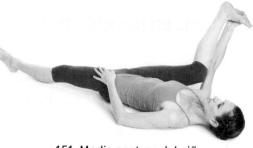

151. Media postura del niño feliz. Descarga la tensión acumulada en las caderas y la espalda y relaja el estrés emocional.

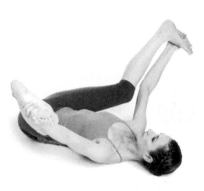

152. Postura del niño feliz. Descarga la tensión acumulada en las caderas y la espalda y relaja el estrés emocional.

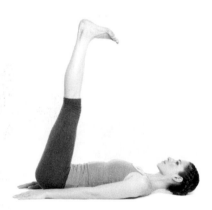

153. Piernas levantadas y perpendiculares al cuerpo (con el tobillo flexionado). Fortalece la espalda y los músculos abdominales.

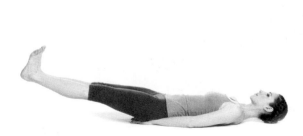

154. Elevación de ambas piernas (con los tobillos flexionados). Fortalece la espalda y los músculos abdominales.

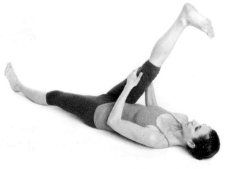

155. Relajar los tendones de las corvas. Libera la tensión de los tendones de las corvas.

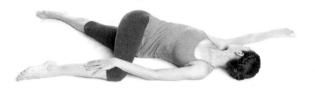

156. Torsión con una rodilla sobre el suelo. Descarga la tensión de la espalda y calma la mente.

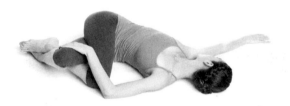

157. Torsión en la postura tumbada del águila. Descarga la tensión de la espalda y calma la mente.

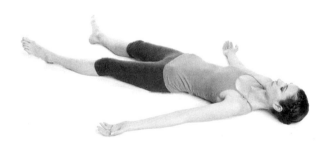

158. El cadáver. Relaja profundamente el cuerpo y la mente.

Agradecimientos

Quiero expresar mi gratitud a todas las personas maravillosas que he tenido la gran fortuna de conocer y que me han ayudado a transformar lo que hago y pienso en algo que puedo compartir, ver y sostener entre mis manos. Nuestras vidas están interconectadas y me inspiran cada día.

Gracias, Will Hobbs, por tener en cuenta mis ambiciones en muchas de tus interacciones diarias; no es una tarea nimia. Heather Jackson, este libro simplemente no existiría sin ti. Eres un ángel y una maga, te estoy muy agradecida por haber compartido conmigo tus numerosos talentos, tu visión perspicaz, tu cerebro privilegiado y tu sensibilidad. Te admiro mucho y tengo la esperanza de que esto sea solo el comienzo. Heather Lazare, gracias por creer en *El yoga cura*, por entusiasmarte con él y por recibirme cálidamente en el redil de Crown. Amanda Patten, te agradezco tu cálido entusiasmo, tu mirada aguda y tu sensibilidad. Kelsey Robinson, Catherine Pollack, Jonathan Lazzara, Stephanie Knapp, Ellen Folan y todo el equipo de Random House, gracias por vuestra guía y vuestro apoyo que siempre me han motivado.

Quiero agradecer a Simon Green sus esfuerzos y su paciencia. Durk Snowden, Heidi Kristoffer, Faith Smith, Leslie Lewis, Todd Belt, Dave y todos los que habéis compartido conmigo vuestras experiencias de curación a través del yoga, ha sido realmente conmovedor y estimulante a la vez. Michael, nuestra vida diaria me ayuda a trabajar para perfeccionar el lenguaje que utilizo para comunicar mis ideas, muchas gracias. Deepak, has compartido muchas cosas conmigo y me has ayudado sin reservas. ¿Cómo he conseguido ser tan afortunada?

Sobre la autora

Definida como «la rebelde del yoga» por el *New York Times,* Tara Stiles ha servido de inspiración para muchas personas en todo el mundo por su enfoque cercano y comprensible del yoga, la meditación, la conciencia, la nutrición, el ejercicio y el bienestar cotidiano. Ha aparecido en publicaciones como *Elle, Lucky, Instyle, Esquire* y *Men's Health* y en numerosos periódicos nacionales e internacionales, entre ellos *Times of India, The Times* (Reino Unido) y *Dagens Nyheter* (Suecia).

Tara es la fundadora y propietaria del Centro Strala Yoga, conocido por su enfoque integrador y sencillo del yoga y de la vida sana. Es instructora personal de yoga de Deepak Chopra, con quien ha colaborado para crear la aplicación *Authentic Yoga* y la serie de DVD *Yoga Transformation*, entre otros proyectos. Jane Fonda ha dicho de ella que «es la nueva cara del *fitness*». Ambas se asociaron para el lanzamiento de los nuevos equipos, accesorios y DVD de la famosa marca de *fitness* Workout de Jane.

Su forma de trabajar favorece que la persona desarrolle su propia intuición y despierte su conciencia. Los resultados son una salud radiante y una felicidad duradera. *Vanity Fair* publicó: «Tara Stiles ha llegado a ser la instructora de yoga más genial que hemos conocido jamás».

Otros libros suyos son: *La No-dieta: sigue tus propias reglas, El libro de cocina de la No-dieta, Strala Yoga* y *Slim Calm Sexy Yoga.*

Índice

Índice